大眾心理館 吳靜吉博士策劃—335

每冊都解決一個或幾個你面臨的問題，每冊都包含可以面對問題的根本知識

人人有怪癖

Shadow Syndromes

告別陰影徵候群的煩惱，預防心理失衡

John J. Ratey & Catherine Johnson 著

吳壽齡、林睦鳥、林春枝 譯

遠流出版公司

出版緣起

王榮文

一九八四年，在當時一般讀者眼中，心理學還不是一個日常生活的閱讀類型，它還只是學院門牆內一個神秘的學科，就在歐威爾立下預言的一九八四年，我們大膽推出《大眾心理學全集》的系列叢書，企圖雄大地編輯各種心理學普及讀物達二百種。

《大眾心理學全集》的出版，立刻就在台灣、香港得到旋風式的歡迎，翌年，論者更以「大眾心理學現象」為名，對這個社會反應多所論列。這個閱讀現象，一方面使遠流出版公司後來與大眾心理學有著密不可分的聯結印象，一方面也解釋了台灣社會在群體生活日趨複雜的背景下，人們如何透過心理學知識掌握發展的自我改良動機。

但十年過去，時代變了，出版任務也變了。儘管心理學的閱讀需求持續不衰，我們仍要虛心探問：今日中文世界讀者所要的心理學書籍，有沒有另一層次的發展？

在我們的想法裡，「大眾心理學」一詞其實包含了兩個內容：一是「心理學」，指出叢書的範圍，但我們採取了更寬廣的解釋，不僅包括西方學術主流的各種心理科學，也包括規範性的東方心性之學。二是「大眾」，我們用它來描述這個叢書的「閱讀介面」，大眾，是一種語調，也是一種承諾（一種想為「共通讀者」服務的承諾）。

經過十年和二百種書，我們發現這兩個概念經得起考驗，甚至看來加倍清晰。但叢書要打交道的讀者組成變了，叢書內容取擇的理念也變了。

從讀者面來說，如今我們面對的讀者更加廣大、也更加精細（sophisticated）；這個叢書同時要了解高度都市化的香港、日趨多元的台灣，以及面臨巨大社會衝擊的中國沿海城市，顯然編輯工作是需要梳理更多更細微的層次，以滿足不同的社會情境。

從內容面來說，過去《大眾心理學全集》強調建立「自助諮詢系統」，並揭櫫「每冊都解決一個或幾個你面臨的問題」。如今「實用」這個概念必須有新的態度，一切知識終極都是實用的，而一切實用的卻都是有限的。這個叢書將在未來，使「實用的」能夠與時俱進（update），卻要容納更多「知識的」，使讀者可以在自身得到解決問題的力量。新的承諾因而改寫為「每冊都包含你可以面對一切問題的根本知識」。

在自助諮詢系統的建立，在編輯組織與學界連繫，我們更將求深、求廣，不改初衷。

這些想法，不一定明顯地表現在「新叢書」的外在，但它是編輯人與出版人的內在更新，叢書的精神也因而有了階段性的反省與更新，從更長的時間裡，請看我們的努力。

人人有怪癖

Shadow Syndromes

【目錄】

〈專文推薦〉

毛病一籮筐——都是基因惹的禍

曾志朗

兩年多前的一次旅行途中，我在舊金山機場的書店裏閒晃，等候回台灣的班機。一進門就被這本書的書名迷住了。什麼是Shadow Syndrome？而作者一位是哈佛大學的精神病醫師Ratey，另一位卻是自閉症國家聯盟的主要研究者Johnson。難道這兩種病症有什麼共通點嗎？我立刻買了一本，津津有味的讀著書裏所舉的各種行爲怪癖的案例，以及仔細思考兩位作者想從腦神經病變的觀點來重新界定「行爲異常」的想法。書看完了，桃園機場也到了；回到台北的路上，我對自己說：基因的世紀終於來到！

長久以來，不論是學界或一般人，總是認爲個人行爲的怪異習性，一定是在後天的社會學習中逐漸養成的。但近幾十年來的研究，卻是很明顯的指出來，這些不同型態的行爲「怪癖」，是很可以被穩定的區分成各式各類層級不同的症狀。因此，在精神病醫師以及臨床心理師所奉爲經典的最新一版《心理疾病診斷統計手册》（*DSM-IV*, 1994）中，明列了四百一十種心理病症，而且認定這些症狀都可能有其生理的原因。許多人對這樣的看法不能贊同，他們認爲以生理的病因要去說明這四百一十種病症的形成是太不可思議了，而且以傳統的生理結構的知識，再怎麼努力都很難拼湊出這麼多症狀來！對這些嚴厲的批評，Ratey 和 Johnson 的說明是很直接的：行爲異常，其實是人類基因的排列組合使然！

但這是什麼意思？人類的基因組合怎麼會和行爲異常扯上關係呢？先讓我們從基因說起！

提到基因，大家都知道它是決定遺傳特徵的單位，它是由DNA構成，其內含的密碼是建構生物個體的遺傳訊息。一九五三年，華生和克瑞克二人揭示了DNA的雙螺旋結構，解開基因的化學結構，也帶動了進一步的研究，使我們對基因如何精確的把所攜帶的遺傳訊息，一代傳至一代的過程有了更多的了解。遺傳資訊也就是人類的「基因組」，包含了大約三十萬個遺傳密碼。這些密碼大約可以組成十萬個基因，而每一個基因決定了一個蛋白質的結構與功能。換句話說，這十萬個基因，決定了我們身體的基本構造與特徵。更令人興奮的是，近年來越來越多的證據也迫使我們不得不承認，基因的密碼中可能也規範了人類「心理」發展的走向！這樣的想法一下子就衝破了笛卡爾的「心物雙元論」的藩籬。也難怪有許多衛道之士，爲了捍衛「心靈」的「淨土」，對現代生物科技的進展不但憂心忡忡，且不遺餘力、千方百計要去打壓它的研究發展了。

Ratey 和 Johnson 的這本書以「基因決定行爲」的觀點來說明人類行爲的乖張現象，引起的爭論是可想而知。一九九八年元月二十六日的 *Newsweek* 週刊以影星 Robin Williams 爲封面，介紹這一門「新的腦科學」，它的文字說明是：「我們是不是都有些瘋狂呢？」如果我們思索的是無數基因密碼的組合與強度（例如某一段的十個基因負責某一項行爲，十個都健全，則行爲發展良好，缺少一、兩個會略顯毛躁，缺四、五個就是毛病，缺少七、八個則是神經兮兮的，十個都沒了，就是「病」態！），則答案絕對是：「是的！我們的毛病一籮筐，都是基因惹的禍！」

【推薦者簡介】曾志朗教授，美國賓州州立大學心理學博士，曾任教於俄亥俄州立大學、耶魯大學、加州大學柏克萊分校。一九九〇年返國，先後擔任中正大學社會科學院院長，陽明大學副校長、校長，教育部長、中央研究院副院長及行政院政務委員等職。一九九四年當選中央研究院院士，二〇〇四年當選美國心理協會（APS）院士。著有《用心動腦話科學》、《人人都是科學人》、《科學向腦看》等書。

〈審訂者的話〉

走出灰色地帶

洪蘭

在現代化的工業社會中，分工精細，生活繁忙，人與人的互動範圍縮小，人際關係冷漠，工作的壓力增加，家庭的溫暖減少，加上物質慾望橫流，人們減少了探索自己心靈的機會。所以現代精神病的病患大幅增加。這本書所談到的就是那些行爲有點怪異，但還不到精神病人的程度的所謂處在灰色地帶的人，這些人在你我的周遭隨處可見。

比如說我在美國工作的時候，曾經有一位同事，他是公認的「怪人」，每天的生活流程一成不變，事實上，他不能忍受絲毫的改變。如果某件事不是依照他既有的固定方式做的話，他一定要倒回去，重新來一遍，不然他會整天坐立不安，非得重做一次才可以。他從公車站走到實驗室的大門是四十二步，每一天都是走四十二步到實驗室，多一步、少一步都不行。如果半途有人與他打招呼，亂了他的步法，他必須退回站牌處，重新來過才行。我們都學會了走路時不跟他打招呼，不然他一輩子都到不了辦公室。他的抽屜井然有序，鉛筆都削得很尖，筆頭朝向同一個方向。他衣櫃中的衣架也全部朝同一個方向。最受不了的是與他出去吃午飯，他必須要把找回的零錢全部整理清楚才肯離開櫃檯，他皮夾子中的鈔票是人頭朝上，一張張整整齊齊的疊好，五元、十元的分門別類，各用迴紋針別好。我第一次看到他時，眞的以爲他是神經病，後來才發現他除了這個怪癖，其他都很正常。他是這個領域的著名研究者，著作等身，論文多的不得了，很受人尊敬。他有結婚，也有小孩，這點很令我驚奇——不能想像跟這種怪人如何廝守一輩子。

我們實驗室的地下層是電腦工作站，裡面也有一位程式設計師足以跟二樓的怪人比美。他常把自己反鎖在房間寫程式，怕別人打擾他，中斷他的思緒，他只吃能從門縫下塞得進來的食物，所以多半是吃披薩或墨西哥餅這類扁平型的食物。他從不參加實驗室的活動，走路永遠是看著地板或看天花板，不理人的。因爲他是電腦的天才，寫程式的高手，大家都容忍他的怪癖。大約有三、四十人在這個實驗室工作，細想起來，大約有一半是有各式各樣怪癖的人。

以前只覺得佛洛依德說「天下沒有完全正常的人」這句話很對（佛洛依德說每個正常人都有一點不正常的地方，每個不正常的人也有正常之處），看了《人人有怪癖》這本書之後才深深體會到所謂正常與不正常其實不是一個絕對的向度，而是一個連續的向度，兩者重疊的地方很多，很多人是介於正常和不正常的灰色地帶。像上面所說的同事其實就是在這灰色地帶掙扎的人。他們的情況沒有嚴重到符合精神病標籤的地步，但是他們也不是正常（每個人都認爲他們怪，他們自己也知道他們的行爲「怪」，但是他們沒有辦法不「怪」下去），他們是在正常人的陰影之下，病情未嚴重到住院的地步，是尚未「聚影成形」的初期精神病者或輕微型精神病人。

這種人在我們社會上其實很多，只是未被大家所注意罷了。他們是躲在影子後面的人，所以這本書的英文名字叫做 *Shadow Syndromes*。這是爲什麼這本書用灰色作爲封面，它意指在灰色地帶掙扎的人。這些人包括輕狂躁症者、憂鬱症者、注意力缺失者、注意力過剩者、高功能自閉症者、強迫症者、上癮者、間歇性狂怒者等等我們在日常生活中隨處可見的人，因爲他們的病情是輕微的，所以他們可以工作，結婚生子，養家活口，但是他們是不那麼正常的。這本書最重要的一點並不是指出他們是不正常的，而是告訴我們這些不正常的外顯行爲其實是有生理上的原因，而且是有藥物可以減輕行爲的症狀。我想這是這本書迫切需要翻譯出來給大家看，改變大家觀念的地方。

假如我們意識到精神官能症有生理上的原因，是一種病，我們就不應該爲它覺得羞愧，或覺得有罪惡感。應該大大方方的去求醫，去服藥。我們不曾看到得了流行性感冒的人偷偷摸摸的去醫院掛號，生怕別人知道，爲什麼得了精神官能症的人就要遮遮掩掩，戴墨鏡，用假名去醫院求診呢？爲什麼老闆聽說他去看精神科就要把他開除呢？爲什麼我們不敢讓上司知道我們在服抗憂鬱症的藥呢？這本書挑戰許多過去對精神病的錯誤觀念，並且舉出許多科學上的證據來佐證。

目前科技的發達已經讓我們可以看到我們大腦在說話，在思考，在回憶時的工作情形，這種功能性腦造影的技術讓我們以史無前例的方式來了解我們自己，不但了解我們的生理，也同時了解我們的心理。功能性核磁共振的造影讓我們看到了強迫症病人的尾狀核與一般人不一樣，尾狀核在思想的過程就像汽車的自動排檔一樣，自動排檔出了問題，檔就換不上去，就會一直在原地兜圈子。他無法過濾掉來自大腦內部告訴他要洗手，要檢查爐火關了沒有，要檢查汽車有沒有壓死人的衝動，所以他就一而再，再而三的重複做這個動作。相對的，注意力缺失者不能過濾掉外來的刺激，所以他也是被圍困著，因爲生理原因而不得不過度反應。自閉症中所謂「害羞的大猩猩」（這個名字取自黛安．佛西觀察大猩猩的故事，這些病人有他們自己的天地，遠離其他的人類，你無法與他們有直接的接觸）也是有生理上的問題。他們的小腦不正常，他們從來跟不上音樂的節拍，跟不上舞伴的舞步，他們閉上眼睛，平衡就有問題。

本書指出這些行爲異常上的生理因素，並且告訴我們不應該鼓勵病人去搜尋他童年時的創傷，不應該浪費時間去回憶過去是否曾被虐待，是否曾遭性侵害，應該用認知治療法針對行爲去克服這偏差，並且舉出核磁共振的實驗結果來說明這種治療法是有效的。行爲的改變會改變腦部位的活化，這一點對許多生活在灰色地帶的人，應該是一個很大的鼓勵，應該會帶給他們希望。

事實上，從動物行爲的研究，我們知道所有動物早上出去覓食，晚上都不一定可以安全返航，自然界中充滿了危險，爾虞我詐，到處都是掠食者等著你作他的晚餐，使他的生命可以延續下去；生命無時無刻不是挑戰，只有打贏生活挑戰的動物才有資格繼續活下去，才能夠在第二天早上繼續出門覓食。假如這是自然的定律，爲什麼我們人類應該認爲萬事都要順著我們的意，稍有不如意便要怨天尤人呢？爲什麼早上上班停車位被佔去了就要悶悶不樂，做事稍受挫折便呼天搶地，認爲世界對我不公，世人皆對不起我呢？自怨自艾是憂鬱症的主要原因，也是人類所獨有的認知行爲，我們不曾見哪一隻狗坐在那裡哀聲嘆氣，抱怨好景不長，昔日繁華皆成過眼煙雲，那麼，爲什麼人類認爲一生就應該平平順順，無憂無慮呢？

事實上，一個健康、正確的人生觀是非常重要的，我們應該及早告訴孩子：「生命就是奮鬥，挫折是本份，不是意外。」當一天的工作結束，我們平安的回到溫暖的家中，等待著第二天日出，繼續著外出工作時，我們應該很慶幸自己打贏了今天的生活之仗，戰勝了大自然的挑戰。人類文明的進步是要減輕大自然給我們的負擔，使我們的生活更容易些，但是文明的進步不應該改變我們對生命的態度。這是爲什麼所有的宗教都教人對生命要存著感恩之心。的確，平安的躺在溫暖的被窩之中，應該有著感恩之心，感謝所有的人和事成全了我們這一天。年輕人有了這個「世界不欠我」的觀念或許不會動不動就鬧自殺，老年人有了這觀念或許憂鬱症、空巢症候群不會這麼厲害。我認爲這本書最重要的地方在於告訴我們，許多我們認爲是壞小孩、壞學生、壞丈夫、壞母親的人，其實是罹患著一些被我們忽視，甚至歧視的症病，而這些病如果及早發現，加以診治，通常有相當好的治療結果。

國內這方面的資訊非常的不足，所以有必要將這方面的知識介紹給老師、家長及社會大眾。在書中，作者有三次振臂高呼「知識就是力量」，我深切體會到「無知」對一個社會的傷害（台灣省道兩旁六十年樹齡的芒果樹已經砍伐殆盡，「綠色隧道」已成爲歷史名詞，這就是「無知」的後果）。「偏見」，「抵制與自己不一樣的人」似乎是人類的本性，我們在任何一個社會中都可以看得見，像這種偏見只有靠了解來消除它，當人們發現自己與各種輕微的失常症者之間也不過是五十步笑百步時，那種抵制之心會轉化成同理心，所以我覺得知識的傳播是心靈改造的基石，只有靠了解才能消除偏見與歧視。

但是關於腦這一方面的書很少，誠如本書作者所說的，走進書店，各式各樣心臟保健的書映入眼簾，但是人們對自己的大腦了解卻非常的少。對大腦病變所引發的外顯行爲的失功能，如失語症、失憶症、失讀症、失辨認症更是一無所知。最近幾年來，因爲核磁共振造影技術（ＭＲＩ）的發明使我們不必等到死後解剖，在活人身上便能即時即刻的看到了大腦的結構與功能。這項技術的突破，使我們了解到以前不知其病因的自閉症、狂怒症、焦慮症、精神分裂症、兩極症、憂鬱症、強迫症等等精神官能失常，其實都有大腦生物體上的原因，也有一些很有效的藥可以減輕症狀。

我很仔細的將這本書校閱了二次，希望那些飽受身心煎熬、陷在不可自拔的痛苦中的憂鬱症、焦慮症等等的人，能夠鼓起勇氣去尋求援助。生病並不是羞恥之事，也無須覺得罪惡感。作爲一個享用地球上大部分資源的人類的一份子，你有義務使你自己快樂起來，你也有責任給你的妻兒一個無陰霾的家庭生活。能活著是一件值得感恩的事，請善用這個 privilege。

【審訂者簡介】洪蘭，知名教授、作家、譯者、演講人，也是最具影響力的教育專家。加州大學河濱校區實驗心理學博士，目前為中央大學認知神經科學研究所所長。已翻譯四十多本生物科技及心理學的好書，並著有《講理就好》等十五本書。近年來積極演講推廣閱讀，開拓全新科學教養觀。

〈作者序一〉

凱塞琳的故事

對我來說，寫這本書的念頭起源於我兒子吉米出世時。一九八七年吉米來到了我們生命中，他是一個愛微笑的九磅男嬰，我和他的小兒科醫生都認爲他是一個非常健康和正常的嬰兒。一切似乎很順利，但是，我卻總覺得有些不對勁。吉米出生一年後，我長期覺得悲哀、疲憊、煩惱。但是我還是可以工作得很好：我照顧吉米、寫書、看看朋友、依限期做完一切事情、織聖誕襪、在低脂烹調藝術上精益求精。表面上看來，我在過日子。但是我覺得不對勁。

事實上，我是憂鬱的。但是因我「看起來」不像憂鬱症患者，我丈夫和我都沒察覺到那就是我的疾病；反而，我們卻認爲好像有什麼不吉利的事正要發生到我們的頭上來。因爲我已對性失去興趣（這是憂鬱症的共同結果），我們都害怕婚姻出了問題。所以我們經歷了許多不愉快和折磨人的談話，試著了解到底什麼壞事落到我們頭上來了。我們分析每一件事：我對房事退縮是因我初爲人母的關係嗎？我對丈夫感覺有競爭性是因爲吉米比較喜歡他嗎？或是我丈夫與我在競爭？是他想要成爲兒子喜愛的爸爸，所以激起我用畏縮房事來報復嗎？我們的推測一天比一天更錯綜複雜。我們倆都極度地想要再快樂的一起生活下去，所以，如果我們這樣做可挽回一切，我們情願對這些可能性認罪。但是它是不可能的；談論我們下意識的衝突假設是無法消除鬱悶的。

當我丈夫和我有一天突然了解到我其實是患憂鬱症時，一種小程度的解脫終於來臨。不是不親熱或沒興趣或畏縮——雖然這些我都有——而是患「憂鬱症」。這是有字來形容它的。本書的合著者也是我的朋友約翰・瑞提（John Ratey）隨時在提醒我標記（label）的壞處，一個精神病學術語如何能像盒子一樣把人形容進去呢？我知道他是對的，但我在此要告訴你：當標記符合時，它可是一種福氣。當我丈夫和我認清楚我們的問題是憂鬱症後，壓力就解除了；不但沒把我看成是一個女人受到對做母親而引起的某種神祕毒性反應所縱使，反而，我們現在能夠看清我是憂鬱的人，對任何事都不感熱忱，包括房事在內。看到這點，我們感到好過多了，同時我們不必再去怪罪或道歉。我們能再一起共同努力恢復我的好心境。

就在那時，我見到了後來是我們家庭精神科醫生的沙利文（Dr. Greer Sullivan），她傾聽了我的徵狀，問了我問題，最後告訴我說我患了「非典型」（atypical）憂鬱症（難怪我丈夫和我都沒察覺到），依憂鬱症來說，是輕微型的。這個觀察使我停頓了一下：我記得當時我在想，如果這是輕微的，那我更不敢去想嚴重的要怎麼活下去了。她開了一個 Prozac 的處方，她說，這藥才剛上市幾個月，她要我試試看，因為傳統的抗憂鬱藥治療非典型的憂鬱症不是很有效。精神科醫生們希望 Prozac 可能不同。

他們是對的；它的確有效。幾個星期內，我變成 Prozac 成功的故事之一，這些故事在幾年前的新聞界中流傳不斷：服藥後第二十八天我回來了。我很快樂、活潑、有性慾。我並不是說，突然間，服了藥我就沒有「心理問題」，沒有下意識的衝突或不健全的性愛態度，或者我丈夫和我從此沒有異議，或互相敵對。一點也不是的。

但我要說的是Prozac給我丈夫和我一個無價的教訓，本書所強調的一個基本教訓：我們不能也不該低估純粹生物學對人官能作用能力的重要性。不管生活中什麼事發生——婚姻，小孩，父母或岳父母的問題——若人的生物因素使他能夠覺得活著很快樂，那他就有好的配備來處理這些問題。由Prozac的經驗顯示我們的：這藥沒有改變我的生命歷史，但它改變了我的生物機制。當我們改變了某人的生物機制，我們可能改變他的生命。藥物確實改變了我的生命。

這是我第一個腦生物學的主觀課程。我們不僅有我們個人的心理因素，我們不僅有兒童時期，或個人的神經病，或下意識的衝突，我們有大腦。而我們的腦，跟我們身上其他的器官一樣，有好也有壞。約翰後來對我說，腦也需要保健和培育。在我生命中的那個階段，對我自己腦的保健和培育即是服用抗憂鬱症藥物，這是精神科醫生所用的有理智的處方。

結果，沙利文醫生來到我生命中正是時候，因爲雖然我們那時不知道也沒懷疑憂鬱症，而我們只差短短一年就會邁向我們生命最黑暗的時期。當我帶二歲的兒子去見小兒科醫生時，醫生對我說吉米的語言能力沒有發展到應有的程度。我們必須「等待和觀察」六個月，然後去找語言治療專家來評估。

這並未引起我們特別的警覺，因爲我弟弟也遭受過嚴重的語言發展遲緩問題：他直到六歲前都不能流利地說話。既然我弟弟今天已沒問題了，我們認爲兒子也會同樣好轉。

但事實並非如此。吉米的語言沒有跟上他的朋友，日子一個月一個月地過去，他在其他方面也跟不上人家。他對別的孩子喜歡的事沒興趣：他不看電視的芝麻街（Sesame Street），他不玩玩具車或積木，不怕魔鬼——鄰居小孩害怕的錄影帶對吉米不產生任何反應。

當他三歲時，一位語言治療師對我們說她相信吉米是有「高官能作用」（high-functioning）的自閉症小孩——他是「輕微地」自閉。我們都嚇呆了！「輕微」自閉症可能意指什麼呢？它像「輕微」的癌症嗎？我們讀了每一種我們能找到有關自閉的資料：撞擊腦袋，來回搖動，小孩咬他們的手和手臂，沒有情感的小孩，不能被摸的小孩……我們吉米全沒有這些問題。吉米沒撞他的頭或在角落搖動，而他是我們所知最親切的小孩之一，他未滿一歲就會親吻我們；同時他堅持要坐在他爸爸的腿上吃飯，他是一個愛抱人也愛被擁抱的小孩，他從出生就是如此了。他不可能是自閉的，我們這樣想。

但他的確是。一年後，當吉米四歲時，我們接到了正式診斷——高官能自閉症（high-functioning autism）。

我很傷心地向我的精神科醫生求救。這回她也約見我的丈夫，她幫我們兩人應付這灼熱的痛苦。她教導我們有關自閉症的各種情形，及如何對付形形色色的專家和權威，他們以後將是我們生活的一部分。沒有一處我們面對的大問題她沒有加以注意過。

她同時介紹我「不完全形式」（forme fruste）的觀點，這將是這本書的中心。我在沙利文醫生的診所第一次聽到這個術語；然後，二年後從約翰那兒再聽到。在寫本書的過程中，我們已經用「陰影徵候群」來代替它了。沙利文醫生對我說，人類所有嚴重的心理失常症都有它們的輕微型存在。鮮明的精神病如嚴重憂鬱症和躁鬱症背後都有它們灰暗的影子版本，外形相同，但細目卻不清楚；不容易認出它們是什麼。她自己是精神分裂症專家，有一些她的精神分裂症病人可以獨立地生活和工作；他們是「輕微地」精神分裂。我一直記得她對我說過：「在某些方面來說輕微型對他們更困難，因爲他們知道什麼不對勁，而他們必須每天接受挑戰。」

她說，輕微自閉症也一樣。自從我們兒子正式診斷以來，我們已發現世界上有比他更輕微的自閉症個案。有些自閉症患者小時候上普通學校，青年時上大學，有職業，甚至結婚。他們「是」自閉的；他們總是不太一樣，他們得面對嚴重的挑戰，而我們其他人則不必。但他們似乎很像我們。他們看不出有任何不同。

這是我對腦之威力的第二個也是最深刻的教訓。人若沒看到腦出毛病的後果，是不會重視腦的重要。我們認爲理所當然的簡單事情如知覺和動作，對腦不正常的人來說是困難的任務。我們見過一位四十二歲的自閉症男人，他看了電影《雨人》（*Rain Man*）之後自己診斷有自閉症，他對我們說直到今天他還不能了解肢體語言（body language）是什麼。他是受過大學教育的人，但是在談話中，他不能領悟似乎很簡單的基本社交知識，如什麼時候該輪到他說話。

與他相處時，這個缺陷使他有時很笨拙，假如你不知他是自閉，你會認爲他的笨拙是心理因素：

可能是創傷的兒童時期，不盡責壞母親等所造成的。我們很容易看出貝特漢（Bruno Bettelheim）如何導出他現在已少被提及的「冰箱母親」（refrigerator mother）自閉症理論：如果你不了解有關腦的任何知識，則腦的問題看起來就像情感的傷害。當然，你會認爲我們這個朋友的社交笨拙是「他自己的缺失」，一種如他願意他就能改善的性格缺陷（character flaw）。

事實上他不可能改善的。一旦你與輕微自閉症個案面對面，你會淸楚地看到腦對我們所做的限制。這位輕微自閉症的男人不管他如何盡力去試，他還是不能察知非口頭的暗示：他腦內處理談話停頓的部分就是沒有作用。（經過長期治療和再訓練後，他是否能學得由腦內另一部門來幫助實行這個作用，這是另一個問題。無論如何，對他而言，人類談話是永遠不會很「自然的」。）這使我想到：當我們完全以心理學的術語來分析某人的行爲時，我們忽略了什麼？比如那些看起來完全「正常」，但社交上卻一直很笨拙，那些從來不會談感情，或者當他試著去談，卻不知從何談起的人？他們不也可能在腦機能上有某種小故障，使他們很難了解肢體語言和感情，即使他們在其他方面都很正常？

這想法使我去找約翰。我實在是因吉米的關係才和約翰見面。在診斷後一年之內我和一些特殊教育的朋友組成了一個團體，成員是那些小孩都有缺陷的媽媽們。其中有一位叫泰瑞的，她女兒有學習障礙和嚴重過動症（hyperactivity），她給我一堆她收集的有關注意力缺失症（attention deficit disorder, ADD）的資料。我覺得很有趣，因爲我本以爲自閉症是注意力不足的結果：如果活動性過度的小孩從不能對任何事專心，那他就是自閉的小孩。

泰瑞的資料中有一篇與約翰・瑞提醫生的會談報告，他被公認為成年人注意力缺失的權威。我還沒聽過成年人有注意力缺失症，所以我很好奇。我開始去讀它，讀到第二段時，我大為震驚：此處有某種情形在我大半輩成年人生活中，一直凝視著我的臉——而我從未察覺到。

約翰談到男人，特別是有困擾的男人。那種不能和人親密的男人，他們不談感情，對配偶的感情似乎沒什麼興趣。他說許多這類男人患有沒被認出的注意力缺失的成人型。他們在愛情上掙扎，就如同在學校掙扎一樣的道理：他們不能靜坐久一點來專心注意。他們注意力的問題源於腦新陳代謝的問題。簡單地說，他們有困擾並不是因他們是「不好」的人，而是因他們有「不好」的腦化學。腦化學有差異。

以我花了十年工夫所做的工作，這個觀察對我眞有如當頭棒喝。我在《新女性》雜誌（*New Woman*）當編輯，寫過無數篇有關各種困擾的男人的文章：說眞的，這雜誌的大部分時間和精力都花在尋求為何男人會這樣做的原因。當你寫關於為何男人會這樣的題目時，親密的話題一定會出現。我約談過無數的專家來討論男人「害怕親密」的主題；我以為男人怕親密大都是起源於由母親（而不是父親）扶養長大的關係。我知道所有關於男人壓抑他們的「女性傾向」（feminine sides）和害怕自己有同性戀（homophobia）。我買了《鐵約翰》（*Iron John*，張老師文化出版）和《腹中之火》（*Fire in the Belly*）這二本精裝書，打算一有空就立刻去讀它。

但在這篇約翰的會談文章裡，事情卻完全不同了。約翰說親密問題可能從生物因素而來：那些看來完全是心理性質的問題，可能實際上是從腦的輕微功能失常而來。當然，把親密與生物學連起來這觀點對我一點也不陌生；我正與一個由生物機制所造成的溝通障礙的小男孩一起生活。但是吉米的個案是很極端的；吉米畢竟是自閉症的病人。我從未想過看似正常的男人也有生物機制所產生的與人相處的問題。

但現在我了解它是完全可能的。腦官能作用可能有各種小缺陷。回想我們自己的經驗，我丈夫提及一個類似的情形使我們倆都覺得有道理：他說你可以有「爬得起來」(walking) 的憂鬱症，就好像你可以有「爬得起來」的肺炎一樣。你並沒有病到起不來，你可以起來走動，所以你可能不知道你生病了，但是你覺得不舒服。那就是我所具有的爬得起來的憂鬱症。一種陰影徵候群。

而我絕不是唯一的患者。你愈以陰影徵候群的透鏡來觀察一般人，你愈能看到更多人是這樣。一般人都有（約翰相信我們大多數都有）輕微的，爬得起來的心理失常症。這些如果是嚴重的，則一定看得出來；但是當失常症是輕微的話，人們就沒去想到。他們沒想到他們患憂鬱症，他們認爲只是失戀罷了；他們沒想到是患了輕微的間歇性狂怒症，反而認爲是配偶和孩子們故意使他們生氣；他們沒想到腦內有什麼異樣的情形發生，只想到他們的心理有什麼不對的情形發生。

在我自己經驗了輕微的心理失常後，我開始相信：無論何時，人體驗到生活中頑固的再發性問題時，他們應該考慮腦神經化學可能扮演的角色。我們花了多少時間在怪罪我們自己，怪對方或怪父母？這些源於生理原因的行爲諸如：對性行爲沒有興趣，對配偶和孩子們大嚷，和鄰居起紛爭，侮辱上司，太焦慮而不敢要求加薪——所有這些世俗的日常事件，都可能有生物的根底。它們被我們的心理因素強化或變弱了。這本書的主題之一就是我們如何利用我們的心智（minds）、我們的理解（understanding），來補償我們「腦」的小問題。心理學領域是重要的，它幫助我們了解兒童時期在成年人生活中扮演什麼角色是有所幫助的；但本書的前提之一是：我們應該儘量了解我們自己的生理機制，就像了解各自的心理機制一樣。因爲生物因素一直都存在的。

這就是本書的主題：輕微的生物根基上的腦官能作用異常。這些問題我們偶爾會經驗到，但對某些人來說，則是大多數的時間會經驗到，它即是影響我們生活的陰影徵候群。我們如何從我們自己和親人身上辨認它們，及該怎麼去處理它們。

本書最終的目標是關於腦的保健和培育。我認爲腦是我們身體內最不受重視的器官。你走進任何書店，會發現好幾十種書是關於如何照顧你的心臟，但是很少關於如何照顧主宰我們心臟的大腦灰質的書。我們把腦，和它給予我們的生命的一切，認爲是理所當然的。

而腦對充滿愛和成就的生活是很重要的。今天，生物精神病學的領域中腦的保健和培育的研究是主要的進展方向，但這方面的研究知識很少讓社會一般大眾知道。

這本書是一個開頭。我們的目的不只是想提供給讀者一批新的失常症，或一組新的身心症，使人們可以診斷他們自己和診斷那些把生活弄得很困擾的人。相反的，我們是希望分享今天我們所知：如何避免這些未察覺的失常症所引起的痛苦和迷惑。精神病學家提及達到「最美滿的經驗」（optimal experience)，我們則以不同的方式來說明同樣的情形——「活到最美滿的境界」，我們要對自己這麼說。今天是你生命的第一天；不要煩惱，要快樂。找尋方法來逃脫陰影徵候群應是我們日常格言的重心。

這本書是爲天下所有的人寫的。

〈作者序二〉約翰的故事

雖然我不確知它如何影響我，當我在高三那一年讀了杜斯妥也夫斯基（Dostoyevsky）的小說《罪與罰》（*Crime and Punishment*）之後，我的生命的方向就決定了。突然間，在字行裡，我發現了我生命的工作。我被小說中是與非的主題，和必須與是與非的行爲一起生存的感情後果所感動。當瑞斯可尼科夫爲了貪她的金子而謀殺一位可憐的老婦人，他的理由是：他是一位有旺盛的雄心在爲生活奮鬥的年輕作家，他比這老婦人更應得這筆錢。我被情節迷住了。雖然我決心要做哲學家的時候只是一個青少年，但這瞬間的感動卻決定了我一生的旅程。杜斯妥也夫斯基的小說使我進入一個我所愛的世界。

所以大學時我研究哲學和宗教。我的主修神和愛以及選擇和存在論，我經由黑格爾（Hegel）、尼采（Nietzsche）、齊克果（Kierkegaard）、莎士比亞（Shakespeare）和其他俄國人的作品做深度的心理學研究。什麼是我們人類的根？這些作家對這問題掙扎著找尋答案。

一九六〇年末期，我探索的時機成熟了：我被熱情和短暫的文藝復興所感動，那時年輕人相信他們要爲人類創造一個更好的生活。我是那時代搖旗吶喊的成員之一。我要把對神和生命的研究用來做幫助別人的事業的基礎。

大學畢業之後我搬到波士頓，我一直很喜歡這個都市。我在麻省心理衛生中心找了一個工作，因爲我想爲最嚴重的病人服務,在那裡你可以找到這種病人。我口袋裡放了一本賴恩（R. D. Laing）的書；我相信，就跟當時許多人一樣，嚴重的病人都具有我們這些正常人所沒有的智慧。我並沒把這些病人過度理想化，但我對他們的觀點實在是比現今還更浪漫的。

我是這個時代一個典型的年輕人。一九六〇年末期,許多我們認爲英雄的男人和女人實在是狂人。Abbie Hoffman，Grace Slick，the SDS——不管你對他們的主張怎麼想，今天他們都會被看做患有情緒和衝動失常症。這些人當然不是「正常」人,事實上，大多數的朋友和我都不太欣賞正常人的智慧。正常的人，我們認爲，是無味的和老古董的。無理性（irrationality）才是理想，所以我並不認爲麻省心理衛生中心那些嚴重困擾的病人有那麼嚴重。我來到他們的病房，熱忱地準備念詩和唱歌給他們聽,以披頭四（Beatles）的「就讓它去」（Let It Be），和我的英雄海德格（Heidegger）的「不管是什麼，就讓它去」（Whatever is, let be）爲我的哲學。

就像《飛越杜鵑窩》（*Cuckoo's Nest*：一部有關精神病患者的電影）一樣,我的六〇年代的衝動立即被護士長所挫折，她是一位有古怪思想，一切以良心爲憑的愛爾蘭天主教女性，她一直是許多精神科醫生的老師。我是一位年輕的，剛從大學畢業一心要濟世救人的見習生。而她呢，一位中年的護士，正對我說，「不，你必須確定椅子是正的才行。」

如此，我邁入了成年人的現實世界。雖然在新上司的教導下，我對嚴重精神疾病的確發展了更實際的看法，但我的理想化銳氣卻沒消失。不久我發現新的英雄偶像。在那幾年內衛生中心是一個充滿活力的地方，它擁有雄厚的資金可供研究、發薪水和照顧病人，而且直到一九八〇年代大部分波士頓精神病醫生都是打那兒訓練出的。有些成員非常能幹，對一位剛從大學畢業的年輕人來說，它是一個非常富有教育價值的機會。

當時對每個人的生活有重大影響的是塞姆瑞德（Elvin Semrad）。他是麻省心理衛生中心的訓練主任，也是哈佛精神病學教授，和波士頓心理分析學會的會長。醫科學生很尊敬他，因爲他甚至能使最嚴重的病人談他們的心病；最困擾、最倔強的病人，那些一直與聲音和影子生存的人，他們不能對任何其他人敍述自己的毛病，卻能對他述說。我爲他著迷，我希望我將來能跟他一樣。

就在這個同時，生物精神病學的新時代正在開啓，我要合併我心理學和哲學的興趣去追求在精神生物學上的研究。心理分析家（psychoanalyst，大部分是醫生）一直都承認生物學在精神疾病中的重要性，但是他們大多數只停頓在神經學而已，然後就在他們日常的行醫中與生物學失去了聯繫。但是現在改變已在眼前。這是第一種強力的抗神經病藥（neuroleptics；或者說抗精神病藥〔antipsychotics〕，慣於用來治療精神分裂症〔schizophrenia〕）被發現的時期，鋰鹽（lithium）這種新藥正是出現在當我剛去那兒工作時。它是一個使人興奮的時期，而我要成爲精神分析家兼神經學家。

所以，在波士頓二年後，我進入匹茲堡大學醫學院念書。我以爲我生命的計劃已定，我要利用在醫學院的時候儘量學習所有影響我們生活的生物學：神經學、遺傳學、神經病理學、神經藥理學、荷爾蒙，每一種都學。我要把所有的都裝進我的口袋裡。在匹茲堡念完醫學院後，我都學到了。

但是我計劃的第二部分卻是更困難，理由與我自己的生物體有關（雖然有好幾年我不能了解這個原因）。我終極的生命目標是要成為像我的英雄塞姆瑞德一樣的心理分析家，我念生物學就是為了要替將來的心理分析家鋪路。

我很幸運地能回到麻省心理衛生中心當住院醫師，我知道這是可以追求我的夢想的理想環境。我會生活在一個最佳的分析環境之中，有四個月的時間可以來學習神經學，和全新的剛剛才發明出來的電腦斷層掃描（CAT scan）技術。當我得知塞姆瑞德博士在我回來前幾個月去世了，我感覺很哀傷；但當我立下弘志準備成為像他一樣偉大的分析家，我似乎依稀可在走廊間感覺到他的存在。

要想成為分析家，你首先必須被分析。我對這個期望很興奮，我決定要做一位好病人。我每次分析會談都準時到達（我甚至早到）；當我的分析師度假去，我也很高興地度假；我盡力自由聯想（free-associated）。但是做為一個病人我卻失敗了。我不能適當地自由聯想。說真的，我一點也不能自由聯想；不知為何我的腦就是不能那麼做。要對沒經驗過心理分析的人解釋雖然困難，但自由聯想的過程是很被動的。病人被要求讓他的心靈（mind）從思想漂流到感情，到記憶再漂回來，但我的心境太活躍了；我完全不能漂流——到今天我還是不能。反而，一個念頭來到我的心中我就對它猛撲；我會鎖定它同時追逐它到最遠的角落去推理。我會分析、評價、解剖——任何事都會，就是不會漂流。我的心境太活躍而不能放手成爲自由漂浮的思想和感情。最後，以一種強烈的失落感，我被迫同意我的分析師的判定：我不是心理分析家的材料。

就是因爲這第一個嚴重的生命挫折，才產生這本書背後的偉大動力。當我眼見想當心理分析家的夢從我手中溜掉，那時我身上發生的事即是本書內許多人身上都發生過的——同時也在我們生命中某些時候發生在我們大多數人的身上。我的腦生物因素，我基本的神經生理組成，正在干涉我做我想要做的事的能力。我要成爲一位分析師，我要做一位好病人，但我做不到，因爲我的腦太難以阻遏，太活躍，太著魔了。

事實上，我的腦是成年人患有注意力缺失症，即ＡＤＤ的腦的典型例子。我那時還不知道，然而當我處理與我有相同問題的病人後才逐漸地了解這眞相，我是活動性過度的成年人（hyperactive adult）。而這種人是最不可能去做自由聯想的人。ＡＤＤ的成年人不能讓心思漂浮，他們傾向於從一點到另一點去集中注意力，當他們擊中一個目標時，使他們會陷入焦點，會緊抓住它而不鬆手（我們叫它做「過度集中」（hyperfocusing））。在分析會談內，這意指ＡＤＤ的人所嘗試的自由聯想很快地變成直線的和趨向目標的，而不是自由漂浮的。以分析師的觀點，當像我一樣的病人抓住一個念頭與它一起跑而不放，結果是錯失了下幾個聯想的機會，這些機會在他下意識裡正在那兒等著被聯想呢。但ＡＤＤ的腦就是這樣工作的。只是當時我還不知道。

當我在命運多舛的分析家之路上掙扎的同時，我成爲精神病學家這項嶄新的職業正興旺起來。其中一個轉捩點是有位綽號「下巴」的病人，她得此綽號是由於她咬過許多照顧她的人。她是二十六歲的自閉症女人，她常撞她的頭——多到一天四百次——同時因爲力道過強使她雙眼的視網膜都剝離，現在她已經瞎了。她的病症嚴重到必須有九個全職的「特別人員」對付她一個人；每八小時一班，一班要三個醫護人員，他們的主要任務即是保護其他的病人不被她傷害，以及保護她使她不傷害到自己。

我有一位朋友在照顧她，他問我的意見，我試著想看有什麼可以幫上忙時，記起了一篇我念過有關用 Inderal 來治療腦傷病人的有趣文章。Inderal 是用來降低血壓的心臟病藥。大約百分之二十至三十的腦傷病人會變成很有侵犯性；以前是正常、鎮靜和有愛心的人，遭受嚴重頭部傷害後，可能轉變成兇猛的性格。這篇文章的作者發現 Inderal 可使腦傷病人的攻擊性平穩下來。我記起這個研究後就提議我的朋友給他這位自閉症病患服用 Inderal。

它居然神奇地發生效用了。大約有三個月的時間她「完全」停止咬人，也「完全」停止撞擊她的頭，於是我研究侵犯性的本質和治療的生涯就開始萌芽了。在我必須放棄成爲心理分析師的理想的同時，我卻偶然的因無意的發現而變成一種新的重要領域的權威——這領域即是有關腦的生理機制（這可能不是偶然的，我對精神病學開始發生興趣是由小說《罪與罰》而來，而我卻在暴力和侵犯的領域中首先成了名）。

後來我一直在做侵犯性的精神治療。我曾治療過一位年輕的囚犯，他從各種跡象看來都是一個與生俱來的殺人魔。他的家庭還算有功能，他沒被虐待，弟兄也沒不正常，但自出生以來這個人就表現得與眾不同。他明顯地過份活動；事實上，他是我所見過過動性最嚴重的人。當他是嬰兒時就動不停，從不睡覺，一天二十四小時哇哇叫，需要不斷的刺激；他的父母一刻也不得安寧。九個月大時，他會把他的嬰兒床搖得橫過房間到窗邊，然後用他的頭撞開窗子。當他長到足夠強壯時，他就穿過破碎的玻璃窗爬出到屋頂上，同時到處亂跑，直到他的父母發現他失蹤了，或者被鄰居看到而警告他家人。即使嬰孩時他就一直在找尋下一個高潮。

就在這種精神狀態下最後他殺了人；不是因爲氣憤或報仇，而是由於需要去創造另一個高潮。他總是在尋找興奮；他是那種會在六線公路上逆向行駛只爲了想看車子四散躲避（若有警察在時他特別喜歡這麼做，因爲警察被嚇呆了從不知如何處理）；他會挑逗高速警車追擊只爲了找刺激。他實在渴望興奮。診斷上說來，他符合不擅社交個性和注意力缺失活動性過度失常（attention deficit hyperactivity disorder, ADHD）的定規——他是我所見過最過度活動的人了。在謀殺當晚他搭一個同性戀男人的便車，他計劃搶劫那男人。那應是足夠刺激的一晚，但是後來那男人停下車來載第二個搭便車的人。因有這第三者在場，他有了做瘋狂事件的觀眾，這促使他狂心發作。他「一直想要殺人」，他對我這麼說，現在他被賜予一個絕佳的機會來殺這位開車的人，而有一個證人在場觀看。所以他殺了人。

當我與他會談後，我發現他完全被衝動所壓迫，以至於純粹爲了刺激的需求而被驅使。謀殺案後他沒想要隱藏證據或逃走；他一刻也沒想要保護自己。第二位搭便車的人已經在黑夜中逃之夭夭而只留下他單獨一人，所以當他疲倦了，他把那部車開到被謀殺的人的公寓，因爲它比自己的公寓更近，他在那兒過夜。那就是第二天警察抓到他的地方。他也不怕死刑；若被送到瓦斯間處死刑更是一件高刺激的事情，那程度是很能使他滿足的。

這是一個恐怖的故事，特別是在它對我所顯示的生物學的絕對力量上。這年輕人自出世就向這條路走去，他被生物因素驅使去施暴行。他的父母已盡所能去救他，他也受過一些特殊教育，也有很多人想幫助他，但沒有一件努力是有結果的。

在我更深入研究暴虐病理的同時，我也正自己開業看「困擾的正常人」(worried well)：這種人的日常生活有佛洛伊德派「神經質」(Freudian "neurotics")，像我們大多數人一樣，他們的問題離撞頭或殺人找快感的情形還差十萬八千哩。日子一久，我在眞正困擾而有犯罪暴虐傾向的人，和正常而有日常小問題來找我做心理治療的人，這二者之間看到相似性。在治療犯人時，他們常不能專心注意這個問題早已引起我的警覺。在具高度侵犯性的人身上，你會發現百分之八十在兒童時期有ADD的症狀和學習障礙(learning disabilities)——這二者常一起發生。當我對長期有侵犯性的人的注意力缺失感受愈多，我愈開始在我日常的病人中發現這種問題的痕跡——而且，最後也在我自己身上發現這個現象。

我的同事奈德·哈洛威爾(Dr. Ned Hallowell)和我開始談及ADD似乎影響一般的精神病人的情形。奈德是談這問題的最適當人選，因為他本身也罹患這種失常，雖然他從未被冠上這個名稱；他是在醫學院念書時自己診斷出來的。當他念了一篇課程所指定的有關小孩注意力缺失症的文章後，突然間覺悟到所有在書上提到的徵狀他童年時都有。

傳統上，兒童精神病學家認定小孩失常症會在成長後消失，這就是我們在醫學院學到的理論。但現在奈德和我開始發現許多我們的病人（成年人）都顯示難以專心的明確跡象。雖然他們「肉體上」不再過度活動，但「心理上」還是像以前一樣四分五散。事實上，我仔細想一想，我自己的腦也是如此，這點竟清楚地被我看出來。更教人吃驚的是，我開始了解我以前做自由聯想的困難，實際上就是在注意力缺失的人身上看到的困難。自由聯想最大的困難是我的心神太活動，紊亂地跳來跳去，「而且」也太著魔；這也就是說，我不能在一連串的聯想中去漂浮。我若不是很快地放棄一個主意，就是太強烈地鎖住它。沒有一點可漂流的。這就是ADD的心理：ADD患者被二種困難所折磨，一種是難以停留在一個主題上，另一種是一旦他鎖定一個主題則難以退出。現在我所看到的，正是我的寫照。

當奈德和我有了這些發現後，我們了解到成年人注意力缺失的問題是多麼廣泛和完全不被察覺。雖然數百萬人有因腦而表現出來的不專心、衝動和注意力集中的問題，ADD則很少在成年人中被診斷出來。直到幾年前，它幾乎從未被診斷出。反而，若病人的基本問題是活動性過度則被常常診斷爲憂鬱的，或焦慮的，或上癮的（addicted；因爲許多未接受治療的ADD患者會服用酒精或興奮劑）。這些名堂可能是眞的，但它們實是注意力和控制衝動的基本困擾繼發而來的。他們之所以患憂鬱症只在他們的過度活動性大大地損害了他們的生命之後，在他們因腦的問題而失去工作和婚姻之後才發生的。活動性過度在先，憂鬱症或上癮在後——這意指多數的病人他們眞正苦惱的原因沒被診斷出。

有趣的是，這些病人中沒有一人在談話治療中有進展，這與我沒能成爲心理分析師有相同的道理。他們的腦太跳動，而不能從持續一個鐘頭的治療性探索分析中得到利益。奈德和我合寫了一本書《驅使至發狂：認清和應付自兒童時期至成年期的注意缺失症》（*Driven to Distraction: Recognizing and Coping with Attention Deficit Disorder from Childhood through Adulthood*），它鼓勵全國的病人、精神病學家和心理學家以新的方式來考慮這些他們見到過的問題。

就在這時凱塞琳打電話給我，想要訪問我有關注意缺失和愛的題目。她被我所寫的一篇有關活動性過度的男人如何難以親密的文章所感動，她說服她的《新女性》雜誌做一篇有關這題目的報導。這眞是一個心靈的聚會：凱塞琳已自她的精神科醫生處得知我們稱爲「陰影徵候群」的觀念——這是嚴重失常症的輕微和通常不被察覺的形式。所以對她來說，男人難以與他太太或情人親密地談情可能不是因爲他不好，而是因爲他的腦不能集中精神，這觀點就有意義了。更有甚者：這是一種全新的方法來觀察人際關係中的不順利。凱塞琳和我還有第二種相同的興趣所在，因爲她的小兒子已被診斷爲自閉症。我已經寫過好幾篇關於這題目的文章，所以我們一直保持聯絡。幾個月後我們決定寫這本書。

我們的目標是要幫助一般人和他們的治療師，來以新的方法考慮他們的問題：來發現他們的生理因素可能對他們的心理作用的效力。我一直爲診斷的過程會封鎖醫生對病人的敏感度而困擾。一旦病人被冠上「憂鬱症」之名，他就是憂鬱症患者，而就這樣結束診斷，沒有必要做更進一步的調查。這對於患典型臨床憂鬱症病人來說是行得通的，因爲它在《心理疾病診斷統計手冊》第四版（*Diagnostic and Statistical Manual of Mental Disorders, DSM-IV*）內敘述得很清楚，同時很容易治療。在清清楚楚的個案內，這本診斷手冊給予醫生一個有力和有效的診斷治療工具。

但是那些不符合任何一種已成立的診斷分類的人，或者只符合某些分類其中一點點的人呢？因爲那是大部分接受心理治療病人眞正屬於的種類：大多數去找治療師患者並沒有一種很淸楚的、輪廓分明的精神病症。病人可能有時是憂鬱的，有時焦慮的，有時他睡得很好但不想吃，或者吃得很好但睡不著；或者他一點也沒有顯示身體上的症狀，但他的心情是陰暗的，且他告訴你他的婚姻很不愉快。這種病人在《DSM》手冊內是找不到的。但是這個病人，就像我的ADD病人一樣，可能有腦內的差異影響他的官能作用的能力——而治療它是有效應的。因爲這些病人不符合已被承認的診斷分類，結果他們只被歸類爲有「日常生活問題」，並給予幾個月或幾年的談話治療，找尋他們現在左右爲難狀況的線索。他們的「腦」，造成他們問題的基本生物因素，卻沒被辨認出來，而沒被治療。

我們要幫助你了解你自己生物機制的強處和弱點。知識就是力量：當你知道你的腦如何工作，你就能採取所需的步驟去面對問題的來臨和強化你自己。同時我們也希望當你讀這本書時，你會知道身體的缺陷不是命運。我們有很多的方法可以來改變我們的腦神經化學。

有一件値得注意的事。雖然有人懷疑精神失常的輕微型是否應由醫學來治療，我們深深地感覺，任何情形如妨礙到一個人正常生活起居的地步，就是重要的。當然，輕微的憂鬱症患者可在他的工作和婚姻上勉強地跛腳而行，他能負責任、有愛心和穩定，他能「盡職責」。所有在這本書內所敍述的人通常都可以勉強的混日子。或許他們換工作比其他的人多；或許他們的結局是再次離婚（而他們以爲這次的婚姻可持久些）；或許他們會與成年的孩子們吵架。就像生物精神病學的評論家所說的，所有這些事情都很正常：所有這些都是日常生活的一部分。

但事實上是，這些「正常」的生活不如意事對我們某些人較常發生，而對其他的人則不。有輕微ADD的人是比鎮靜的人更可能有工作上的污點和不幸福的婚姻，同樣的情形也發生在患長期但輕微的憂鬱症病人身上。是的，那人可能婚姻很穩定，但是當這輕微憂鬱的伴侶對性行爲沒什麼興趣，同時似乎從未有任何樂趣時，那婚姻又如何能多美滿？我知道在我的生活中，我自己的輕微注意缺失症破壞了我的第一次婚姻，當時我太太和我如果知道我的行爲原因，那景況就會好過多了。

最後的問題是：爲什麼有輕微失常的人會接受他的困難而認爲只是命運？如果我們能夠以自然或醫學方式來治療輕微的潛在失常，那麼它是値得做的。即使是輕微失常，時間久了，就能傷害生命，使快樂和希望流失。

這本書將幫助你發現是否有輕微的腦差異正影響你生活和愛情的能力。同樣重要地，它會讓你看到你關心的人：你的孩子，配偶或愛人，父母，正與他們自己的腦差異掙扎的跡象。同時它敍述一些目前有效的治療方法。雖然我們不想誇大心理藥理學（psychopharmacology）的新奇蹟祕方，事實是小奇蹟每天都在發生。而它們發生在那些認爲生命本身就是一場不可避免的痛苦的人身上。這些不能持續同一工作的人，不能持續婚姻關係的人，對世界長期不滿的人：當他們開始察看他們的生物因素「以及」他們的兒童時期時，終於開始找到答案了。

我們相信這本書也將給你一些答案。

譯者序

吳壽齡

人各有癖，不易相強，也無須汗顏。教育家能用循循善誘，以導入正途；政治家貴在知人善任，以達人盡其才；爲人父母者，若爲子女幸福著想，當體會培養寬大的胸懷、開放的心靈，比灌輸無窮無盡的科學新知、文化遺產更重要；只要肚裡可撐船，條條大路通羅馬，比金山玉石可靠得多。誠然，環境固有其影響力，天生基因本性確是難移。千千萬萬基因組合與環境的交互作用不間不斷，造成這世間沒有任何一模一樣的人。基因組合可以複製，而環境卻不可能瞬息不變。若擔心科學可以用一個模型，複製出許多完全相同的人，造成天下大亂，未免有杞人憂天之嫌。畢竟，後天環境日日夜夜的薰陶是不容忽視的。

正常人與精神病患的差別到底在哪裡呢？根據《美國新聞週刊》（*Newsweek, Aug, 1998*）腦科學新知識的特別報導，每一種怪癖都可能是腦神經受傷或主宰腦神經發育的基因有毛病所引起的。本書把種種怪癖統稱爲「陰影徵候群」；認爲它們眞的是各色各樣輕微型的精神病。事實上，正常人與精神病患之間即使有界線，這界線也是人爲的，不用太認眞去劃分。說某人有怪癖、有個性或有精神病，完全是見人見智。每個人都有其獨特的性格與氣質。人生舞台之所以高潮迭起，原來歸功於複雜的人腦。社會上的形形色色，諸如柯林頓的寡人有疾，以致知法犯法，搞得一失足成千古恨，就是活生生的例子。數不清的不朽之作，英文如莎翁的《羅密歐與茱麗葉》，中文如曹雪芹的《紅樓夢》，不外人性至情的千變萬化、層出不窮；就因爲寫得貼心，才得以歷久不衰，至今還是有人欣賞。數千年來，人性的演化到底有多少？今日神經精神科學的許多新發現也許可以在不久的將來爲我們解開謎底。

原文簡潔明瞭，活潑生動，用詞恰到好處。對本書或對美國話（口語）有興趣的讀者，勿忘參考原文。希望能把這本書譯成中文，介紹給讀者，本是有點自不量力。只因覺得此書中的創意，令人心有戚戚焉，埋沒了太可惜。所以，雖是力不從心，辭不達意，唯有勉爲其難了。所幸者，分工合作，使「吃力不討好」的翻譯工作，輕鬆愉快得多，再加上親朋好友，不吝賜一臂之力，才能不辱使命。尤其感謝洪蘭教授的鼓勵並於百忙中抽空審訂，還有江太太林瑞華、余太太陳瑞瑛和王太太侯瑞穗幫忙謄寫原稿，花時間與我們共同研討，給我們很大的助力，在此一併致謝。

導論：日常生活的生物科學

不管是以與生俱來的遺傳學理由，或者是以生命中不可避免的磨損理由來說，我們都可能有我們的精神「弱點」。本書的目的不是要把日常生活中的每一個角落和裂縫都病理化了，而是要對那些腦差異所造成弊多於利的地方提供幫助。

一百年前，佛洛伊德（Sigmund Freud）首先對我們說過沒有「正常」的人這回事。「每個人，」他寫著：「……要平均起來才是正常。他的自我或多或少在某些地方大約和精神病人相等。」

不用說佛洛伊德是沒有把美國文化所產的心理健康典型看在眼裡：這些典型像電視連續劇 Ozzie and Harriet，the Brady Bunch，美國前總統雷根（Ronald Reagon）——在佛洛伊德的眼光中，這都只是純粹的活潑快樂和合理生活的幻想。在佛洛伊德的世界裡，月亮總有黑暗的一面。沒有一件事是像它表面所顯示的；沒有一個人是眞正正常的。

今天，二十世紀神經科學的進步證明了佛洛伊德是對的：可能我們沒有一個人是「正常」的——正常的意思是具有一個腦，它的內部每一部門和系統都能像其他部門和系統一樣工作得很好，同時它們所有的作用都達到最理想的範圍。事實上像這樣的腦在邏輯上是不可能的；某方面的天賦（或者純然才能）得以發展很可能是因另一方面不足（或有弱點）的緣故——所以爲了成爲物理天才，你就必須在語言能力或社交能力方面相對地「無天才」；患自閉症的學者就是這種典型。通常一個有自閉症卻有不平凡天才（最常見的是計算或繪畫方面）的小孩，當他發展出較正常的社交和語言能力時，會漸漸失去他的特殊天才。當語言「進來」了，繪畫和心算就「出去」了。一位不說話如啞巴的小女孩，她有從記憶就可畫出圖來的不平凡能力——這種能力遠超過同年齡時的畢卡索（Picasso）——當她到了兒童期末期終於開始學會說幾個字語後，你會發覺到她的繪畫能力也在逐漸消失。正常的腦也是依同樣原理在運作；我們會爲天才（包括認知和感情方面）「付出代價」，而在其他方面相對地發展不足。所以在各方面都達到最完美的腦子這個理想，在現實世界上實在不是一件可能的事。所有的腦都有它們相對的弱點。

除了這點以外，腦是一個正在進化的器官：我們人類的存在僅有十萬年（恐龍活了一億六千萬年），我們的腦仍在進化的嬰兒期。它一直在進步發展中，無疑地它將會演進得更好。所以我們每一個人都或多或少有些精神毛病，我們都會有些精神故障，有些是較嚴重的，也有些較輕微的。

這就是本書的主題：陰影徵候群（shadow syndromes），這些會改變我們一生的在我們腦內的輕微變異。它們是什麼（或者說我們開始懷疑它們是什麼），和我們什麼時候及如何來對它們加以注意。

雖然我們不需知道很多關於腦的知識才能讀此書，但如能簡短地了解我們如何進步到今天這個地步，可能有些幫助。首先，神經精神病學自一九六〇年代開始已經經歷了一個重大的觀念轉變。在那個時代每個人都在推測神經傳導物質（neurotransmitters）在精神病患者體內有多少濃度。（神經傳導物質是指像多巴胺〔dopamine〕及血清張素〔serotonin〕這種化學物質，它們在腦細胞間傳達信息。）研究工作者集中注意力在神經傳導物質——也可說，在血及尿內可察覺到的神經傳導物的分解物質——因爲，以當時的技術程度，那是他們僅能做到的研究。那個時候我們還不能透視到腦殼內的情形。

那是一個很興奮的時期，幾乎是一個神經傳導物就有一個缺陷的精神病理論：這個道理是說精神病患是因腦內「化學物質不平衡」的關係。一九六五年時，精神分裂症（schizophrenia）的多巴胺理論認爲這種嚴重的精神病是因腦內有太多的多巴胺；後來，研究者也提出了其他精神病的相等理論。

這種說法的問題是太簡單了。這「一個神經傳導物——一個疾病」的確是非常吸引人，但如果仔細偵查卻經不起考驗。當神經學家測量人的多巴胺時——實驗室的技術員從一大池的尿液來尋找答案——常常發覺正常人的多巴胺含量和精神分裂者的相同。

在一九六〇年末期精神病學經過最初的熱忱，接著是希望的破滅。在那時期科學家發現低量的正腎上腺素（norepinephrine）大約與低情緒相關——同時imipramine（最初的抗憂鬱症藥物之一）提高了腦內正腎上腺素的含量。「太少的正腎上腺素相等於憂鬱症（depression）」就是當時研究者所接受的、認爲很了不起的簡單公式。

在那時，它是一個很令人興奮的研究，而此後十五年之間，研究者相信只要測量病人血中的MHPG含量（MHPG是體內正腎上腺素分解後的一個主要新陳代謝物或副產品），不久就能確實把憂鬱症定量出來。在那一時期發展出一個簡單的憂鬱症血液測驗方法以及清楚明快的治療方法似乎隨時在望。但到頭來這個幻想證實是一場空。

電腦斷層掃描（CAT scan）的到來改變了所有一切。腦掃描使神經學者能轉入頭殼內，去查看腦構造和觀察大腦如何處理思想和情緒。現在已有一種新的echo-planar磁共振影像技術，它能捕捉腦每二十五毫秒（一毫秒等於千分之一秒）變化的影像。加州大學洛杉磯分校神經精神學院的雅格博士（Dr. Joel Yager）就說過，不久我們將確實能夠觀察「心猿意馬」。

到目前爲止，這個探討已有很大的成果。美國國家心理衛生院（National Institute of Mental Health）的薩麥特金（Alan Zametkin）已經發現腦的某些地方與注意力缺失症（attention deficit disorder，ADD）有關，這些地方若與正常的腦力比較，似乎對葡萄糖的新陳代謝太慢，有些人則發現強迫症（obsessive-compulsive disorder, OCD）的腦內那些受影響的地方，對葡萄糖的代謝太快。

既然我們能實際地觀察腦如何作用，當然我們會開始從腦的部位區域性及化學作用這二方面去討論大腦的功能。將來我們談及腦時，我們指的就是大腦的某一個區域；而我們用藥時，想的就是這種藥對那個區域的作用能力。我們同時也要把時間和循環性這二個元素加入：在腦內某一區域的改變，經過一段時間後，會滲到別的區域造成變化。這些順流的改變會回饋（feedback）到原來變更的地方，再對它重新影響。這並不意謂所有的化學物質不平衡的說法將逐漸消失，相反地，隨著神經科學的進展，化學物質不平衡的概念會更精確。目前，我們對腦的部位區域性的知識還只有概念而已，讀者將會發覺在整本書中我們常常提到神經傳導物如血清張素及多巴胺的高低濃度。不論這個觀察和陳述發生在何時，讀者都應該假設整個眞相還沒完全被證實。

以治療而言，如果我們注意到腦部位區域性、時間性和循環性，它就會告訴我們，我們實在不知道藥物是怎麼作用的。拿Prozac這例子來說吧，Prozac已經被證實可以提高腦內的血清張素濃度，所以，很自然地，精神病學家就結論說是因血清張素的提高才免除了憂鬱症。事實上，當患者第一天吃過藥後，血清張素就已經提高了，而憂鬱症的現象並未即刻消失，直到三至六星期以後才逐漸消失。很明顯地還有其他的原因在作祟，這原因和腦的部位區域性和時間性有關，和腦內某些區域Prozac會停泊或不能停泊，以及在這些區域之間的回饋圈（feedback loop）都有關係。

所以，未來我們將會看到的情形是：「腦化學物質」、「不平衡」和「濃度」這些術語與「微環境」、「時間性」和「循環性」一起合用，而有時也會被取代。現在已有精神病學者所稱的「前葉型」（frontal-lope types）患者：就是那種拿著電話講個不停的黏著性的人。這種人常有牽涉到腦前葉化學物質差異的問題，所以得了這個暱稱。這種人被認為是腦內「區域」作用不正常——而不是神經傳導物「失去平衡」。

正常的人和他們的問題

當我們以腦的部位區域性和時間性來考慮生活時，我們很快地會認同佛洛伊德的說法。他說過：「正常的人不是都那麼正常。」腦非常地複雜，只要一丁點的地方有差異就能產生行為和情緒上的大變化——不管是好的或壞的。因為每個人的腦是不同的，所以很容易了解為何我們最終都有各自獨特的腦所引起的感情困擾，也同時有各自獨特的天才和長處。

生命初期大腦的發展也支持這個看法。在受精的那一剎那，天賦的些微差異都會演變成兩個小孩的腦後來完全發育的大不同。當胎兒的腦逐漸長大，在母親子宮內的小小生理環境差異（由於荷爾蒙、營養、濾過性病毒、藥物、香菸等等所引起）也將會在長成了的腦造成重大的差異。

未出生之前，腦進行一種很複雜的神經元遷移程序（neuron migration）。在遷移期間，神經細胞必須從生命開始的「神經管」（neural tube）移動到腦內的最終地點——這個程序如果走歪曲了，就會產生一組纏結了的神經元（精神分裂症據說僅是因這種遷移程序被攪亂了）。出生以後，腦開始細胞修剪的過程，它把不用的細胞消除掉。再一次地，在這過程中，些微的瑕疵或者一點點的差異，就能在我們看到的人身上產生很戲劇化的不同。（一份一九九五年對男性成人自閉症的研究報告發現，這些人的腦比一般人大，這種不正常除了其他原因之外，可能由於修剪不足。）簡單地說，腦發育的複雜性使我們有部分腦「長得好」，有部分腦「長得不好」這說法成爲可能性。每一個腦是獨特的，同時每一個腦也將會有它的問題。從外顯行爲看來，這些問題將會像是感情的問題，或者認知的不足，或者兩者皆是。

即使我們很幸運擁有一個完好的大腦來到這世界，而它能以最好的裝備處理信息和承受壓力，但我們中還是有些人無法在中年後仍然完整無缺的擁有這些能力。生命的重要眞理之一——這個眞理在急進的新生物科學中有時會被埋沒——是腦生物體出生時是沒有固定的。腦隨著環境而發展，這意思是說艱苦的生活經驗會留下痕跡。現在有很多證據指出心理的創傷確實能改變腦的生理組成，因生活中一次創傷事件而產生的嚴重憂鬱症（major depression）不僅在我們的靈魂種下了傷疤，也對我們的腦灰質（gray matter）留下了傷疤。有些精神病學家也推測：就像長距離賽跑者的膝關節一樣，腦處理壓力的能力會隨著年齡而降低。簡單地說，一個最幸運的嬰兒雖然他在生命初期擁有著快樂的臉蛋和明亮的眼睛，他也很可能隨著年長而受到一些損害和擦傷。

所以不管是以與生俱來的遺傳學理由，或者是以生命中不可避免的磨損理由來說，我們都可能有我們的精神「弱點」。到目前爲止，這些弱點只被視爲一種個性的瑕疵，而我們通常把這些瑕疵怪罪於我們的父母。那些不體貼的男人，那些忽而對她的孩子們亂叫、忽而抱著他們親吻的母親，那些舞會中沒有舞伴的孤獨者，那些說個不停使你不能掛斷電話筒的鄰居，那些心不在焉的教授，那些打定主意不結婚的單身漢，那些不肯帶她的小孩去公園怕他們感染到細菌的過份保護型的母親，那些像四歲小孩一樣亂發脾氣而使他的小孩在他面前畏縮的丈夫，那些有天份但卻不能發揮他的潛力的人——所有這些「類型」一直被認為就是人的各種「類型」而已，其實這種壞脾氣或「自卑感」（inferiority complex；一九五〇年代的一種普遍的問題）的常見現象，可能有生物科學上的原因，這觀念直到最近才被考慮到。

神經精神病學逐漸發現很多以前我們認為是養育不當所造成的行為，事實上很可能是腦的基因、構造和神經化學所造成的行為差異。每一種被大眾傳播渲染成很有名的苦惱的個性，很可能起源於從未被懷疑過的大腦差異：諸如小飛俠併發症（Peter Pan syndrome）、灰姑娘情結（Cinderella complex），愛得過份的女人（癡戀女子），不能愛的男人，共依存者（codependent）——還有許許多多例子。所有這些人毫無疑問地都有大腦的差異，使他們變成小飛俠、灰姑娘或共依存者。當然，腦的差異是雙方面的：就如一些對有狂躁憂鬱症（manic-depressive illness）的藝術家的研究所示，一個腦差異使我們在某一領域有缺陷，同時可能也在另一領域賦予我們更大的能力。我們寫本書的目的不是要把日常生活中的每一個角落和裂縫都病理化了，而是要對那些腦差異所造成弊多於利的地方提供幫助。到目前為止，困擾我們的性格偏差尚未得到任何生理上的幫助，因為沒有人懷疑這些困擾的問題可能有生物層面的原因。

這就是本書的目的：在一百年之後重新檢視日常生活的生物科學——這次是從二十世紀神經精神

病學的優越點來檢視。在這本書內我們的問題是：當我們——或我們所親愛的人——舉止反常或無理性時，生物科學能扮演什麼角色？生活中眞正的問題，諸如創傷的童年期或有酗酒的父母，如何與我們的生物體互動而造成個性特徵和瑕疵？這些不僅寫在我們的個性上，而且也寫進入我們的神經元！

陰影徵候群：有輕微型嚴重失常症的人

要了解正常的「瘋狂」（craziness），我們可以從不太正常的瘋狂來著手。當我們提及精神分裂症或者是嚴重的狂躁憂鬱症時，毫無疑問地，任何人都知道這種人是有病態的。同時它很容易讓我們相信這些病變是起源於生物體（雖然不久之前這些病變，也被怪罪於不好的父母）。

當我們看到病人的病徵與典型的分類不符合，但是卻非常不適應日常生活時，困擾就產生了。這些困擾是因爲敎養和環境不當呢？或者他們也有腦生物科學的根柢原因？現代精神病學努力嘗試理解這個情形已有五十年了。醫生們依照《心理疾病診斷統計手冊》第四版（*Diagnostic and Statistical Manual of Mental Disorders, DSM-IV*）中所描述的徵候群來診斷病人。徵候群就是一組同時出現的一致地行爲狀態：一組使病人、醫生或病人的朋友和家屬能夠觀察到和形容的行爲狀態。一個徵候群在此處並「不」是一個物理標記，這並不像HIV抗體測驗的陽性反應就表示診斷出有愛滋病。舉個例子來說，當精神科醫師診斷到驚恐症（panic disorder）的徵候群時，他——「還」——不能夠用核磁共振影像術（magnetic resonance imaging, MRI）來說這個病人是否是這個病（雖然我們可能已很接近到這種診斷技術了）。相反地，醫生是在找尋徵候群：怦怦跳的胸腔，加快的心跳，急促的呼吸，冒汗或發冷和體溫調節的改變，害怕心臟病發作，有時感覺好像要昏倒，有時感覺要發狂。這些就是一組徵候群的徵狀。

問題是，每個病人都不一樣——包括被診斷爲同一病名的各個病人。於是乎，自從《DSM》第一版在一九五二年出版以來，四十年內被精神科醫生承認的徵候群數目已增加了很多。第一版詳述了六十種不正常的行爲狀態，一九六八年出版的《DSM》第二版所列比第一版的二倍還多，增至一百四十五個徵候群，第三版更增加到二百三十。一九九四年出版的第四版登記了三百八十二個不同的診斷，加上另外二十八個浮動的或無法指定的診斷——現在總共加起來有四百一十種不同的可能診斷標記。這一直在增加的可能診斷數目的意義是：當病人來到精神科醫生的診所抱怨他很憂鬱時，他可能被歸類於四種主要精神病之一——兩極病症（bipolar disorder），嚴重憂鬱症，其他特殊的情緒失常症（other specific affective disorders）或非典型的情緒失常症（atypical affective disorder）——在每一個這些主要的種類之內又分有好幾種分類（例如，被診斷爲兩極病症的病人可進一步被歸類爲「混合」（mixed）、「狂躁」（manic）或「憂鬱」（depressed））。這是一件複雜的工作。

隨著時間的進行，我們發現診斷演變更瑣碎：本來是很完整的診斷種類卻不斷地分歧。情緒的毛病不再適合《DSM》各版所說的如「鋼筋水泥塊」（concrete blocks）的硬板模式：眞正來到診所的病人都具有一點點這個徵狀，一點點那個徵狀。驚慌失常的徵狀，嚴重憂鬱症的徵狀，和不正常自戀性格（narcissistic personality）的徵狀可能全部都集在同一人身上。他可能表現出一些徵候群的一部分，但卻沒有任何一個徵候群的所有徵狀；或者他也可能有其中一種徵候群的每一方面，甚至於最小的細節都符合，但與其他遭受同樣病徵的人比較，卻只顯示很經微的病徵，以至於能幹的治療師也可能會疏忽而沒診斷出來。最後一點是，病人可能對其中一種特別的徵候群只表現出一、二個徵狀，這種情形在傳統醫學上早就稱爲「不完全形式」（forme fruste）。例如，具有突眼性甲狀腺腫（Graves disease）的「不完全形式」的病人可能有突眼，但沒有很會出汗的手，加快的心跳，易生氣，和體重減輕這些伴隨眞正盛發的這種病的徵狀。「不完全形式」是一種病症的不完全表現（incomplete expression），雖然這個名詞現已很少用到了。

我們選擇以陰影徵候群來代替，因爲陰影這個字義在字面上和隱喻上，都抓住了輕微精神失常的特性。字面上來說，陰影是某種很明顯和眞實的東西不清楚的形式，這就像陰影徵候群是嚴重病症的不清楚和不明顯的形式一樣。同時隱喻的陰影在應該是大晴天和明亮的天空中籠罩了一層幕。這就是陰影徵候群在工作和愛情領域裡所做的事：罩上了一層陰影。

不僅有很多精神不健全的人對《DSM》的種類不能完全符合，很多不那麼困擾的人對這些種類也有點不符合。當我們來看看這些平常的人過著他們每日的生活，我們發覺大部分的人似乎都有一點這種、也有一點那種徵候群。

例如，一個好朋友可能符合一或二個「非典型」憂鬱症定規：她是悲觀論者，煩惱，焦慮未來；她可能會因對壓力的反應而吃太多，而她的愛情生活是一團糟。但是她卻從未經驗過眞正的，很嚴重的，只想躺在床上用被單蓋著頭的憂鬱症。這樣，她仍不算患了憂鬱症。

我們如何來考慮這個人呢？傳統上，我們會用心理學的術語來看她，認爲她是父母不知給她讚美，或要求太苛，或喝酒太多，或不互吐心事，或父母把自己具有的一群特殊壞習慣或個性弱點全加諸她身上的受害者。以她的好朋友的立場，我們可能會花好幾小時在電話上對她表示肯定，說她是一個好人，她將會找尋到生命的幸福，同時另外花無數的小時從她的童年期來翻找線索。我們花了寶貴的時間和精力在我們朋友的困擾上，但是，對於這些努力，我們和我們苦惱的朋友都沒有懷疑到是否有某種生物科學的因素在作祟。我們都沒考慮到的是：憂鬱症。

或者，再舉個例：一個女人嫁給不能控制脾氣的男人，與他生活就好像活在一個地雷區，不知道什麼時候在她腳下的地層會爆炸。孩子們怕他；妻子一聽到他的鑰匙插入門鎖的聲音，血壓馬上就升高起來。但是她仍然愛著他，因爲當他沒有發脾氣大嚷時，他是個很好的丈夫；充滿精力、活潑、風趣、喜愛各種探險；是孩子們的好爸爸。

在此我們再問一次：我們認爲這個人怎麼樣？我們如何解釋他的行爲？可能我們會從道德的觀點來看，認爲他只是一個壞人，至少當他大發脾氣時他是；可能我們也會以心理學的觀點來看，認爲他是童年期的受害者；或者我們也可以政治的觀點來看，認爲他是生活在男性主義社會中的男人，認爲他有自由可以發他的脾氣而女人就得學習抑制她們的脾氣。可能我們把所有這些情形或者更多的都考慮到了——而我們可能確實是對的。

但我們——再一次——沒有想到的還是生物科學。我們沒有考慮：狂躁性憂鬱症。我們之所以沒想到它是因爲，雖然這人確有不可預測的情緒變化，但他一點也不像嚴重狂躁憂鬱病患的情形，那種會使患者必須關在精神病房的情形。他變化多端的情緒雖然很難相處，但似乎許多人也都有這種情形——許多正常的人。

事實上，極大多數人都有變化很大的情緒，這種人比龍捲風把汽車吹過玉米園更快地把全家弄得天翻地覆。許許多多家庭掙扎著與這種父母（或者小孩）一起生活。這不是容易的生活，但卻是很普遍的。它算是正常的。

各種的心理治療專家一直盡力專注於這些社會學者所稱「困擾的正常人」（worried well）的掙扎。他們有一個專有名詞：ＹＡＶＩＳ（Young, Attractive, Verbal, Intelligent, and Successful patients；年輕、動人、有口才、聰明和成功的病人的頭字語），心理治療學家最喜歡看這種病人。他們的治療多半會成功，因爲他們能以當時所學的來轉變他們的生活。

直到現在，神經學家和實驗生物精神病學家並沒有對ＹＡＶＩＳ有多大關心。畢竟，相對地說，這些ＹＡＶＩＳ日子過得很好，他們的問題似乎完全是受環境影響的，與腦內的瑕疵無關。但今天這個觀念正在改變，神經學家和實驗生物精神病學家開始對正常人的正常困擾重新考慮。而我們目前也所稱的輕微候群行為（subsyndromal behavior）的存在——只符合徵候群的一部分而不是全部的行為。我們稱它為陰影徵候群。有陰影徵候群的人不符合《DSM》書上的樣板模式分類，他可能只有精神疾病的一小部分；這人如果罹患盛發的徵候群，就會很明顯地被認出。

疾病的輕微性其實增加了診斷的困難，因為它很容易被疏忽而沒被診斷出來。一位受過教育的、中產階級的人經歷過一種《DSM》徵候群的完全型，會有較好的機會得到需要的幫助——這樣的人在盛發的臨床憂鬱症發作中，會去找精神科醫生看病，或者會使家屬去為他找精神科醫生來治療。

但是「輕徵候群」的人，這種只有「一點點」狂躁憂鬱，或「一點點」臨床憂鬱的人，可能獨自在掙扎，懷疑他到底是怎麼一回事——或者，最常見的，到底「其他的每一個人」是怎麼一回事？當他繼續讓生物機制所造成的疾病發作下去，他會使家人和朋友產生反感，他們都要他對自己的行為負責——同時更重要地，他們要他「停止」發作。

但是阻止生物機制所造成的行為不是一件簡單的事。我們不能就這樣阻止腦驅使我們所做的事。就嚴重的精神病來說，我們會了解這一點；我們了解精神分裂症患者不能因為他的朋友或家人要他停止幻覺，他就能停止。但我們對輕微或潛在型的精神病就還不能了解這個眞理。我們還不能了解，血清張素量低的輕微憂鬱症的年輕女性，實在不能像腦內有充足的重要神經傳導物質的人一樣，決定她的感覺。她的生物機制對她的驅使性就像精神分裂症的生物機制對病患的驅使性一樣。大發脾氣的丈夫也是同一道理。假如壞脾氣的男人有程度不完全的憤怒失常，他不是故意要對他的家人生氣，而是他的腦化學作用使他充滿了憤怒，以至於他無法想要停止就能停止。嚴重地說，他被自己生物機制的缺陷所主宰。

生物科學年代中個人的責任

當我們開始了解人有不明顯的、潛在的或者不完全的心理失常時，生命就改變了。至少，我們想怪罪的衝動消失了。想想看我們用多少時間來怪罪別人，或怪罪父母引起我們的困擾。我們怪罪常常大聲吼叫的父母，認爲他們不是個好父母；就是因爲他的母親大聲嚷，他才會被教成也大聲嚷叫。

這種自我怪罪的行爲是最痛苦的。我們對生物機制所造成的行爲產生嚴重的罪惡感，與小孩尿床的深刻罪惡感是相同的——現已知尿床是一種腦神經輕微異常的現象。當我們了解腦內輕微的差異能造成重大的行爲變異時，我們的罪惡感就會開始消失。

陰影徵候群的觀念也幫助我們尋求談話治療（talk therapy）時，必須討論我們的生理自我（biological selves）以及心理自我（psychological selves）。在我對陰影徵候群和輕徵候群行爲的了解開始滋長之前，我處理病人最主要是以心理動力學（psychodynamic）觀點。現在，我與許多同儕一樣，改變方針了。最近，有一新病人爲了她的兒子來到我的診所請教。她是一位膽怯的女人，也是個全職的母親，她很祖護她那唯一的小孩，這個六歲的小男孩已經開始上一所很小但很貴的私立幼稚園——這所學校給予一種近乎像他的家人一樣保護和親密的環境。

但是他的學校生活並不順利。這男孩從未上過托兒所，他每天早上一想到要離開媽媽就大哭，他母親或老師都想不出有什麼辦法可以幫忙他克服分離的恐懼。他們試過讓母親第一週留在課堂內，也試過讓母親以果斷的手法給他一個愉快的親吻揮手說再見後就即刻離去，還試過讓他從家裡帶一個他最喜歡的玩具去學校陪他整天。但是，每一次他媽媽一離開，他仍是哭上一個小時，眼淚哭乾後他就故意裝出他很脆弱的樣子直到放學。

如果是幾年前，我就會以純粹的心理動力學術語來處理這個媽媽的問題。我可能會從下面這些想法來找尋它的可能性，比如說，這病人是一個孤獨害怕的女人，也許是性壓抑的太太，她把她對男人愛的需求轉移到她兒子身上，而這小男孩就忠心耿耿地在媽媽的戲劇上扮演他的角色，對媽媽的問題作反應。如果我們把它想成是這男孩對他母親忠心的一種潛意識行爲，則男孩對學校的害怕就有道理了。我可能會用幾個月的時間幫這媽媽做心理治療，希望能幫她了解她的內心想法。

但今天我觀察這個病人的情況就完全不同了。現在我會認爲這小男孩的行爲不是因有個過份祖護的母親（或者不是全然從這個原因），而是學校恐懼症（school phobia）的陰影徵候群而引起的。這母親也罹患生物機制引起的焦慮失常症（anxiety disorder）。它是種輕微的和不完整的失常；像很多人一樣，她不完全符合那些明顯的《DSM》分類。但是當我們仔細一看，我們會看出來有這回事。她一直是有點焦慮的，她小時候就焦慮了。自從當母親後，她的焦慮就集中在她兒子身上，假如她沒有小孩，她一定也會對別的東西焦慮。

就這小男孩而言，以生物學與心理學的觀點來說，他是他母親的兒子。他經由遺傳而得到他母親的部分焦慮失常症（partial anxiety disorder），而一個有焦慮失常症的小孩在此年紀可能表現出不平常的強烈分離焦慮。他不一定是在演他母親下意識的戲劇，雖然他也可能這樣；即使他是在演出他母親的戲，他也是在演出他自己的生物機制。一位天不怕、地不怕、快樂強健的母親，也可能有小孩害怕上學的困難，這是因為這個孩子本身比別的小孩更膽怯之故。

這個母親和孩子的故事顯示了從過去到現在的巨大轉變。在治療方面，它指示治療師和病人往新的方向走。我今天對這位女士治療的第一個目標不是去搜索她對兒子的心理上的關係——雖然我也可能考慮這一點——而是去教導她了解輕微焦慮失常症的信號、徵狀和原因。我會告訴她我們所知和我們所推理的：腦如何產生過份恐懼的知識。我可能介紹她試一種叫 BuSpar 的藥，它會幫助有生理原因的焦慮症患者的腦正常化，同時也推薦她的兒子試少量的 Prozac——我們已經知道這藥對小孩所表現的急性分離焦慮有顯著的效應。

我也可能由行為治療（behavior therapy）的觀點來進行，採用「敏感遞減法」（desensitization）的技術，因為這個方法已證明對恐懼症者很有效。最近的研究已顯示行為治療能影響強迫症患者的腦物理作用；最重要的是，我們要了解生物科學和環境總是有關聯的。就像腦生物科學能夠影響思考和行爲，思考和行爲也能對生物科學產生影響。給予焦慮病人所用的行爲治療，可能改變腦內引起焦慮的地方。

最後，我也可能尋求傳統的心理治療（psychotherapy）。我們說一個問題是生物體引起的並不是說它就沒有下意識的重要性。這位易於焦慮的女人，也很可能是性壓抑的母親，她把兒子當做她丈夫的替身。這是一個一輩子對恐嚇刺激都具有過度反應的腦的女人，這生物學上的事實以無數的方式塑造了她的性格。並不單是我們的父母「扭曲」我們的個性，我們的生物機制也能塑造和歪曲我們的性格。要一個害怕的（或者過份生氣，或過份覺醒的）有機體成長是很痛苦的，而孩童的個性是由與生俱來的腦生物因素影響而形成。

即使是很輕微或部分的情緒失常，最後都會變成一個人的性格：性格隨著時間而被生物機制所影響。有一個對憂鬱症女性的長期研究發現：她們的悲傷和退縮所造成的社會問題，即使在她們的憂鬱消除了之後仍然繼續存在。這些女性的疾病已經滲入她們的性格，她們已發展成「憂鬱」式的思考和行爲，這已超出情緒失常本身了。我們都知道人患了憂鬱症會表現在性格及情緒上，這些人是生活中的「伊唷」（牠是米爾恩〔A. A. Milne〕所寫的童話書中小熊維尼的朋友，一隻愁苦不中用的驢子）；他們是那種認爲玻璃杯是半空的人。憂鬱症患者不喜歡快樂的人，認爲他們是無趣的、表面的和愚笨的；他們愛批評和掃別人的興；喜歡刺破別人的氣球。他們是日常生活中的佛洛伊德派（Freudianisms），一直在底面下尋找黑暗的事實。他們相信人私底下都是黑暗和悲慘的；他們把表面的光彩視爲錯覺。

這種人從不說「是」，他們只說「可能」。

憂鬱個性不是從娘胎內馬上就會完全發作的。它經由好幾年生活在輕微的憂愁和苦惱的情況中，一天天過下去，才會使這憂鬱的生命哀歌變成己身。一旦輕微失常已形成爲個性，只靠抗憂鬱症藥物是不能讓時光倒流的。更複雜的是憂鬱個性（或輕狂躁個性，或注意力缺失個性，或其他任何情形）常常不希望在任何基本方式上有所改變。這種人至多只希望明天比今日能感覺好過一點就是了。但是她堅決地「不」希望變成Donna Reed（註：美國電影明星）（而Donna Reed或Donna Reed類型，一直是她所認爲快樂人的典型；通常，憂鬱個性實在不欣賞快樂的人）。所有的人都會想保護他們重要的身份，一旦憂鬱變成身份，爲了保護輕微憂鬱的身份，人就會否決滿足。

所以，對我的病人這個個案，除了開始吃抗憂鬱藥物之外，毫無疑問地她需要心理治療來消除潛在失常所引起的損傷，重新學習她是誰，和除掉焦慮之後她能夠成爲什麼樣的人。她可能需要心理治療來使她相信：爲了她自己，性格的基本改變是有好處的。

這種治療也需要觀察她的家庭和生活經驗，它們可能與她與生俱來的生物機制互相作用才引起她今天的問題。在此再一次說明，認爲個性是由生物因素所主宰並不就是摒除環境是造成我們今日的主因；生物科學和環境總是相關的，互相影響的。天生有焦慮氣質的母親所生的天生有焦慮氣質的小孩，與沒有這種困擾的母親所生的有這種氣質的小孩比較，長大後可能不一樣。「新」生物科學的重點不是要忽略了環境；我們必須了解環境和生物科學如何合作來造就一個人。

「新」生物科學並不是要讓我們放棄我們自己的責任。雖然我們能抗拒生物因素的能力有限，這點是眞的，但生存在這新世紀，我們的責任是承認我們的生物科學，了解我們的生物科學，同時採取必要的步驟避免生物因素對我們和我們的親人的生命有所傷害。以「不好」的腦化學物質爲理由來替不好的行爲辯護是不能被接受的。有嚴重憤怒失常的丈夫「沒有」權利對他的家人說：「我就是這樣。我生來就是這樣，我的腦就只能這樣作用。我沒辦法改變我自己。」他的責任應該是想辦法改正他的腦的作用方式。

他要怎麼做呢？首先，他必須傾聽。他必須從他親人的觀點來看他自己，而不是因一瞬間生氣的衝動就把脾氣爆發出來。他必須看到他自己是一個可怕的、不可預測的恃強凌弱者，從小孩的觀點來看，他確實是這樣。

他也必須去請教醫生，聽聽醫生所告訴他的一切。做一個有責任感的成年人，他應該對腦化學方面尋求充分知識。然後，與醫生和家人合作，創造方法來消滅他的生物因素所造成的日常生活憤怒反應。也許他和他的妻子能引用「暫停」的戰略；也許當他感覺氣打心頭上來時，他們能同意他獨處一段時間直到他氣消。

最後，假如行爲和心理治療不足以幫助他改變他的所需，那他有責任更進一步以藥物來使腦回復平穩的作用。美國對藥物有一種很強烈的淸教徒（Puritan）倫理觀念，無數的論文發表都在貶損以藥造成快樂這個觀念。但是這種文章的著述者忽略了所有的心理疾病，包括輕微的日常困擾，都不只一個受難者。酗酒者匿名組織（AA）估計每個酗酒者的上癮行為，至少影響到四個其他的人，陰影徵候群同樣也可以這麼說。情感問題影響到整個家庭——也常常同時影響到工作場所——而不是只影響患者本身而已。服用鋰鹽、BuSpar、β抑制劑（如Inderal），或如Prozac或Norpramin的抗憂鬱症藥來調整脾氣的丈夫，並不是為了快樂而吃藥，這也是為了使他的「孩子們」快樂而吃藥。他吃藥並不是為了「逃避現實」或「速效」，或當做一種「容易的解脫方法」，而是對他家庭的一種責任感的表示。

至於那些輕微失常患者，他們對別人很明顯地較無妨害——諸如輕微憂鬱症、恐懼症或焦慮失常，這些人只傷害到自己，他們個人的責任則在於是否選擇希望成為「比健康還佳」——這句話是彼得・克拉馬（Peter Kramer）所說的，他在所著的書《神奇百憂解》（*Listening to Prozac*，張老師文化出版）裡介紹了不完全形式（或者也可說陰影徵候群）。無論如何，是否眞正的「健康」又是另一回事。有一個費時十二年、對三千個成年人所做的研究結果顯示：有「輕微」憂鬱症的人——這種人一直在沮喪情況但還未到眞正憂鬱症——比沒有輕微憂鬱症的人患心臟病的比率大很多。如果把性別、年齡、吸菸、喝酒和血壓樣本都控制好，疾病防治中心（Center for Disease Control）發現輕微憂鬱患者比沒有此病的人的心臟病發作死亡率大四倍，同時有更高比率的非致命性心臟病。

我們要強調的是：負面情緒和身體健康的關係這問題還未有定論。許多研究已發現，比如譏諷和敵意與心臟病有關聯；但其他的研究則沒發現此結果。無疑地輕微憂鬱症和身體疾病之間也有同樣情形。隨著腦輕微差異而來的負面情緒可能不是像我們久已假設的那麼無傷大雅。

逐漸認識大腦

新的神經科學能影響我們的自我意識。我們曾一度認為自己是官能作用失常（dysfunctional）的家庭的犧牲者，現在我們中有些人已開始認為自己是「腦」化學官能不良的犧牲者——也許我們的父母，同樣的也是腦化學的受難者。我們開始朝新方向了解我們自己，認為我們不僅僅是由一堆個性特徵（personality traits）集合而成，也是由一堆生物特徵（biological traits）集合而成。

我從科幻小說的例子來預測十年內，電腦程式可使人坐下來繪製出他們的生物寫眞。人可以玩一系列的遊戲和做一系列的作業來測量各種變項：例如，我們的注意力廣度和我們能集中注意力至什麼程度（這種測驗已經被用來研究精神分裂症患者的親戚，這些人常表現輕微認知差異的跡象，即使他們本身不是精神分裂者），在一項作業中需要什麼程度的興趣才能持續注意力，你的易怒程度與別人的比較，你的衝動程度（沒有考慮之前就說或做出的傾向）、反應力（腦對環境刺激物的過高或過低反應）、覺醒程度、心情變化度、害羞、找刺激的慾求等等。這些測驗甚至會給你一個防禦程度指數，即使你不肯相信這個測驗所告訴你關於自己的一切！

這未來操作的價值在於它能告訴你什麼樣的生物基本特徵會使你發生作用。知識就是力量：假如你知道你生活的特徵有很高的激發程度，你就能創造方法來改善這個特性。你可以與家屬、朋友、治療師或其他有相同特性的人討論；你可以讀相關的書；你能教育自己，比方說，即使當你睡覺時，你的壓力荷爾蒙（腎上腺皮質內泌素〔cortisol〕）也升高（這種情形已在一些憂鬱症患者身上被發現）它意指什麼？你能學習知道何時這個特性使你困擾，以及什麼情形它會有所幫助。你的目標是：不但不被生物因素所驅使，相反地，你可以用你的生物學知識來幫助你主宰一切。

這是每一個人終極的希望：坐在我們自己生命列車的駕駛座上自己駕駛。我們有選擇餘地和一種新的自由感：這些是從神經精神病學肇始年代而來的利益。它的要點不是要創造一個快樂人民的偶像，沒有一位研究者會要求將每一微小的陰影徵候群從我們的生命中消滅。所有的陰影徵候群給予我們好處也給予我們壞處，這些好處有足夠的理由使我們學著去與壞處生存。使大眾心理完美不是神經科學的目標；它根本是不可能的，這點我們將會了解的。

我們的希望，是給人們一個對自己和別人的新的了解；他們能以了解來改變他們所希望。有些人會抗議說，如果我們在這本書中所談的問題是很正常的，那爲什麼要去煩惱呢？如果每人都具有偶爾會發生的心理不正常，那我們不是都一樣了嗎？我們應向前走，不要去顧慮它不就好了。

答案是：說眞的，對我們許多人而言，「正常」（normalcy）還不夠好。這並不意外。如果說陰暗的脾氣或悲觀的個性可能是正常，這事實並不意指它們是好相處的。有些社會評論家已在抨擊心理復原運動（recovery movement）的氾濫，這是許多作家、治療師、電視節目主持人所聲稱的「所有」

的家庭都是共依存者，「所有」的家庭都是官能作用失常。不管我們對這勢如破竹的宣稱感覺如何，最重要的還是要面對情緒引起的現實。許許多多人每天生活在各式的情緒痛苦之中，心理復原運動者認爲這痛苦完全是由把我們帶到這世上的「家庭」所產生的；在這本書中我們要來看看生物科學能帶給我們什麼，也來看看生物科學在無數的問題中所扮演的角色——過去這些問題我們都認爲完全是心理因素的關係。

家庭（和工作場所、學校、購物中心、鄉鎮和都市）都是人經營的，而人或多或少被他們的生理因素所主宰。當你感到氣憤、悲傷、絕望或不知所措時，這些破壞性的型態有些是來自你的生物機制。本書的目的即是幫助大眾認知了解生物對心理的作用。

從了解而得到原諒：我們希望這本書能使人對自己和別人更仁慈，同時要了解人不是因爲他們不好、不關心、愚笨才會做出他們所做的事。可能我們都在盡最大的能力去做，只是這最大的能力還需要幫忙。本書的目的就在提供讀者一些這種幫助。這是一本關於健康生活的書。

第一章 嘈雜的腦

陰影徵候群的一個共同特徵是噪音：一種內在的、生物基礎的心理噪音。我們生活在一個充滿噪音的腦內，沒有一件事是連貫的；思想和感情分離，感情和身體的感覺分離。只有當我們能使內在的噪音靜下來，我們才能經驗到眞正的需要，眞正的要求，眞正的慾望。

當我們問自己：「什麼樣微小瑕疵的腦功能作用可能影響我們或我們的親人？」時，最困惑的問題之一即是：有多少正常人會符合陰影徵候群？這些人有時憂鬱，有時衝動，有時狂躁，有時著魔；我們可能發現我們自己、我們家人和我們朋友的各種情形出現在這本書的每一章節內。

這就是爲何我們以「噪音」（noise）這個觀念開始本書。陰影徵候群的一個共同特徵是噪音：一種內在的、生物基礎的心理噪音。當我們有輕微憂鬱、輕微活動性過度或輕微的任何其他病症時，我們的腦就停止成爲一個有次序的世界和安靜的反映中心。我們變成內部嘈雜。所有徵候群都導致心理的噪音狀態。不管它們的特殊情形有何不同，所有徵候群都有共同的噪音。

以這種看法來說，精神病就很像身體疾病。每一種以身體爲受難對象的疾病都有它的特別徵狀

——發熱、關節痛、細胞死亡、肌肉退化——不管什麼樣的疾病；但每一種身體疾病也都有「不特殊」的徵狀，這些徵狀普遍地存在於每一種我們所知的疾病中。而這個身體疾病的普遍情況，這個所有人類患病都有的共同徵狀即是：「病了」的情況，所有的病人，不管生什麼病，都眞正明確地病了。

雖然這似乎很明顯就可以看出，事實上醫學發展中有很長的一段時間無法領會這普遍眞理的涵意。塞爾葉（Hans Selye）首先在一九二五年介紹這個「病人就是病了」的詞句。他那時才十九歲，在醫學院念書，首度看病人。《引出潛在的力量：經由心理和身體的路程》（*Tapping Hidden Power: Journey Through the Mind and Body*）這本書描述了塞爾葉的故事：

當他的教授陳述各種傳染病的最早期病癥時，塞爾葉注意到一個奇怪的現象：雖然病人的特殊疾病徵狀才剛開始出現，但所有的病人都顯出疲倦、沒精神和沒力氣。雖然如此……教授認爲這些徵狀都是不重要的。「這些是我第一批的病人，」塞爾葉後來寫著，「還沒有被現代醫學思想的偏見所左右……我不能了解爲何自從醫學歷史開端時期，醫生們即儘可能的認知各種疾病……但卻從未專心注意到更明顯的『病了』這徵候群。」

後來，塞爾葉更繼續建立我們今天所稱的「壓力」（stress）理論。他把壓力定義爲「身體對任何外來的『要求』所作的不特定的反應」——任何要求包括身體病痛的要求。塞爾葉了解所有病人都因病痛而受到身體上的壓力。

塞爾葉所謂壓力對身體的反應就好像噪音對腦的反應一樣：噪音是腦對艱難的生活環境，或艱難的（或缺陷的）生理機制加諸我們身上的要求，所引起的不特定的反應。

我和在波士頓精神分析院的同事桑德斯（Steve Sands），幾年前在探索嚴重精神病人如精神分裂者的內在生命時，首先發展出內在噪音的觀念。「噪音」給予我們一種深入內心經歷的隱喻方式，因爲我們所有的人已經驗過眞正日常世俗的紊亂境界。像交通顚峯時刻，窗外鑽孔機工作的聲音，鄰居的立體音響聲音震透了牆壁；雖然我們大多數人從未聽到內在聲音，我們所有的人卻已受過被聲音和刺激轟炸而無法加以制止的經驗。我們知道噪音是如何令人混亂。我們甚至有一種表達的詞句來敍述當外界太吵時我們如何感覺：我們說我們「聽不到自己在想什麼（can't hear ourselves think.）。」

除了精神分裂症個案以外，嚴重精神病人腦內的噪音不是字面上（literal）的噪音。它是比喻的（figurative）噪音，很像那種充滿雜音的收音機頻道，它的訊號（signal）跟背景噪音的比例很低，根本聽不清楚。在嘈雜的腦內，是一點都不清楚的。嘈雜的腦不能分辨刺激或思想，不管是進來的或出去的；每一件事都同時發生。

說到後果，腦噪音對人的影響完全像眞實世界環境的噪音對人的影響一樣。任何壓倒性的噪音都是非常令人反感的。首先讓我們來看看這種眞實世界的噪音，有很多數據可以讓我們知道，當人被大聲且連續不停的噪音轟炸而同時必須去記許多沒有意思的字或作一長串數字的加法時，結果是錯誤百出；他們處事的能力瓦解了。逃避不了的噪音是充滿壓力的——這個壓力大到當研究者要探討壓力時，他們會選擇噪音做爲引起壓力的典型工具。

所以我們可以想像得到，生活在一個不可逃避、會使能力喪失的噪音的腦內，是什麼樣的情形。這是嚴重精神病人的命運：他們必須生活在一個充滿噪音的腦內，這個腦不能安靜下來，不能安撫它自己的混亂。嚴重精神病人的精神生活是一片難以掌控的呼呼轉動聲；他們的心理不能每一次只想一件事，而是一大堆思想、感情、感覺團團轉。沒有一件事是連貫的；思想和感情分離，感情和身體的感覺分離。

這種不連貫能導致奇怪的推理，這就是嚴重精神病人的特質。我記得一個病人，三十一歲的男性，有十三年精神分裂症的病史，來到診所抱怨他的大腿。他的大腿使他痛苦，這就是他所能說的。精神病學家戲謔地稱呼這種精神分裂病人為「有神經過敏」（having the heebie-jeebies），因爲它確是這樣：病人並未眞正經驗任何實際的、可診斷出的大腿問題。他只是有神經過敏。

在這特殊的個案內，他與他的精神科醫生最後終於推測出他眞正的感覺，實是對醫院內一位護士的性吸引力。但對他來說，負責連接需求（desire）的肉體感覺與心理感覺之管道充滿了噪音——很嘈雜——以至於他完全不知道自己內心是怎麼想的。自己內心的噪音使他聾了，他不能聽到自己在想什麼；他不能感覺到自己的感情。所以他找了一個滿意的解釋來說明這吞噬他的初發的感覺——這是他的精神病很容易給予他的感覺：他的大腿的問題。他告訴他的醫生說，當他睡覺時有人在他的大腿內插入東西！以精神分裂者而言，一個嘈雜的腦會導致大量的事實扭曲。

對我們這些其他的人來說，眞實——外在世界的眞實「和」內在感覺、思想及感情的眞實——都是很淸楚的。即使如此，陰影徵候群所產生的雜音能導致事實和幻想的破壞性曲解，這些我們後面將會談到。當然，不同的陰影徵候群，它們的噪音來源不同。舉個例來說，因爲對接觸過份敏感，輕微自閉症者可能會被他自己身體傳來的信號導入嘈雜的情況。這種人對他的身體是無力抵抗的，因爲他不能像我們其他的人一樣，讓身體的感覺流過他的意識（consciousness）。我們大多數人偶爾有半自閉（quasi-autistic）的經驗：像被某種身體的感覺拌住，這種感覺應該可以不理的——就好像某人不能正確調整在他鼻樑上的眼鏡的情形。人若有這種苦境會一直感覺到他鼻子上的鏡框。或者，舉另外一個例子：一位病人報告說她前一天晚上有好幾個小時睡不著覺，因爲她一直感覺她的床很不舒服，床單接觸到她身體的地方就覺得不對勁。她翻來覆去好幾個小時就是在找尋她腿上的某一點，她肩膀上的某一點，她背上的某一點，那些床單會神奇地使她覺得舒服的部位。但是她找不到。人如果一直有這種經驗就等於自閉症小孩，他不肯穿他的衣服因爲他忍受不住衣服標籤一直摩擦頸背的苦境。

另外一個例子：有輕微注意力缺失症的人可能經由稍微不同的路程達到嘈雜的情況。這種人不能從環境過濾刺激物；他們傾向於把每一個外面可見的東西，同時收錄進去。就如我的病人所說的：「當我在路上開車時，我不只看到在我前面的車和在我後面的車，我會看到所有在我前面和在它們前面的車；我『不』能沒有看到它們。我『同時』看見好幾十部車。直到我開始吃藥之後，我才眞正能從我的後視鏡裡只看到我需要看的車。」雖然使他投入嘈雜境界的刺激物技術上來說是從環境而來，但他的腦過濾機能的缺陷才是問題的主因。他的腦不能過濾環境的不相干刺激物，而使他一直在心理混亂的境界中。

具有輕微驚恐症的人會由另一種不同的方式產生他的心理噪音，患輕微憂鬱症的人又會以另外一種方式產生噪音。但是對我們所有人而言，不管是什麼樣特別的陰影徵候群，大家都有共同的噪音困擾。太嘈雜的生物機制的結果是很痛苦的。

內心的創傷

爲了要了解噪音對我們的傷害，我們可以從過去二十年來一大堆有關「感官超載」（sensory overload）的研究報告來看。噪音是感官超載的一種形式，即使它是從內在產生的，心理學家也認爲是。當人被迫接受太多刺激太迅速時，什麼情形會發生？當心理學家開始對這問題發生興趣時，感官超載的研究就這樣開始了。格拉斯（David C. Glass）和辛格（Jerome E. Singer）所著《都市的壓力：噪音和社會壓力物的實驗》（*Urban Stress: Experiments on Noise and Social Stressors*）就是討論這種結果。他們發現事實上刺激物質負荷過重對腦維護安定的能力是很有破壞性。完全正常的人若嚴重地刺激超載，特別是來自不可避免和不能控制的刺激時，則會顯現出官能作用失常（impaired functioning），生理壓力升高、內在混亂、衝動行爲，和對生活挑戰的「低水準的適應」（lower level of adaptation）

。換句話說，負荷過重的人是在他能力的最低點工作。

我們大多數人可能偶爾會有此經驗。任何照顧過有腸絞痛小孩的人都能了解，刺耳的尖聲叫喊，想盡辦法對付嬰兒的痛苦和無助，不知何時哭鬧才會停止的謎：腸絞痛的嬰兒符合「大災難」似的刺激物超載的所有條件，而父母的個性因而受創傷。如果嬰兒哭太久，父母最後變成互相爭吵攻擊對方，責罵大一點的孩子，猛打狗來出氣。簡短地說：面對腸絞痛嬰兒的感官超載，父母很快地退化到最低程度的適應力，這種情形格拉斯和辛格在研究被壓力所迫的一九七〇年代初期都市居民身上，已有發現。

噪音和感官超載有一個重大不同的地方：我們不能逃避嘈雜的腦，而我們能逃避嘈雜的房間。在正常的生活裡，我們大多數人都相信那些會令我們陷入感官超載的環境壓力物終究會停止。遲早，高速公路車流量會降低，鄰居會把他的音響關掉，哭鬧的嬰兒會疲倦得睡著。但是當我們自己的腦是超載的原因時，就沒有逃避之路了。以那位大腿有神經過敏的精神分裂症患者來說，超載的原因是他自己擾亂了的腦。他被從內圍攻，被一種心靈的噪音所轟炸，而這種噪音的原因他既無法知道，也無法逃避。因爲研究顯示長久感官超載（或噪音）的情況實際上很損傷身體，我們可以下結論說，**患有嚴重心理失常的病人實在是被「他們自己的腦」所損害**。

專家們直到最近才了解到：一個人不必是精神分裂者才會被嘈雜的腦所損傷。馬克，我的另外一位病人，對於太多噪音所引起的創傷知道得太清楚。他是Mensa（一個高智商者的組織）的會員，他，是企業方面有很高的智慧，但不知為何卻從未建立成功的事業。他的生意志趣，就像他的父親一樣，但到現在他的理想都還未有結果——他猜想很可能是由於他自己的嘈雜的腦。

我的前妻習慣於說：「你有這麼大的潛能；我正等著那潛能的突破，那麼我們將會有很美滿的生活。」

生活並不那麼困難，但我似乎只前進到一碼線（美式足球進攻的術語），然後某種事情就發生了，我從未達到目標線。我若不是走開，或作罷，就是說一些完全離譜的話。

而那就是整個的結局。

馬克遭受到挫折的原因有許多種。但是他自己覺得問題之一是一個混亂——或嘈雜——的腦。馬克敍述他所承受的噪音好像是內在聲音的合唱團：一種強烈批評的，最後會令人痲痹的聲音。

它就像一個小人在我肩上吵個不停，一直講個沒完。即使我睡覺時，那個在背後一直絮絮不休的聲音似乎也不會終止。它不是我的聲音，也不是我父母的聲音。它好像是一些人一直站在背後評批我。它似乎不屬於我身體的一部分，我花了好多時間企圖逃避這些聲音。我搬了很多地方，我去過西部，到加州。

不用說，這些聲音一律地是否定的；馬克沒有一堆天使停在他的另一個肩上低聲對他說「好主意！」或「趕快去做！」

馬克的「聲音」實是我們都聽過的內在聲音的更明顯的說法。他不是患精神分裂；他不是典型精神分裂症者所謂的聽到聲音。反而，他有一個無法停止內在批評的腦，我們大多數人成長後都能停掉它。更糟的是，馬克有一個以上的批評者。「正常」的人可能只聽到一個懷疑的聲音，而馬克卻聽到數十個否定的，從各方面同時而來的聲音。他聽到不和諧的聲音。

有好幾年了，為了要使他內在的批評者靜下來，馬克依賴酒精，直到他三十多歲，加入酗酒者匿名組織（AA）之前，他認為自己是一位有功能作用（他喝酒，但他可以上班）的酒鬼。很有趣的是，他報告說「噪音」的觀念對他的AA的朋友們並不陌生；他們在會議中討論它。「我們談到有一隻猴子在我們背後，」馬克說，一隻「吱吱吵叫」的猴子。對馬克，就像對他的朋友們一樣，酒精安撫了喧囂和困擾的心靈。「我一直有一種世界末日的感覺，」他說，「即使當一切都順利，我總會有鬱悶的感覺逐漸上升。」他的AA伙伴也談到同樣的感受，對他們大多數人而言，有某種程度的醉意可以驅散愁霧。「我喝酒的最大理由之一，」馬克說，「是想要麻痹那些感覺。它們會達到一個滿載的程度，然後我會喝一些酒來維持那程度。而一旦我到那地步，噪音就平息了。」

這就很容易看出為何一大群內在評論噪音會使一個男人的事業停頓。但即使是一群內在崇拜者也會有不良的分心效果，任何有太多好主意同時一起進攻（這情形叫輕狂躁〔hypomania〕）的人可以給你證實：單單是聲音的程度，不管是壞的或好的，就足以破壞行動。就如馬克所觀察的，「在我的頭內有旋風般的活動一直在進行，這使我很容易分心和失去控制。」

噪音的後果

一旦進入嘈雜的境界——一個患輕微失常的人可能在一種完全不察覺的噪音情況下很長一段時間——某種後果就會產生，這些後果沒有一個是好的。大部分這些後果悽慘地落入格拉斯和辛格的「低水準的適應」：噪音減低人的官能作用能力。這在每個方面來看都是眞實的，從認知的到身體的到情緒的方面。但它在社交方面特別的眞實，嘈雜的腦絕對影響人與人相處的能力。這就是爲何人必須了解腦和它的生物學的重要性。如果嘈雜情況導致細小運動神經不協調，或無法記住小事情（像把鎖匙放到哪兒去了），這些都不是那麼嚴重，但是陰影徵候群卻擊中我們生活的要害，擊中我們能夠快樂地生活在一個充滿了人的世界的能力。

這社交能力低下是有生物因素在作祟的。如果我們把腦想成建築結構，這組我們稱爲社交技能的行爲和知覺則佔據在最頂端的大腦皮層。噪音影響這頂層，使人後退到更原始的腦，官能作用的「較低」層，這階層相當於少年或兒童的社交技能。（或者更低層：內在噪音可能把我們推向更深，如進化尺標上的靈長類（primate），甚至爬蟲類（reptilian）的腦的程度，這類腦是以反射來反應而不是以思考來反應。）我們都親眼見過這種「退化」（佛洛伊德這麼稱呼它）情形，發生在我們自己或別人身上：想想看婚姻上的爭吵多快就產生幼稚的辱罵，二個生氣的成年人多快就蛻變成二個生氣的青少年。

在今日最有趣的婚姻成功和失敗研究中，西雅圖華盛頓大學心理學教授高特曼（John Gottman）以錄影帶抓住了噪音和社交退化的相關。高特曼教授觀察夫妻爭吵時「身體」變化的情形。他邀請一對夫妻來他的實驗室，在他們身上連接無數的感應器，同時要求他們討論一個彼此不同意的主題。當他們爭論時，監視器測量心臟跳動的速度，每次跳動的間隔，這次跳動傳到手指的時間，手指搏動的振幅，皮膚傳導性的程度，和一般肉體的活動。高特曼發現每一種測量都記錄了激發程度的提高。因為皮膚傳導與脈搏和心臟跳動由不同的生物系統操作，高特曼相信婚姻爭吵影響到各種不同的系統，這現象在身體內各處是很廣泛的，他稱呼這情況叫「擴散生理激發」（diffuse physiological arousal）。換句話說：噪音。當無數生理激發發生時，人就進入一個嘈雜的情況。

高特曼發現，這情況對結了婚的人的官能作用之後果，清一色是負面的。舉個例，擴散生理激發的情況，或者我們所稱的噪音，破壞人處理知識的能力。更直截地說，一旦進入嘈雜環境，人就不像他們鎮靜時那麼聰明了。在這情況下記憶力退化，妨礙我們對眼前所有數據有效的反應能力。同時，它使我們很難抓住一個思慮；反應變成自動的、即刻的。最後，除了這二項困難之外，強烈的生理激發也破壞推理的能力，精神病學家描述這種現象為變成「混凝土」（concrete）。一旦我們變成混凝土似的，我們就只看到事物的表面；我們不再對社交中的輕微暗示和內涵有所反應，不再能夠做抽象思考，更不能概念化或計劃未來。在混凝土境況中，夫妻間的談話變成還擊形式（tit-for-tat）。如果丈夫在一天內抱怨好幾次說家裡沒有東西吃，他的太太立刻罵回去指責說，若是如此，她丈夫應該出去買一些回來；丈夫可能暗示某件其他的事實：比如，他們的性生活，或者他對工作的煩惱。這並不是說所有夫妻之間的交談總是關於「某件別的事」：有時瑣事的爭吵就是為瑣事而爭吵。但是當人變成混凝土時所發生的情形是：他們對任何爭吵無法估計其深度或內涵。

高特曼的研究工作是很吸引人的，因為他能實際地以錄影帶顯示出什麼時候一個婚姻爭論會變成自衛性、敵對和侮辱。這種退化直接改變每個伴侶的脈搏變化。當脈搏速度增高時，能合理地爭吵的能力就降低。它是一個直接和明顯的關聯——清晰得使高特曼實際上勸導有問題的夫妻在爭吵中量他們的脈搏。在他的經驗中，當男人的脈搏達到平均每分鐘八十下，女人九十下時，繼續爭吵就沒什麼意義了。以男女兩性而言，若脈搏高到超過一百即有足夠的理由停止爭吵。人的心臟敲打到每分鐘一百下——由於生氣，而不是健美操——是不能再接受，或理智地反應他的配偶想要說的。

高特曼發現此時其他社交技能也退縮了。當我們處理事物的技能退化時，噪音使我們退回到心理學家所說的「過度習得的行為」（overlearned behaviors）〔再說一次，這現象佛洛伊德稱為退化〕。這種行為我們都非常清楚。這些是「較低層次」的行為，是我們做小孩時學得的，且訓練過的。我們都知道如何尖叫、大喊和哭泣；我們知道如何生氣和罵人。我們非常知道這些行為，以致我們不需想就能做，而這就是它的要點。當我們身體和腦內的噪音關掉了我們高層次處理事物的能力時，我們便失去了做為成年人所發展出的高層次社交技能。我們退化到兒童時期的亂七八糟的行為。

再一次強調，這損失是有生物根基的：過份習得的行爲深藏在腦神經原電路裡。高層次的社交技能隨著成熟而獲得，是「最新」得到的線路，所以被最弱的神經鍵線路所支持。而我們較原始的行爲和關聯，那些兒童時期的行爲和關聯，則是我們一而再、再而三地做過的行爲，它們是比那些支持新得的、成熟行爲的線路更強、更壯、更健的神經鍵線路。內在的噪音關掉了腦的較高階層，較弱的神經鍵線路，而把患者往後投向過份習得的、神經鍵強健的早年的行爲。

噪音造成的性格：環境關聯的徵候群

一個被噪音塑成的性格是什麼樣子呢？我們下面會看到，它與噪音的來源有關係（不管問題是輕微憂鬱、輕微活動性過度等等），它可以像任何情形。但嘈雜的腦最普遍的結果之一是自我捲入（self-involvement）的增加。噪音引起自我全神貫注（self-absorption）與身體病痛引起它的理由相同：一個人如果內心掙扎就沒那麼多精力向外花費在別人的生活上。就如同患胃腸流行性感冒的人，大部分時間只能想到他自己，有嘈雜的腦的人也同樣較專心自我（self-focused）。

除了這似乎「自私」的情形外，受噪音影響的人也表現出一種很有趣現象的輕微形式，這種現象我們長久以來已在嚴重精神困擾的人身上注意到：他可能表現一種「被刺激所牽引」的情形。它的典型例子是，當我們拿給病人一張典型的黑白羅夏墨跡的紙（Rorschach blot），在它中間有一紅點，這病人就只能看到——和聯結到——這紅點而已（這在心理學上叫羅夏測驗〔Rorschach Test〕，它是視對墨水痕跡之反應而分析性格之測驗）。病人「必須」看紅點；他被驅使去看紅點，且只看紅點而已。簡短地說，他是被牽引去看刺激物，這刺激物就是紅點。

這情形發生的原因有部分是因爲他的處理機能失調；他的思慮變成像混凝土一樣，所以他的視界只看見最即刻和引人注目的刺激物。但它的發生也是因爲以此當做「鎮壓」（defense）團團轉的腦，使他專心，及安靜他的心理的方法。當我們所需做的只是看紅點，事物就能感覺非常清楚，非常安定！所以在本質上，性格特質其實是一種顯示個人不能以全力來作用的信號，「以及」一種應付的機能。

雖然它好像直覺上很明顯：我們所有的人都會被牽引到一片汪洋似的黑白中的孤獨紅點，然而事實上，在那種必須只專注於紅點的人和那種能輕易地把一張卡片看成一片大體——白、黑和紅都一起的人之間，有很眞實的不同處。能看大體的人在生活上有更多的選擇，有更多情緒上的自發性（autonomy）。比如大學生能在星期六晚上留在家裡念書，而不去和朋友喝酒，他可以享受到生活中明確的益處，因爲他沒被他的朋友這刺激物所牽引。所以，人們若沒被刺激物所牽引會具有更多能力來延緩滿足，爲未來的酬勞工作而不屈服於眼前的樂趣。在強烈的對比下，無選擇餘地只有專注於紅點的人可能與環境有關聯：他的生活被環境所操縱，被在他眼前最驅迫的刺激物所操縱。

這種人的日常形態常常是社交反覆無常的人，他的心情完全依眼前身邊有什麼變化而定。這種與環境關聯的人可能是形勢倫理（situational ethics）的服膺者：被環境控制的人很難維持一組內在的道德標準來超越當前的情況。這是我們可以名爲「旅行推銷員徵候群」（traveling-salesman syndrome）的典型個案——一個男人在家是忠實的伴侶，但當他一旦上路了，就完全喪失婚姻忠貞的觀念。他在家遵守一套他太太規定的道德觀念，出門則採行另外一套，由他在旅館酒吧遇到的人所定的。賴債的爸爸心靈深處也與環境有關聯：它可以說明爲什麼一個離了婚的男人，當他的孩子們在他身邊時，他可以是很有愛心的爸爸，但是一旦他們不在身邊了則不寄贍養費。「眼不見爲淨」（out of sight, out of mind）可以說是環境關聯的人的生活座右銘。

女人當然也會與嘈雜的腦掙扎（雖然，我們下面會看到，女性比較優越的語言能力，可能會使她們與嘈雜的腦掙扎時好過一點）。但是女人對噪音的困擾可以不同的形式表現出來，因爲她們的生活傳統是不同形式的，直到最近我們才見到旅行女推銷員，或賴債的媽媽。反而，有嘈雜腦的女人可能會成爲「瘋狂的家庭主婦徵候群」（mad housewife syndrome）的受難者，這是一九六〇年代一本小說和電影的主題。當我們研討陰影徵候群時會發現，很多這些輕微的失常症對我們來說已經很熟悉了，它們表現在各種文化形態上。雖然我們不願樹立刻版印象，但事實上某些形態的確有它們的眞實性。陰影徵候群可以解釋爲什麼。

瘋狂的家庭主婦是說明被刺激物吸引的破壞性一個非常好的例證。她與環境極端有關聯，在她的個案裡，環境就是她的房子和它的很多不完美的地方。所以她是那種不能走過一個房間而不去擦拭灰塵的女人。她「必須」看到灰塵，「必須」看到髒襪子皺兮兮地散在臥房的地上。若更敏感地描述這種文化型，則不只是盲目清掃，還有更多事物在她內心作祟。在她心裡，不管她是否了解，她是一個充滿了噪音的人，是人家說不能「振作起來」（get her act together）的那種女人。她可能想要回去工作，但卻似乎不會寫她的履歷；她可能想計劃一個家庭旅行，但卻不曾去訂飛機票。她的腦子團團轉，而她不可抗拒的被床下塵埃刺激物所牽引，這是她處理能力低落的結果和對她內心噪音的反抗。「必須看」塵埃是一種信號，表示她沒看見大體，那個大體就是她的生命。

當社交體制是嘈雜的

整個家庭——整個社交體制——也可以表現被刺激物吸引的情形。在此再一次地說，日常家庭生活所能發生的樣板，我們也能在嚴重精神困擾的人的變質世界裡發現，在此是指精神病院長期住院病房，較爲通俗的稱呼是後病房（back wards）。在女病房內，常有一位精神治療師稱爲「阿爾法女人」（alpha female）的病人。她絕對是一位很強烈的演出者，她不停地擾亂每一件事物。她是所有的人（包括病人和醫護人員都一樣）的問題中心，且是許多職業意外（industrial accident）〔醫護人員的術語，意即受傷——如斷鼻、手臂骨折、黑眼圈——這些是醫生、護士和助手去處理兇猛的病人所承受的創傷〕的原因。病房其他的人——病人和醫護人員——都被她所做的事所吸引。整個病房的社交活動都圍繞在阿爾法女人的身邊；他們生活在很嘈雜的環境裡，醫護人員專注於這吸引人的刺激物，就是阿爾法女人。每個人都想著她、談論她，一天的開始是上班時就先問她今天怎麼樣了。

他們這樣做部分是因他們已變成像混凝土一樣，所以他們發現自己完全被阿爾法女人的獨特行爲所吸引，而不是被病房其他病人的行爲所吸引。但他們也專門對付她，因爲事實上集中注意一個聲音沙啞的病人可以安撫噪音。後病房的社交體制很近乎原始的腦，那種被壓倒性的噪音所挑戰的腦。所有病人和醫護人員都需要這阿爾法女人有秩序地和平存在，假如她的病情有機會好轉的話，這種需求就變得非常明顯。當這阿爾法女人病好出院或因任何理由離開了這個病房，則其他被她拋下的人都變憂鬱了——憂鬱和新增的困惑感。不久就有潛在的不自覺的企圖來提升另外一位病人爲阿爾法女人的地位。不管做爲阿爾法女人時這女病人的意義如何，以她周圍的人而言，她已是病房內每日工作生活的噪音的一個重要防禦工具。

我們很容易看出這被刺激物吸引的情形，若改換到家庭生活上時是怎麼個情形。多年來，家庭體制理論都把「問題兒童」看成家庭中有其他家人所希望否認的問題的人：這問題兒童只是較大體制（即他的家庭）內的問題「徵狀」而已。

通常可能是如此，但噪音的觀念能使我們從一個不同的角度來觀看有問題兒童的家庭，且以同理心（empathy）的方式來看。事實上，生理因素對問題兒童和差勁的父母的影響是一樣的；有些兒童行爲就是不良，與他是否有不稱職的父母是無關的。

而對父母和其他兄弟姊妹來說，一個即使有很輕微的陰影徵候群的兒童仍是一個嘈雜的人，一個在家庭體制內的噪音製造者。這是極少數我們實際上能回答的雞與雞蛋（chichen-and-egg）問題之一：對某些有困擾的家庭而言，兒童和他的問題是「首先」發生的。一旦困擾的小孩在一個家庭內出世，它的成員受到壓力，在思想上變成像混凝土一樣，變成較沒辦法處理這小孩；如果這小孩是別人的，則他們反而較易處理（這就是爲何我們大多數人很容易看出其他家庭有什麼不對勁——因爲別人的小孩沒有對我們製造噪音，沒有破壞我們自己處事的能力）。同時，這家庭爲了要安靜下來，就被那問題兒童所牽引。特別地集中注意於問題兒童常常把問題弄得更糟，這種集中到小孩身上的注意力反而使事情惡化。這困擾的男孩或女孩，現已升格爲「阿爾法小孩」的地位，愈擴大他的「敗壞」行爲，使大家苦惱。

這使我們去注意一個更顯著的精神失常的層面：流動易變性（fluidity）輕易地對環境起反應。精神失常，即使是輕微的，能對充滿噪音的環境、充滿噪音的家庭反應，而演變成更糟的情況。這是爲何我們總是把孩子們的問題怪罪於父母的重要理由：因爲父母功能運作的程度「總」會影響小孩——不管是否有生理機制上的問題。當這家庭不能以最佳的情況去運作時，活動性過度的小孩會更過動、憂鬱的小孩更憂鬱、自閉的小孩更自閉。

應付噪音的其他防禦方式

當然，不是每一個與嘈雜的腦掙扎的人都會感覺被刺激物所吸引；有無數的方法可以對付內生的壓力。這些是：

1. 逃入氣憤。

生氣很奇怪地可以安撫情緒。我們會見到，氣憤是有組織化的（organizing）：當我們氣到頭上來時，我們完全集中注意力，投入，聯合兇猛的情緒來對抗任何使我們生氣的事物。生氣是如此有組織化，以致我的病人馬克有意地利用這種情緒來過日子：

對我來說，最糟的是如果我整天沒事幹、遊蕩的話，雖然我沒憂鬱，但我需要用像希臘神話中赫克力士（Herculean）這個大力士那樣的力氣，才能使我早上爬起床。我會遊手好閒，無所事事的禱告，似睡非睡的躺在床上做白日夢，偶爾當我躺在那裡，有聲音會要我專心和使我起床或跑動。所以我可能開始想像與女人發生性關係，或者害怕和生氣——可能一個男人駕車出現在我前面。然後聲音將開始逼迫我，使我產生「抵抗或逃逸」（fight or flight）情況，給我動力。生氣和性關係是二種使我早晨張開眼睛的誘導物。

生氣和性關係相同之點在於兩者都是生理激發的狀況——而生物體的激發能使腦集中注意力。它的確是馬克許多年來為了應付太嘈雜的腦而產生的策略：天剛亮他就故意用生氣來使他起床，開始一日的活動——來制止遊蕩情況，遊蕩會使他的一整天流逝掉。

2. 逃入行動。

更危險的是充滿噪音的人也可能逃入行動。當情人吵架演變成暴力，光是打你的伴侶就會令人覺得很有組織化，很使神經鎮靜下來。任何驅迫的（compulsive）動作都可集中注意力，當我們動手打人，即暫時以我們的行動暴力來把注意力專注到我們身上。這就是為什麼電影裡暴力的影像是如此驅迫人：在孤獨英雄與惡棍勢力鬥爭中，我們看到一個完全專注的人。我們看到平靜。

3. 逃入意義。

最後，逃避噪音可能採取逃入意義的形式。嘈雜的情況產生一種幾乎不能忍受的、要求解釋、要求標記的壓力。我們要知道「為什麼」；我們要知道我們的情況叫什麼名稱。我們若了解我們到底有什麼不對勁，就會好過多了，即使了解並不能幫助改變問題，我們仍想要尋找解釋。談話治療常常就是依照這原理達成的：只要發展出一個連貫的解釋，比如我們的兒童時期有什麼不對勁導致現在的行為，雖然沒有任何證據來證明它是現在行為的原因，但是它會令人很神奇地舒服。

我們稱呼這種對抗的方式為逃入意義，當我們所抓住的意義對我們自己過去的生活經驗來說，既不是眞實的也不是聰明的寫照，而只是逃入一種未成熟的意義。我們在精神分裂患者的生活中可以看見這種逃入意義最鮮明的寫實。精神分裂者每天都逃入意義：從他身後傳來的令人喪失勇氣的聲音在作信號，說ＦＢＩ（聯邦調查局）正在追蹤他，他的大腿感覺奇怪因為它們在他腿上植入追縱器。

對我們這些腦化學只有小故障的人，逃入意義常常變成更世俗形式的逃入怪罪。我們內心感覺嘈雜，而我們論定它是我們父母的過錯，或者我們配偶的過錯。這是我們與內在困惑掙扎中最具破壞性的觀點之一：我們弄錯了它的來源。這些基本的、生物體給予我們的混亂，是伴隨任何陰影徵候群而來，但我們不把它們解釋為我們自己化學和物理結構形成的自然結果，反而卻認為是在我們周圍的人和事件的過錯。

這種逃入意義在治療上及每日生活中隨處可見。治療師治療常是關於處理噪音，想要對病人的混亂指定一個即時的意義是很強烈的。所以若病人慣例地「尋回」（recover）兒童期遭虐待的記憶，則他的治療師可能抓住一個未成熟的、假的意義來安撫他自己及他的病人。病人感覺氣憤或驚恐或失落有好幾年了，突然間所有的事都可以用一種簡單的影像來解釋。對病人和醫生來說，攪亂的感覺頓時變成有組織化，噪音就安靜下來了。醫生和病人都不願意做的是忍受內在的混亂，保有這感覺，與別人分擔這些感受，一直拖延到病人和醫生能夠看到它們真正的意義是什麼為止。差勁的治療醫生太快就下定論。

在此再說一次，我們看到嘈雜情況能對社交世界產生的大破壞。雖然與治療師共謀創造出一個亂倫的說法很明顯地是個破壞性的行為，但即使只是弄錯意義，也會造成傷害。一位因為很輕微的強迫症使得她的腦嘈雜的女人，可能把她承受的混亂怪罪於她的丈夫。被女權主義（protofeminist）的演說論文所助長和唆使，她可能對她自己說她丈夫是一位歧視女性（sexist）、不合作、沒感情的人；

所以逃入意義會對現已很氣憤的配偶造成更進一步的問題，傷害到婚姻。且不把房子清掃至符合她（輕微強迫觀念）的標準就是顯示他不尊敬她。

噪音及工作

對我們大多數人來說，像噪音這種心理情況，不但會減低社交技能，也會威脅到工作效率。大部分的工作我們都必須與人共同完成，而像逃入生氣的應付技巧幾乎不可避免地會是一個阻礙。當然，處理事情能力的低落將損害到我們做任何需要抽象思考或高階層組織技術工作的能力。

某些陰影徵候群患者會發展出「依賴環境徵候群」（environmental dependency syndrome），這對事業的成功有妨礙。被刺激物所吸引的男人或女人很難創造計劃和持續實行。有目標的行爲，是任何生活和愛情成功的基本條件之一，這要靠你把思想和希望組織化，同時以直接和適時的方式去實行。但這些易被刺激物吸引的人不斷地被這紅點分心。

內在的噪音也影響我們在其他方面工作的能力。舉例來說，許多人在噪音情況下以「集中注意」來應付——以急遽降低他們的眼界的方式來應付。咬指甲也是一種集中注意：當一個人沈迷於咬指甲的動作，他的腦在那些時刻，感覺較鎮靜，較有組織化。踱方步走來走去也同樣有組織化及減低噪音的效用。（嗜好也常是一種達到同樣結果的高度適應方法：蒐集、種植、編織、煮菜、修車，全都是專注於一個窄小有範圍的活動的有效安撫方法。）

對於那些學得如何應用這個防禦方式的人，集中注意是很有用的：它能在每日面臨挑戰之前替你準備好，集中你的注意力。但不幸地，專注的需求常會把一天都消耗掉。就拿強迫性清掃書桌的例子來說，許多白領階級的工作人員都有那種感覺：他們的桌面若不煥然一新，則他們不能著手任何有成效的活動。但是，一個沒有處在噪音情境下的人是可以在像颱風過境般亂七八糟的書桌上寫備忘錄、市場分析或談判合同。我們都聽過作者如何開始他們寫作生涯的故事，他們坐在廚房桌旁寫，而孩子們、寵物和修理工人在他們手肘邊團團轉。雖然如此，他們還是照樣進行寫作。如果說我們在混亂之中不能工作，它很可能反映出「內心」是混亂的。同時，雖然瘋狂地清掃書桌一回能安撫心靈，它也是一種阻礙。這種人在做任何事之前被「驅迫」去清掃書桌而誤了重要的限期，心靈噪音降低了他功能表現的程度。

生活在噪音情況的職員也會陷入著魔似的「內在連續」（internal sequencing）循環。可能我們都有過事情龐大到不知從何開始這種經驗，這種感覺也是來自噪音。我們某些人會以很專注的內在次序（internal ordering）來反應，但這對開始手中的工作一點也沒幫助。這不幸的職員坐在桌旁寫下他的計劃：「我要先寫備忘錄，然後把文件歸檔，然後打電話給顧客。」這個計劃聽起來很有道理，但在他團團轉的腦內卻不能停留。沒多久光景，這個次序覺得都不對了：必須先打電話，「再」寫備忘錄，「再把」文件歸檔。但打電話不可能做到，因爲它太花時間了：回到先寫備忘錄吧！或者可能最好的計劃是先處理檔案文件，然後從那兒再進行別的……。嘈雜的腦不能「安定」下來，不能訂一個計劃同時堅持到底而不變更。同時，當這連續程序一直在轉動時，實際上沒有任何工作能被完成。我們說「一個人只是在原地打轉」，這句話背後的生物學眞諦就是嘈雜的腦。

最後，更沈痛的是，噪音的情況能減低我們「希望」的能力。許多年來，人們都呼籲我們要與「內心」接觸，但是在嘈雜的情況中我們不知道我們眞正要什麼。我們太沈溺於噪音，太專注於如何讓內在混亂安靜下來，以至於不能清楚地知道我們心裡的需求。慢性精神分裂者就是最好的例證：這些人既不會有野心也不會有慾望，他們連到樹林裡去野餐這麼小的希望都不曾有過，他們被內在壓倒性的騷動所傾覆。說實在的，他們希望的能力損壞到這種程度，以致他的家屬和照顧者會把最小的希望的表示——比如想看電視，或者到醫院外面去看球賽——理所當然看成是病情好轉的跡象。**能夠希望是健康的基本要件**。

對我們大家而言，噪音會損壞希望的能力。噪音的情況可能非常情緒化的。我們可能感覺生氣、焦慮、悲傷、狂怒、反抗、害怕或報仇心切；我們可能同時有所有這些感覺。我們可能充滿希望；我們可能迫切地希望我們有不同的生活。從事情的表面上看來，嘈雜情況使我們看起來好像它是充滿了希望。

但是只被不愉快的情緒所壓倒而希望它離去，和知道我們生活上需要什麼，這二者是不相同的。這與眞正的希望是不一樣的。在工作的世界裡，知道我們需要什麼是我們能服從規律、努力和準時上班的核心能力。我們許多人已知道情緒混亂的人似乎不能在職業上安定下來：這問題可能是噪音。馬克的職業毫無疑問地被他自己嘈雜的腦損毀了，雖然他有許多職業「興趣」，但在他成年後四分之一世紀的漫長日子裡，還未看到一個他希望去達成的事業，或是他死後要讓人們記得他是什麼樣的一個人。而每天早晨當他試著從牀上爬起來，他必須與他內在的噪音鬥爭，這使他無法看到未來。就AA的俗語所說，對馬克來講，它是「活一天算一天」。雖然過著「活一天算一天」的日子已拯救了不少成癮的人，但當我們僅能活一天過一天時，未來就泡湯了。

所有的陰影徵候群都會威脅到未來，威脅到我們希望安排我們一生的能力。當我們必須長期與嘈雜的生物體掙扎時，我們就幾乎不可能專注或有方向，也幾乎不可能去擁有一個眞正的和熱忱的雄心。

失去希望的能力也會傷害到愛情。如果我們此刻在與混亂的噪音鬥爭，我們可能會逃離婚姻、家庭、情人，而當時我們眞正的希望——這希望我們無法在混亂之中接觸到——卻是希望留下來。噪音的創傷是：它從我們身上把我們自己帶走；它破壞了連接關係。只有當我們能使內在的噪音靜下來，我們才能經驗到眞正的需要，眞正的要求，眞正的慾望。只有那時我們才能知道這個地方和這些人是我們所要的。

第二章 「找麻煩」的生物科學〔隱藏的憂鬱症〕

任何心情問題，不管多微小，都是值得重視的。特別是憂鬱症，因爲輕微憂鬱如沒治療，能進展到全盛的臨床憂鬱症。盛發的臨床憂鬱症除了它的愁苦和破壞力之外，在嚴重的憂鬱症已消除之後，還會在腦留下痕跡。

表面上看來，「輕微」憂鬱症聽起來好像是一種安靜的問題。我們把輕微憂鬱症的人認爲是一個不擺架子的人：憂愁（melancholic），害羞，一個溫順和羞怯的人物，在生命的遊行中總是站在邊線的旁觀者。這種人對自己比對別人更有困擾。

但事實上，這種輕微的憂鬱症可能表現出一種更明顯的形式，他們常常感受到壓力、疲憊、氣憤。他們感覺被淹沒和忍無可忍；他們已到了飽和點、無法再向前走了，所謂「碰到壁」（hit the wall）的人。他們對孩子們大嚷，對伴侶嘮叨；他們長期易怒，且沒有樂趣。

雖然如此，以一般通俗的話來說，他們可能「不」特別「神經質」（neurotic）。雖然嚴重憂鬱症可能——也通常會——有嚴重的扭曲經驗，對自己和家人都很不利，但輕微憂鬱的人卻有較輕的內在壓力。如果一個人的體質傾向於輕微地憂鬱，他可能有一個很快樂的童年期，甚至有一個還算快樂或是尚可忍受的青少年時期。如果這輕微憂鬱的成年人有這福氣擁有一個信任他的家庭，他可能會發展出安定和堅固的自我意義，就如同天生樂觀者一樣。

他的憂鬱輕微型是生理和心理二方面所造成的。關於生理方面，研究者發現，憂鬱症的陰影徵候群通常沒有很大的焦慮——而嚴重憂鬱症則幾乎全部都有焦慮。當然，有些輕微憂鬱症患者也很焦慮；我們並不是要忽略這點。有一個研究發現，輕微憂鬱的人大約三分之一也是臨床上焦慮的，但就剩下大多數（三分之二）的人，他們雖然輕微憂鬱，卻不特別煩惱或害怕。

對輕微憂鬱者而言，這是優點的來源。從最簡單的方面說，「焦慮」是「害怕」的信號——而害怕則是一種侵蝕的感情。這些焦慮或害怕者的影像，用我們現在的術語來說，就是「神經質」：這種人很慌亂、害怕，煩惱一個接著另一個的來。相反地，若只「輕微」憂鬱的人則不會被未知危險的恐懼所盤據，或躭憂不吉的未來。所以他能清楚地知道他是誰和他正在做什麼；由於他缺乏樂趣和探索，他可能過一種無理由地壓縮的生活，但他知道那種生活是怎麼樣。結果，困惑的程度在輕微型的憂鬱症患者身上，可能比在與其他輕微失常症掙扎的人還低。

輕微憂鬱症的心理學也承認這種人有自我意識。事實上輕微憂鬱的人常常是「對」的。他們的直覺、他們的意見、他們對世界的看法，很悲哀地說，常常傾向於憂鬱的生活觀點。不若那種天生樂天者只看到眼前快樂之事，且只想快樂的念頭；他以良性的忘我來漂浮過日子。加大洛杉磯分校的心理學教授泰勒（Shelley E. Taylor）在所著的《正面的幻想》（*Positive Illusions*）一書內，愉快地提到一百萬零一種快樂的人用來欺哄他們自己的方法。最令人印象深刻的方法之一是，百分之九十的人都認爲他們開車開得「比一般人還好」——這是統計學上不可能之事。泰勒表示，輕微憂鬱的人傾向於不存有這種滿足的幻想：

正常的人誇大說他們如何能幹、如何討人喜歡；憂鬱的人則不如此。正常的人記起他們的過去事蹟就容光煥發；憂鬱的人提起他們成功和失敗的歷史則較公正。正常的人說起他們自己主要都是正面的；憂鬱的人則正面負面二者都說。正常的人若成功就討功勞，而失敗就推御責任；憂鬱的人對成功和失敗都負起責任。正常人愛誇大他們身邊一切能控制的能力；憂鬱的人對控制的幻想較不敏感。正常人相信未來有很多好的事物，有很少壞的事物，他們對這相信到不切實際的程度。憂鬱的人對未來的了解較實在。事實上，對幾乎所有的觀點，正常人顯示擴張的自我意識，控制幻想，及不實在的未來眼界；而憂鬱者則没顯示這些偏見。「較悲觀但較聰明」這句話實在很適合憂鬱症。

泰勒接著又說，較悲觀但較聰明這句話特別適用於「輕微」憂鬱者。嚴重憂鬱者扭曲生活到負面去，而輕微憂鬱者很可能是最準確的生活觀察者。他們非常淸楚地了解到這眞理：當玻璃杯是半滿時，它同時也是半空的。

有點矛盾的是，這判斷事情知覺準確性會帶來較強的自我意識，雖然輕微憂鬱者也希望偶爾他的看法是不對的（當然那些在他周圍的人寧願他不對），但是能夠正確的判斷事情，有增強他信心的效果。輕微憂鬱者學習去信任他的知覺，去信任「他自己」。生活可能不是他所希望的，但他自己經驗到他是知道什麼是什麼的人。他對事物的看法很清楚。以這觀點來說，他和《DSM》焦慮章節內有焦慮、煩惱的人正好相反。

所以，就像所有陰影徵候群一樣，輕微地憂鬱的個性有它的長處。同時，就像許多陰影徵候群一樣，這些長處較適合於工作場所的要求，而較不適於愛情和家庭。卡洛琳．羅絲的故事可以向我們證明這點。

女強人

卡洛琳不認為她是憂鬱的。她是八十年代風雲的產物，一位獻身於職業的婦女，她對於未來某一日將有小孩的遠景感到很矛盾；有好幾年她和她丈夫選擇不要有小孩，因二人都專注於發展他們各自的領域。

在她姊姊和妹妹都生了小孩之後，卡洛琳終於決定要生小孩：她停止吃避孕藥，一個月內，她懷孕了，生了個女孩，名叫羅拉。現在她是上班族母親。

她立刻深深地愛上她的小寶貝。她就像許多晚生小孩的女人一樣，發現不要孩子是多麼大的損失。她和丈夫花了好幾個小時不停地拍攝躺在小棉被上的新生女兒：對他們來說，這新生嬰兒是個奇蹟。

卡洛琳以她慣常的能力來處理做父母的責任。她到居家附近的住宅去發傳單找照顧小孩的人，到懷孕第八個月時她已找到一位太太，她能同時照顧羅拉和她自己三歲的孫子。卡洛琳現擁有一個她需要的支持系統，以便她可以好好工作。她認爲她很快樂。

當卡洛琳平平安安地過日子，她姊妹們的生活卻崩潰了。她們倆都比卡洛琳先有小孩；她們的小孩都有嚴重的問題。一個二歲的小孩有發育遲鈍的跡象；另一個有嚴重困擾的三歲的小孩，曾經哭過整整四十八小時。這個小孩的行爲已遠超於平常困擾行爲的範圍，等她長到四歲時她一定會被診斷爲狂躁憂鬱症。被她們小孩的問題所影響，二位姊妹都陷入臨床憂鬱症（clinical depression）而開始服抗憂鬱藥了。

她姊妹們的憂鬱症對卡洛琳的生活有很大的影響——她們開始認爲卡洛琳並沒她自己想像的那樣一切順利。卡洛琳的姊妹們有服Prozac的慣常藥效，即比她們原來更樂觀和更有耐心。因爲她們的大腦化學物質被ＳＳＲＩ（選擇性血清張素再吸收抑制劑〔selective serotonin reuptake inhibitor〕，意即Prozac）所改變了。簡單地說，卡洛琳的姊妹正經驗到對她們自己觀點的大改變，這是因爲藥物治療成功的緣故：二個女人都看到她們自己是生物體（biological beings）。因爲，她們看到自己是生物體，她們也開始看到卡洛琳是生物體。

卡洛琳的姊姊很清楚地記得這段時期：

我一直偶爾有輕微憂鬱症，通常是在冬天，幾個月後就自行消失了。我曾想吃藥，因我的一位朋友吃藥後效果很好。但我認爲還沒到那階段。當我兒子的學習障礙使我成爲一個眞正臨床憂鬱症患者時，我去看精神病醫生而且開始服 Prozac。那時這是很新的治療藥，這眞是一個奇蹟。不僅我的憂鬱症完全消失，我的整個外觀也改變了。我一直都是憂心忡忡，常常生氣、緊張，非常著魔似的。自從服了 Prozac，所有這些都消失掉了，眞是令人驚異！正確地說，它並不是個性改變；它是當我服了 Prozac 後，我的感覺好像是我在最愉快的日子所感覺的。服用 Prozac 後，我幾乎每天都是最愉快的。

很自然地，這使我對我的感情有不同的想法，我想到一天內我有多少感情狀態實在是從我的生物體而不是從我的生活而來。在服 Prozac 之前，我有「好幾年」一天二十四小時都在對婦女境況生氣。我是一位典型的氣憤的女權主義者。服用 Prozac 後，政治上我還是女權主義者，但忽然間我了解到：在生活上我有一位好丈夫和一個快樂的婚姻——我並不需要一天二十四小時爲婦女被壓迫而生氣。它是不自然的。我以前並不只因婦女被壓迫而生氣，我也時時對我的朋友生氣。這個朋友說這個，那個朋友說那個，而我就會氣了好幾天。我是個容易生氣的人。Prozac 引起的改變使我看得很清楚。

這藥物也使她以不同的眼光來看她妹妹：

卡洛琳和我很親近，但我們「總是」會爭吵，一直都是這樣。從未有片刻是安靜和諧的相處；我們不斷地互相拌嘴。大多數都是卡洛琳先挑釁我。有好幾年我倆認爲這就是姊妹競爭（sibling rivalry）。我年紀較大，較瘦，且在學校成績較好，而卡洛琳很氣我；我們二人都這麼認爲。

但我服用Prozac之後，我開始對卡洛琳有不同的看法。我開始想：等一下，這難道都是姊妹競爭嗎？我妹妹不能有二秒鐘與我相處而不會生氣、緊張和競爭？我開始了解到她常常很生氣、緊張和愛競爭；你從未眞正聽到卡洛琳「笑」。她不是輕鬆愉快的，她從未興緻高昂。她是負面的；不是憂鬱的，但是負面的。老實說，雖然我愛她，我也發現她是一個很難相處的人。

不久卡洛琳的姊妹們開始催促她考慮服用Prozac的可能性。卡洛琳的姊妹們相信她們已替卡洛琳找到了答案。問題是卡洛琳並沒有問這個問題，所以她不需要這個答案。

我二位姊妹都在吃藥且不斷地責罵我，她們告訴我我應該也服用它——我想由於我的爆炸個性；我實在不太確定。我可以看出在珍、黛比和我之間個性的不同。她們常沮喪、感情常起伏，這些我都沒有。同時當在她們小孩的診斷過程，她們倆有過眞正的精神崩潰。我唯一的問題是常常被惹生氣。我記得小時候曾大發脾氣，與我父親爭吵，對什麼都不滿意，而我姊妹們則害羞而不敢如此做。我記得對面的鄰居談論他們總是聽到我在叫喊，他們總是說：「那位卡洛琳可眞有一對好肺哦！」我的母親可以老遠從我們的朋友瑪莉家裡聽到我的喊叫，而她們住在橫過玉米園那頭那麼遠的地方。誰知道我是不是只是在玩而已，反正她說能聽到我在喊叫。但我從未沮喪過。

但在她第二個小孩伊蓮誕生後，卡洛琳的心情畏縮了。這嬰兒對卡洛琳來說，看起來不太一樣，在一個淺金黃色頭髮的家庭內她是一個褐髮的，同時也不是一位漂亮的嬰兒，至少，在卡洛琳的眼中她不是。被兩個小孩和一份全職工作的要求所壓倒和疲勞轟炸，卡洛琳發現她自己現在的感覺與她姊妹們經驗的完全一樣：了無生趣。

對於羅拉，我愛不釋手，我要每一秒鐘都抱著我的小寶貝。但對於伊蓮，我愛理不理。當然，我也會抱她，但我很容易就把她放下。一定有什麼事不對勁。我猜第一年就這樣過去了——我想可能它是一種產後現象。我想她看起來不太對，她不像我的女兒，她不像我第一個嬰兒那樣是一個奇蹟。而我從未眞正脫離那境界。

雖然有這新嬰兒的生活並不如卡洛琳所希望的，事實上，在臨床意義裡她並沒罹患憂鬱症。她並不符合《DSM》內的診斷；她甚至於不是心理沮喪（dysthymic）——這是輕微憂鬱症的臨床名詞——依照傳統用法。她也不認爲她自己是憂鬱的或甚至悲哀的：

我一切都順利，但使我想到我應該去看醫生的是對羅拉的比較。我知道第一年生了羅拉後每一件事都是非常地美滿，而我知道對於伊蓮事情就不那麼美滿了。理智地想來，我了解有了第二個嬰兒則有更多工作，早上要把大家打扮整齊送去托兒所再去上班是較困難的。每件事都更緊張。我期待要有那種溫暖、模糊的母愛的感覺，而我卻沒有。

有二個小孩、房子和工作並不令人憂鬱，只是生活似乎很乏味。你有你的日程表，你照日程表去做就是了。憂鬱是很輕微，以至於我告訴自己它並不是一個眞正的憂鬱症，而且我有做完每一件事，所以我以爲我會這樣的過一年。

因爲她的健康保險是由健保機構（health maintenance organization, HMO）來給付，卡洛琳沒有選擇精神病醫生的自由。HMO的問題之一，以精神健康醫療方面來說，主治醫師是否願意介紹病人去看精神科醫生是病人能否得到這方面治療的最大關鍵。沒有家庭醫生的開單，病人無法自己去掛精神科的門診，必須是家庭科醫生認爲你有這個需要，他開了單，你才能去掛號。換句話說，在HMO制度下，家庭醫生變成了精神科門診的守門人。

所以卡洛琳轉向她的婦科醫生求醫。他把她的問題診斷爲晚發型經前徵候群（late-onset premenstrual syndrome, PMS），並告訴她說PMS能第一次發生在女人三十五、六歲年紀以後。「我記得我告訴他，『好極了，在下一個十年內我有PMS和停經期可期待了，』」卡洛琳憶起，「而醫生告訴我：『是的。』」

她的醫生給她一個飲食規定，他說它能減輕PMS的症狀：她必須限制咖啡和巧克力。同時他建議她開始認眞做健美操。雖然卡洛琳一直都有運動，但想到在已沒空閒時間的情況下必須加入一個健美操，實在令她失掉了勇氣。假若卡洛琳進入診所時沒有憂鬱症，她現在可有了：「我記得我開始在他的診所哭起來。我說：『我早上六點就已起床，而你告訴我要五點起床才來得及做健美操？』而他說：『是的。』」

卡洛琳眞的照做了。她是一位有二個小孩的在職母親。她每天早晨鬧鐘定在五點起床，衣著穿好，騎四十分鐘的運動脚踏車。那四十分鐘是她一整天僅有的個人時間；每天晚上她和丈夫替小孩洗澡，哄她們上床入睡，把晚餐的碗筷都清理好了時，已是九點了，如果要想有八小時的睡眠，那她必須九點就去睡覺了。雖然如此，卡洛琳發現這新的生活規律有它的安撫作用：

在後來的一年內，我一星期運動五天，每天早晨騎脚踏車十哩，運動四十分鐘。我覺得很不錯，因爲那是我的安靜時間。當我起床時天還黑，我會看著太陽升起。我反而喜歡早起，我體重減輕了不少，看起來好看多了。我在上班時覺得很愉快，我很喜歡我的工作。

如果卡洛琳的每日工作時間只是九點到五點，那麼這規律運動以及PMS飲食可能已足夠恢復她的精神，她的故事就會有個快樂的結束。但卡洛琳每天回到家還有第二個工作等著她做，就是家務，她崩潰了。

我感覺很不錯，但晚上和週末時我就會對孩子發作。我聽起來就像我父親，他一直有很不好的脾氣。我會爲了芝麻小事大叫，比如說，孩子們把房子弄得亂七八糟；其實小孩都會如此。有一次我氣得眞的就把羅拉的電唱機拿起來丟向牆壁，而我是眞的想要把它摔成百萬碎片。我甚至記不得是什麼驅使我這麼做，我只是很生氣。

然後我與羅拉發生衝突，那件事使我決心去看醫生。羅拉把球從伊蓮那兒搶過去，我把球從羅拉那裡搶過來，然後她又搶回去——實在很可笑！好像二個小孩在搶東西——然後，我打了她一記耳光！我嚇住了，我是在幹什麼？爲了一個球而打人？這只是姊妹之間平常的小爭吵而已。而我竟然爲了此事打了羅拉！

第二天我本來約好去看羅拉的醫生，討論羅拉用藥的問題，我坐在診療室中說羅拉一切很好，然後我就像弄皺了的紙袋坐在椅子裡癱掉了，他立刻走入隔壁叫了一位心理治療師並帶她進來。

幾天內，卡洛琳開始試著服用抗憂鬱症藥。

壓力和隱藏的憂鬱症

卡洛琳的問題是每一位職業母親的問題：她的壓力太大了。在三十八歲的年紀，卡洛琳是一位為生活而負荷過重的女人；以飲食和運動的嚴格規律把她支撐起來，她白天還算過得去，但到了晚上就崩潰了。長時間工作，長時間通車上班，長時間外出辦事，買菜，清掃房子和煮飯，還得照顧小孩的這種壓力，實在使她無法以快樂的心情來處理一切。她體力上可以做到，她可以鼓勵自己完成那每天早晨五點就迎接著她的一大堆事情，但她不能以快樂的心情來做它。她筋疲力竭，而她的小孩承受了後果。

簡短來說，卡洛琳的問題是她的生活。以任何簡單遺傳學意義而言，不是她的「腦化學物質」（brain chemicals）出了問題，也不是因她天生就愛罵人，最多只是她在當職業母親時可能已具有內在易發脾氣的性情。但她生活的情況實是推她超過界限的主因。

但是不管她怎麼變成如此，她承認事實上她現在是超越了她所能負荷的界限。雖然她的問題是由於環境的壓力，但這對她已造成了生物體上的損害，而卡洛琳的腦化學現已陷入輕微憂鬱的範圍內。卡洛琳這位仍不眞正承認她是憂鬱的女人，抗憂鬱藥對她是有很好的效用的。她記得服用 Prozac 的頭幾個星期：

這是一個很有趣的經驗，因你服了藥但察覺不出有何變化。然而，我卻覺得似乎有某種理由使我要去服藥。所有的負擔可能已減輕了一些，但它少到你無法指出減輕了些什麼。它在一種下意識的程度去影響你。

很有趣地，這微妙的藥對卡洛琳生活上所產生的變化，首先很清楚地顯示在她的工作上，這是她自己覺得表現最佳的地方。

我正在做一年的預算，這件事要花一個半月時間去做，且是非常有壓力的。一位職員進來對我說：「我簡直不能相信，你跟以前不一樣。今年不管我什麼時候進來，你會對我微笑，而去年你一直都很緊張，我從來不知道什麼時候我可以進來。」

預算季節總是很難度過，因爲總會有人進來而打斷你在計算中的思考，這是很累人的，因爲你失掉你的思路。但你的職員必須進來；生活不可能當你在做預算時停頓一下子。服用Prozac後，我會放下筆與職員閒聊十分鐘。服用Prozac以前，我會講話但仍凝視著螢幕和打字，我還是聽到他們在講什麼只是眼睛未看著他們罷了。但服用Prozac後，我會轉身看著他們。上司和同僚仍然給我同樣的考績評分，但是因爲我現在了解他們的感受，他們投我為他們最喜愛的上司；每個人都很高興我的改變。

最後，某天有一位經理進來，他實在是一直在嘮叨，他一直說：「你今年實在不一樣。」他知道我有不同，但不知它是什麼。我說，「你知道嗎？我在服用 Prozac。」他很驚訝，因他已有嚴重憂鬱症——我們都知道他什麼時候正在發作——而我因我姊妹的經驗也曾鼓勵過他服用 Prozac。所以他聽到我在服用 Prozac，嚇了一跳。

卡洛琳經驗到的主觀的改變，以及她的同事們在她身上所察覺到的改變，是她壓力程度的減輕。卡洛琳的反應，若以精神病學家諾登（Michael Norden）在他所著《超越百憂解》（*Beyond Prozac*）一書內的發表來看，是很有趣的，他說 Prozac 與其說是抗憂鬱藥，倒不如說是抗壓力藥。卡洛琳的經驗確實符合諾登的假設；雖然她沒少做什麼工作，但她很戲劇化地感覺到較少被生活和許多責任所壓迫。對卡洛琳來說，Prozac 治療了壓力：

> 我有一本作息記事簿，我隨身帶著它到處走。公司很強調這點；公司給我們開了一些講習會來討論如何整頓時間。所有的高級主管都推行富蘭克林計劃表（Franklin Planner），它現在是公司的流行用語。這計劃表在所有的購物中心都有賣。
>
> 這份計劃表整個噱頭是針對我們這些生活亂糟糟的人。他們舉辦講習會，播放錄影帶，而你必須計劃你所有的時間。人們參加會議後，出來就像那些再生的時間整頓者，每一分鐘

都不浪費。現在所有這些主管的桌旁都有這些《聖經》在手，這富蘭克林計劃表剛好就如《聖經》一般大小，它有點不是平常的尺寸。在裡頭你有雜貨購物單、食譜計劃單、醫藥計劃單——它能告訴你很多這些年來雙薪家庭的狀況。

所以公司鼓勵我去參加富蘭克林講習會，但我有這本我不能也不願放棄的日程表（Day-Timer）。如果我放在家裡忘了帶出來，我會調頭開二十哩路回去拿它。我去看電影還必須有它在我的車內；我放它在我的隨身手提袋內，我從未沒有它在身邊。我開始逐漸奇怪：爲何我每秒鐘都需要這本行事曆？當然你也會替它解釋說：因爲你的腦被雜事塞得太滿了，以致你記不得下班必須去買一加侖的牛奶；你必須寫下來。所以所有這些在時間上掙扎的媽媽和爸爸會說：我知道我必須做某件事——而它是……啊！對啦：送小孩去學校。

簡單而言，卡洛琳所認識的其他人都有同樣處境。過度勞累，過份工作，連一芝麻小差事都記不得，還得靠參加如何整頓時間的講習會才會記得要送小孩去上學。但是服了抗憂鬱藥物之後，現在卡洛琳感覺她的緊張消失了。

我突然發現雖然我的日程表裡面仍舊寫滿所有那些雜事，但如果我忘記帶它在身邊，我就讓它忘記算了。我會這麼說：「該死！我沒帶我的日程表，我不知我今天應該做什麼？」而就只有這樣而已。緊湊的約會一個接著一個，不知道下一個會是誰走進辦公室來面談，這會有點使人失去鎮定感，但我不會對此感到擔憂，且我絕對不會開二十哩路回家去拿我的日程表。我會就這樣度過一天。

很有趣地，現在我發現我不會像以前一樣常常忘記日程表，如果我忘記了，我能多多少少記得什麼事會發生而不需要那本日程表。我現在有第六感而以前卻沒有。

卡洛琳的家庭生活也在改變。媽媽是女超人並不見得是件好事，有這種母親眞是辛苦。確實，卡洛琳並沒有以輕鬆的方式來理家：

我處理家庭生活的方法是，星期五晚上我計劃好一個星期的菜單，所以我的買菜單在星期六清晨以前就寫好了。然後我趁人群還未擁擠及孩子們還未太吵鬧之前去買菜。所以我一個星期的食品雜貨就買好了。然後我趁空檔時做燒菜的準備工作，所以整個星期的每一天都有家裡煮好的飯菜等著我們回來吃。這些事就這樣把每一個週末都呑沒掉了，我星期六早上從不可能做任何其他的事。

從正面的觀點來看，卡洛琳成功地擁有和做所有的一切：事業、二個小孩、房子、丈夫、丈夫的事業、美味的家常菜。每一件事都做到了，且都準時完成了。但事實上，卡洛琳是從憂鬱症的生物化學情況去操作，由於服用 Prozac，職業母親的重擔感覺輕鬆多了。

我注意到我在星期六竟與孩子們去游泳，且會說：「不用做煮菜的準備工作了。」其他令人驚奇的事情是，我開始不太依照菜單買菜。我開始買額外不該買的東西，像漢堡或什麼的，我甚至允許通心麵和起士這種東西上桌，而我發覺飯菜品質實際並不受損。二小時的燒飯準備工作仍舊需要二小時，但我無論什麼時候要做它都可以。我有心理上的自由，無論何時我要做，我都可以去做。我們仍舊吃同樣好吃的食物，但每件事都更不受拘束了。

所以不但星期六沒在家依照日程表去工作，我反而到游泳池與孩子們玩和買冰棒。有一天，我著著實實吃了五、六根冰棒且覺得它們「很好吃」！

這些是驅使卡洛琳以不同的眼光來看她自己的一些情景，來看她自己可能是「已經」有一段時間有點憂鬱了，它的徵狀很輕微以至於她沒有覺察到，直到第二個小孩出生後她的心情變陰沈了才了解。當冬天來了而卡洛琳第一次沒有感覺到她的心境低落時，她確定她過去已有一段時間是輕微憂鬱的，而自己卻不知道。

我已有一段時期覺得很乏味，而我丈夫會說：「你不再那麼有趣了。」我總是嗤之以鼻，因爲我覺得它是那種：是啦！你没有每天有性行爲，所以你當然認爲我無趣。就這樣很容易地揮掉丈夫的不滿。

但回想過來，我了解到他實在意指我們不曾做那些事，例如坐在沙發看著電視大笑；我們沒有樂趣。我從早到晚被逼著工作，然後上床睡覺，以便第二天可以一早起來——我是以自動操作（autopilot）在工作；我有一個任務。我如不整頓好每一時刻，我就不能去任何地方。有時，我甚至於寫出我早上要做什麼：我要把小孩叫起床，給她們做早餐，幫她們穿衣服等等。

大家都知道憂鬱症對夫妻關係有很大的損害（單是性慾低落就能破壞婚姻），事實上，卡洛琳的婚姻正顯示損傷的特徵。卡洛琳的對生活失去樂趣，這情形叫失樂症（anhedonia），正無聲地把她婚姻的活力逐漸消耗。

就如她的婚姻受害，她的小孩更易受創傷。孩子們不僅依賴她們父母的愛和指導，也更依賴她們父母的快樂氣氛。研究者已發現在出生六個月內，有憂鬱症母親的嬰兒顯示一種腦內電路活動的形態會與有快樂母親的嬰兒的完全不一樣：憂鬱母親的嬰兒的腦在右腦葉前皮質內顯示一種強烈刺激的樣式，完全跟他們母親的神經化學寫照一樣。按照一般的規定（雖然我們將會看到腦比這更複雜），腦「右邊」活動程度增高，表示不對勁；左邊的活動高，則是「好」的。高興、快樂、陶醉：所有這些珍貴的情況符合左邊電路活動的增高。很有趣地，研究工作指出，嬰孩「出生到」這世上具有偏向更活躍右腦或更活躍左腦的傾向；看來這性情傾向明亮或陰暗的生活可能，就像許多父母猜測的：是天生的。小嬰兒的左腦活動如超過右腦則是活躍的、愛說話、好交際的；若右腦有高度活動性則是害羞的、焦慮的、害怕的。

在此，我們不知爲何憂鬱症母親的嬰兒會顯示較高的右腦活動。事實上，憂鬱的母親較不善交際，也不太會微笑，而有人證明說社交刺激會引發左腦的火花。至少，我們可以公平地說：憂鬱的母親對她嬰兒左腦的活躍是沒有什麼忙可「幫」的，不管他天性是什麼性質。所有的嬰兒，不管什麼性情，都需要快樂的父母來幫他們發展他們自己的快樂，和對世界的寬大胸懷。

對卡洛琳來說，這些教訓得來不易。

我總是相信伊蓮與羅拉有多不同。羅拉愛摟抱，而伊蓮則不。突然間在我服用Prozac後，伊蓮每一秒鐘都坐在我的腿上，這使我心碎，因我了解到我没讓她成爲愛摟抱者。我丈夫不同意這個說法，他說伊蓮是因爲逐漸長大而變得更愛被摟抱。他從未把我看成是因我心情不好而排斥她。但我對這感覺非常罪過。

「有樂趣」的能力，雖然對婚姻是重要的，對小孩更是不可或缺的，而卡洛琳與她女兒們已經很久沒有樂趣可言了。技術上說來，她是一位好媽媽；她把小孩餵得好好的，穿得好好的，照顧得好好的；房子收拾得很乾淨也很清潔；晚飯都是有益健康的食物並且準時開飯。但那些在母親和小孩之間的快樂時光卻消失了。現在，卡洛琳發現她自己在車內與小孩唱歌，甚至，她發現她自己「要」與小孩在車內唱歌。每件事似乎更生氣勃勃，直到包括晚上看電視時：

有一晚《美國最好笑的家庭錄影》（*America's Funniest Home Videos*）正在電視上放映。當它上演時，我丈夫總是會咯咯地笑，且笑得很大聲，而我會坐在那兒想，多笨的男人！當他笑時我感覺很煩躁。突然間，我了解到我也坐著看這笨節目且笑得很大聲，而我的小孩和我丈夫都正看著我。它是多麼不同，我自己竟會這麼做。

就是這種時刻小孩會被父母影響；有時孩子們需要與父母一起坐著看笨電視節目並大笑。當然，我們不會從養育小孩的專家聽到這件事，他們普遍地不贊成美國家庭生活以電視為中心。但像這些快樂的時刻對小孩在這世界上能愉快地過日子的感受是很重要的。

或許更重要的，當卡洛琳在生活上和她與孩子們的快樂感覺湧回來時，她的脾氣就消失了。

這就是我知道有改變的地方，在這兒 Prozac 的效用就不是那麼微妙了。在我服用它之前，我會從桌子旁跳起來對孩子們叫喊，突然間這現象消失了，而我可以用媽媽經裡所說的那些荒謬的忠告來跟孩子說話，那些忠告是說你要如何跟孩子說話，他們才會聽你的。

我可以對一個小孩有耐心和平靜，但對二個則不行。我注意到有時我仍會爆發脾氣，我會想，天啊！服用 Prozac 這情形不應發生才對。但我發現當這些瞬間發生時，我能接受心理學家、書刊或我自己善良的自我誘導而走回正途。

對卡洛琳來說，了解到她患了輕微且潛在型的憂鬱症是一件改變人生的大事。從現在起，卡洛琳不僅以她做了什麼和做了多少來判定她的生活，而且也以她對親人的語調來判斷她的生活過得好不好。她現在知道，心情是有很重大關係的。

滑溜的斜坡

對大多數人而言，即使很輕微的憂鬱症也能造成損害：心情失常上的「輕微」，以過日子來說並不一定也是容易的。所以任何心情問題，不管多微小，都是值得重視的。特別是憂鬱症，留意它的輕臨床型（subclinical forms）是很重要的，因爲輕微憂鬱如沒治療，能進展到全盛的臨床憂鬱症（full-fledged clinical depression）。這是遺傳學的另一面：憂鬱症是所有精神病中最沒有遺傳性，意指任何人都能發生憂鬱症。如果我們不（需）被遺傳注定會患嚴重憂鬱症，我們也不會因有「快樂」基因的保護而不致發生憂鬱症。喬治（Mark George）這位精神病學家兼神經科學家，做了臨床憂鬱患者的腦正子放射斷層攝影術（PET）掃描，他的研究指出，幾乎任何人都能變成憂鬱的——嚴重地憂鬱——如果給予足夠強烈的生活打擊。他說：

經歷十五年以上快樂婚姻後失去配偶的人——這種失落是嚴重的，它深深的影響到生活方式的大調整——一年後，半數的人將會患臨床憂鬱症。而這是不包括所有那些以前患過憂鬱症的。

簡而言之，即使是本來很快樂、一輩子沒有經驗過嚴重憂鬱症的人，假若一旦喪偶的話，有一半的人會陷入很陰暗的悲傷心情，甚至落入臨床憂鬱症。這些人可能在遺傳上傾向於不會患憂鬱症的，然而，當承受創傷太深時，半數也會發展成眞正憂鬱症。

最近的研究認爲心情有一個遺傳「定點」（set point）存在——與體重的定點類似——它與這個發現並不互相衝突。毫無疑問地，某些嬰兒來到這世上在遺傳上傾向於比其他嬰兒更快樂，就如某些嬰兒注定會比其他嬰兒更肥胖一樣。雖然如此，嚴重創傷能夠影響到甚至天生最快樂的人的腦生物體。簡單地說，心情的定點能隨著時間而「改變」，就如同體重的定點能隨著疾病而改變如甲狀腺分泌不足或糖尿病，或只因正常老化過程的影響而改變一樣。

無疑地，老化影響大腦以及身體。很少有人在五十歲時體重與二十歲時一樣；體重定點在磅秤上是往上走的。同樣地說，五十歲的人若忍受了嚴重生活創傷發展到臨床憂鬱症，可能發現他回復以前健康情況的能力已受到損害了。研究已指出腦的壓力荷爾蒙（stress hormones）的產生隨著年紀而增加，而壓力荷爾蒙能使神經上的破壞（如：中風、癲癇發作，或嚴重的生活創傷所做的損害）更加嚴重。所以說，嚴重的生活壓力，如失去心愛的配偶，將會對老的腦有更大的危險，這是由於它自然增高了的壓力荷爾蒙，而對年輕的腦則較不危險。所以，對某些人而言，心情的定點注定在生命的過程中會逐漸低落。

更進一步證實感情定點能隨時間而改變則是來自下面數據的發現，它顯示憂鬱症正在世界上許多國家逐漸增多起來。在一九〇五年以前出生的美國人，僅有百分之一在活到七十五歲已患有嚴重憂鬱症；但是從一九五五年以後出生的美國人，百分之六的人在年輕的「二十四」歲時便陷入臨床憂鬱症了。這些統計並非是因爲有較好的報告制度，或因爲憂鬱患者較願意公開談論他們的精神狀況，這提高是實際發生的情形，流行病學家都同意：它是眞的（其他普遍的失常症如：社交恐懼症，並沒有類似的增加）。雖然這似乎很奇怪：那些經歷過經濟大蕭條和兩次世界大戰的美國人，比那些經歷過甘迺迪被暗殺和越戰的人更少憂鬱。

某些權威人士把年輕一代的脆弱性歸咎於社會支持的破壞：離婚率增高（自殺率與離婚率並駕齊驅），大家庭的消失，對教會、學校和政府廣泛的失去信心。（舉例來說，美國黑人的自殺率是白人的一半，這可歸因於黑人文化背景裡以宗教信仰爲中心。）增高的離婚率造成離婚家庭的成年子女受到傷害，因爲兒童時期的創傷事件——離婚對小孩常會造成損害——能損傷神經原，造成成人期對憂鬱症的易感受性。

其他的人認爲憂鬱症比例的增高，就像癌症比例的增高一樣，可能有環境的原因：污染的空氣、密閉的工作室、正離子充滿了大氣層。這群人爭論說，現代都市環境對腦之毒，就像我們推測它對身體其他部分之毒一樣，這是很有可能的。諾登的《超越百憂解》這本書中，對這觀點提供了一個很好的看法。不管是什麼解釋，憂鬱症在只有一世代之短短的時間內急遽升高，它告訴我們遺傳的定點不是不變的。雖然我們生活的感情性質常是非常地平穩，但它能改變，且也會改變。

喬治醫生的研究告訴我們，正常的悲傷爲何會變成臨床憂鬱症。這位以前在國家心理衛生院，現在轉到查理斯頓市的南卡羅來納大學醫學院教書的教授，曾經做了一系列的研究將臨床憂鬱病人的腦以正子放射斷層攝影術（positron emission tomography, PET）來掃描。PET掃描可以測量腦內有放射性的葡萄糖的存在。腦吸收葡萄糖；糖是它的燃料。PET掃描能顯示腦細胞燃燒葡萄糖有多快。實際上，PET掃描可以給我們一個各種不同腦區域在掃描時如何活動的圖樣。如果某一區域吸收很多葡萄糖，它就是較活躍；如果它吸收較少葡萄糖，它就較不活躍。（在決定什麼是多和什麼是少時，研究者用二種比較。若以右腦／左腦研究，某些研究者用同一個人的腦來比較左邊和右邊腦半球；其他的研究者則在一群憂鬱病人中的一腦半球和一群無憂鬱症者的同一腦半球去比較。）

喬治醫生對憂鬱症和悲哀的PET掃描的發現眞是非常吸引人，一個暫時悲哀的人在PET上看起來與一個臨床憂鬱的人不一樣。僅是悲哀的人比當他感覺「感情中性」（不快樂也不悲傷）時，左腦會顯示較多的葡萄糖新陳代謝，即有較大的活動性。左腦，特別是左腦皮質（cerebral cortex）（較高的思考腦）和左腦的邊緣區域（limbic region）（進化論上較早期的感情腦，有時叫做爬蟲腦）會「亮」起來。

有許多理由可以說這是一個很吸引人的發現，尤其是從表面上，它與一般廣泛被接受的看法互相矛盾，這觀點是：負面的感情與「右」腦有密切關係；「負面」的嬰兒或憂鬱的成年人在右腦會比在左腦顯示更大的活動性。喬治很淸楚這些發現。事實上，依照喬治說，現在有九個不同的研究證實這個發現：

> 左腦葉前皮質（prefrontal cortex）的活動程度與你憂鬱的程度相關。它是一種線性關係：活動性少，愈憂鬱。

所以爲何在喬治的掃描裡，我們看到悲哀使「左」腦活動起來？

雖然神經科學還未能解決這數據的不一致，喬治推測，悲哀但健全的人的過份活躍的左腦可能是由於腦的奮力來「扭回」（back-regulate）過份活躍的「右腦」的關係：左腦葉前皮質進入過度工作狀況，爲了平衡右腦的過度活躍新狀況。所以，像喬治這些研究者在他們的掃描所見到暫時悲哀的正常人的腦，是腦努力想挽回它的眞實狀態的情況。所以，並不是過度活躍的左腦使我們感覺悲哀，而是過度活躍的左腦來幫助我們「停止」感覺悲哀。

雖然這數據的說法在目前僅是猜測性的，但掃描卻強烈地支持這理論，在普通悲哀和臨床憂鬱之間有一種生物學上的差異存在。事實上，在日常悲哀和臨床憂鬱之間所感覺到的最重要的不同點是，在嚴重憂鬱者中，他們比較缺乏眞正悲哀。當喬治和他的同事要求憂鬱的人在他們自己身上引發一種悲哀的境況，他們卻做不到——這發現奇異地符合久已知道的心理分析見識，這見識起先在佛洛伊德的著名短文「哀傷和憂愁」（Mourning and Melancholia）裡發表出來，它是說嚴重憂鬱病人必須受「幫助」才能哀傷，受幫助才能經驗他的悲哀和失落。喬治敍述發生的情形：

我們會談時會問他們在生活中很快樂或很悲哀的事件。我們要知道眞實在生活上發生的事件。然後，如果我們來看悲哀時，我們會試著發現什麼時候他們眞正是最悲哀的，他們穿什麼、站在哪裡等等。我們要知道細節。然後PET掃描那天，我們會說，「你站在墳墓的旁邊，同時你記得你如何感覺……現在試著去感覺那樣。」

憂鬱的人不能這樣做；快樂的人則能做到。快樂的人可以進到實驗室來，花一些時間想像失去心愛的人，然後就會變成很悲哀，足夠地悲哀以致在腦產生了機能差異。他們也能以記起生活上快樂的時光，召喚快樂或甚至陶醉的境況。但憂鬱的人卻二者都做不到。他們不能使自己暫時快樂（一點也不令人驚奇）；他們也不能使自己暫時悲哀。他們不能感覺到他們在墳旁的感覺。他們的感情是乏味的，被砍掉似的，且他們抱怨有很鈍的感覺。（喬治認爲它是一個有趣的發現，因爲抗憂鬱藥也有同樣效果。某些病人發現，他們服用藥後就沒有像在沒吃藥、沒憂鬱發作時那樣的感情反應。這乏味感覺是導致病人停止吃藥的理由之一。）

雖然正常悲哀和臨床憂鬱在起初掃描上看起來很不相同，但喬治爭論說，在某地方這二者會聚合起來。或許，喬治的想法最有創造性的方面是他有關悲哀如何變成憂鬱的假設：他相信，悲哀的人的

「過份」活躍左腦最後會使它自己筋疲力倦，變成臨床憂鬱症的「不夠」活躍左腦。喬治說左腦在悲哀時會「過度活動」。如果沒有什麼事發生來使長期悲哀的人的心情快樂起來，那麼最後他的左腦會疲憊不堪，轉變成低活動的。這即是臨床醫生在掃描上發現的：憂鬱的人有遲滯的左腦。這些掃描圖片是在某一段時間所掃描，所以沒照到左腦高活動時刻是在低活動之前發生，而這高活動引起了低活動。（當然，這假設沒有辦法解釋焦慮的新生兒的高—右／低—左寫照，而我們可以假設這些嬰兒還沒活得夠久來從高活動的「悲哀」轉成低活動的「憂鬱」。如果我們能使有關焦慮新生兒的數據與焦慮和憂鬱的成年人的掃描符合，這無疑地將會對悲哀、憂鬱和它們的許多變型產生精闢的新見識。）

不管「憂鬱」的新生兒是如何，臨床的涵意是清楚的：人應該對即使很輕微的憂鬱症也該小心，因爲輕微憂鬱症能——且多半的時間會——發展成嚴重憂鬱症。更有甚者，輕微憂鬱症是很可醫治的，這是爲什麼該去注意它的重要理由。在研究悲傷的配偶中，研究者發現當新近喪偶的人以談話治療或者以抗憂鬱藥方式接受專家的治療幫助時，那些會進展到臨床憂鬱症者的數目從百分之五十急遽下降到百分之十至二十的範圍，依不同的研究而有不同。談到憂鬱症，預防「就是」根治的十分之九。

輕微憂鬱症的最終教訓，就像所有的陰影徵候群一樣，人必須開始以不同的方式來考慮他們的腦。正常情況下，我們「不」去想到我們的腦；我們從不曾像維護我們的心那樣去維護我們的腦。當談論主題是心臟健康時，大家都很清楚知道生活中適當的保健是在未發生之「前」就阻止它發生，這就是爲何我們會有一大堆有益心臟的食譜、運動或生活方式等等的資訊，這類文章充斥在每一種公益的出版書籍內。它就是要傳達「預防」的信息。

但若有腦引起的困擾，人們假定所能做的只是一直掙扎且希望有好結果。一個人可能會去找治療師談話治療，如果他感覺很不對勁，但我們大多數人必須感覺實在很幽暗了才會考慮到找醫生。我們假設腦引起的問題遲早會自己好起來。

但事實上，腦與其他身體的器官一樣，也需要照顧和培育。人應該在腦功能問題尚未變成大問題之前，就能注意它的小問題。盛發的臨床憂鬱症除了它的愁苦和破壞力之外（其實這本身就有足夠的理由必須做預防工作），研究顯示在嚴重的憂鬱症已消除之後，它還會在腦留下痕跡。這些發現中最困擾的是：一個臨床憂鬱症能使我們易於「再感受」第二次，這與一個扭到的腳踝能使韌帶更容易再次受傷的情形一樣。雖然專業人員在反應憂鬱症（reactive depressions）（對痛苦的生活事件反應而產生的憂鬱症）和原生憂鬱症（endogenous depressions）（從人的憂鬱生物體而生，而不是對現實壓力的反應而產生的憂鬱症）這二者之間劃分得很清楚已有好幾年了，但這區別現在正在逐漸瓦解中。當察看憂鬱症的「自然歷史」時，倫敦大學的布朗（George William Brown）和匹茨堡大學的法蘭克（Ellen Frank）這二位研究者發現，幾乎所有「第一次」憂鬱症的發生是反應型的（reactive）：它們是對痛苦的生活事件反應而發生。但這之後，對許多人來說，憂鬱症的性質變成更器官性的（organic）。第二個憂鬱症的發生會由對更小的困擾之反應而產生，第三個會被甚至更輕微的困擾而引發，最後，憂鬱症似乎隨意就會發生。在此，臨床醫生會發覺病人的憂鬱是原生的，而眞正發生的是：這人的腦已被以前多次的反應憂鬱症所感受，而演變成原生憂鬱症了。

研究者比較喜歡這種發展順序的理論，而較不喜歡在癲癇領域裡臨床醫生久已知曉的點燃現象（kindling phenomenon）理論——這點燃作用與腦對電流的反應有關。正常時，我們的腦能處理相當程度的電擊震盪而不會產生癲癇發作。但我們的腦「不能」處理重複的、低程度的電擊震盪，當給予腦許多的小電擊，它就開始癲癇發作，而更確切地說，甚至更小的電擊就能造成嚴重的癲癇。那種不會使從未電擊過的腦受害的小電擊，卻能使常受電擊的腦發生兇猛的痙攣。這情形與憂鬱症相類似是很明顯的，且可能在生物學上是很合理的。以前患過憂鬱症會使人戰慄和脆弱。一旦我們受到多次的創傷，就很容易為芝麻小事而陷入憂鬱，而這芝麻小問題對安祥生存的快樂人是一點也不礙事的。最後，當腦一而再再而三的對愈來愈小的問題起反應時，這「引發」的困擾問題就會變成小得無以知覺了。更困惑的是，布朗醫生也報告說，原生憂鬱症常常發生在引起事件後的六個月至一年間——使得那發生時刻更難被臨床醫生和病人去發現了。當人的反應憂鬱症進展到原生憂鬱症時，他已發展了一種對壓力的「延緩反應」（delayed reaction），這可能會使他自己和別人都弄不清是什麼引發他們延緩反應。輕微的憂鬱症，就如滑溜的斜坡，一旦我們在它上面，就會每況愈下。就像卡洛琳所發現的，憂鬱症必須去注意它。

憂鬱症的社交無能

即使憂鬱症對腦的生理沒什麼傷害，它們對生活品質的影響卻有足夠破壞性，以致我們不能看輕它。有二十多年的研究資料指出關於憂鬱症的社交缺失：早在一九七四年陸文宋（Peter M. Lewinsohn）就提出他所謂的「憂鬱症社交技能缺失理論」（social skill deficit theory of depression）。研究者就發現憂鬱症是一種不吸引人的失常症；一般來說人們不喜歡憂鬱症的人（對焦慮的人以及兩極失常症患者也是一樣）。研究者史格林（Chris Segrin）和阿布拉姆森（Lyn Y. Abramson）說：

> 研究回顧指出，憂鬱的人被他們社交圈的人排斥，而憂鬱症一般都與社交行為無能有關係。

當然，任何引起朋友和親人重複排斥的情況是值得注意的；單是這個理由，即使是輕微憂鬱的人也該去尋求幫助。被我們所愛和所需要的人（包括我們的孩子）所排斥（一個新研究發現小孩避免正視憂鬱的父母的眼睛），是一種不可忍受的生活。

史格林和阿布拉姆森對這問題的貢獻是：為什麼憂鬱的人會引起別人的排斥。結果，憂鬱的人的真正問題是社交「技能」問題；他們的問題不是人們所說的心情傳染（mood contagion）。換句話說，憂鬱的人的問題不是他們使周圍的人也感覺憂鬱——這不是憂鬱者（即是我們稱為沮喪者〔downers〕）的問題。問題是：不管什麼理由，憂鬱者表現的舉止使人感覺他們實在是粗魯。憂鬱的人缺乏人們所需求的社交正面行為：他們不常微笑，很少作手勢，在長到令人不自在的時候才回答問題。他們表現出「辭窮」（poverty of speech）：假如我們做一個簡單計算，憂鬱的人在談話時使用的字彙數目比沒有憂鬱的人使用的字數低了很多。他們的「非言辭的」（nonverbals）溝通也很差：他們很少做目光接觸，他們聲音的語氣常很平淡，且他們說話的音調太低。在談話中他們比沒憂鬱的人更少點頭。

總括起來，所有這些行為或非行為，都可視為沒有反應。同時，像史格林和阿布拉姆森所指出，人們喜歡對他們有反應的人，人們喜歡別人對他講的話表現出專心聽，熱忱的回答——這正好是憂鬱和畏縮的人所缺乏的特質。

史格林和阿布拉姆森說，社交能力和憂鬱這個「雞與雞蛋」的問題可以雙方面來回答。事實顯示不好的社交技能會造成憂鬱（在輕微自閉症內總是有這危險，且在許多注意力缺失症個案內也是），「同時」憂鬱症也能引起不好的社交技能。很有趣的是，研究者認為有良好社交技能的人若因憂鬱而產生暫時性的社交技能缺陷，他可能有較好的病狀預復（prognosis），因為只要當他的憂鬱解除了一些，他就能再回復到他正常的善於「交友意識」（people sense），所以會再獲得別人對他的正面反應，這將有助於他繼續爬出困境。而憂鬱的人患了一生的社交技能缺陷，這只會繼續造成人們排斥他的情況，給予他更多的理由繼續停留在憂鬱裡。的確，克林（D. F. Klein）的研究指出，長期（chronic）憂鬱與復發（recurrent）憂鬱在社交困難方面有顯著的不同。他的研究發現，患長期、頑強的憂鬱症病人不僅在現在的社交關係上較不行，而且在青少年時期也顯示出不好的社交適應力。簡單地說，長期憂鬱症的人常常在好幾年前就有社交問題了。在治療上這意指什麼還是不淸楚。但是，至少二個研究（其中一個由NIMH所做的）已發現人際關係治療（這是專注於人際關係）在治療憂鬱症上是比認知治療（這是專注於病人的負面思考）還有效。但其他研究顯示正好相反，有一組研究者結論說認知治療對有理智應付能力的憂鬱病人較有效，而人際關係治療則對主要以感情來處理生活的憂鬱病人較有效。但不管如何，當提到社交關係，我們發現那是一種形式對內容的關係：我們不是因負面「想法」和因對負面的思考與題目所做出的表情而失去朋友，我們失去朋友是因「做出」負面的行爲，就是抑制使別人感到歡迎的微笑、手勢和眼神。

表面上，似乎很合邏輯，憂鬱症的社交缺失是因失常症而附帶出來的（secondary）：憂鬱的人會不作反應和舉止粗魯，因爲他們感覺很不對勁。雖然沒人注意到有極痛苦背痛的人的眼神接觸情形，但我們可以安全地假設，如果有人眞正去注意，我們也會發現這種人沒有眼神接觸的情形。

不論如何，喬治對臨床憂鬱者的研究引出了許多可能性：憂鬱症的社交缺失可能是來自生理的缺失。最驚人的是，喬治發現臨床憂鬱的人不能去做感情和臉部表情配對的工作；憂鬱的人不能把悲哀的臉去配悲哀的臉，快樂的臉配快樂的臉，生氣對生氣，或害怕對害怕——這工作任何無憂鬱症的人都能勝任。更有甚者，臨床憂鬱的人一直把他們對感情的解釋向下扭曲，快樂的臉認爲中性的，中性的臉認爲悲哀，而悲哀的臉認爲苦悶的。喬治把這傾向稱爲「向下灰暗」（grayingdown）。雖然我們很容易看出憂鬱的人爲了心理上的理由要把世界想成「向下灰暗」，我們卻無理解釋純粹心理上的原因如何會使他們做不出簡單的配對。如果社交配對能力的缺乏是生理上的原因爲根基的——我們並沒有理由假設它們不是——那麼臨床憂鬱就像自閉症及某些注意力缺乏症的個案一樣，它是社交機能失常的最主要原因了。

我們以後會不會發現天生的社交缺陷也在輕微憂鬱的人中存在，我們還不知道。我們所稱呼的輕微憂鬱症可能是一種與臨床憂鬱症完全不同的失常症，在精神病學上自成一格。就如喬治所觀察的：

所有這些腦功能影像研究其實是幫我們了解「臨床憂鬱症」，知道它很可能不只包括一種疾病。憂鬱症可能將會像癲癇症一樣。有十五種不同的癲癇徵候群——有些是由遺傳而來，有些由創傷等等——它們對不同的藥有不同效應，且有不同的病情發展。在此刻談論憂鬱症，因爲我們有這些新的工具使我們可以區分出不同的次類型，現在談論憂鬱症比以前有意義多了。

然而，雖然憂鬱症的次類型有待發現，但是在發作期間所有的憂鬱症型式會減少社交智能，這點是很有可能的。甚至輕微憂鬱症也可能會以微妙的、生理方面的方式去損害社交機能，這個可能性使我們更不應該把剛開始的憂鬱症掉以輕心。

一個女兒的故事

對許多人來說，一個盛發的臨床憂鬱症是不會被診斷錯的。光是身體的徵狀、失去胃口和精神，就會讓人知道患者是不對勁。而且，這個特質就是會使臨床憂鬱的人感覺他自己不對勁，而不只是對壓迫他的人和事件覺得不對勁。但輕微憂鬱症則不同了，它最危險的是患者「不」會自己診斷出來；他們不會認爲自己是患憂鬱症。他們甚至可能認爲他們自己與別人沒什麼不同。輕微憂鬱的人常對他們自己說每一個人都與他們所感覺的一樣，而且他們就如世界上百分之九十的人一樣，只是「受到壓力」，或「筋疲力盡」，或被不在乎的朋友、雇主和配偶所拖累。他們感覺他們如此想（且常常如此做）是完全應當的，他們不會想到去作精神病的細查。

雖然生活引起了無數輕微憂鬱症這確實是眞的，但如這樣想實在是錯失了要點。一旦我們發展成輕微憂鬱症，我們就進入一種不同的生物體狀況，而且是不好的狀況。如要爭論說人因不好的生活情況而易怒和沮喪是應當的，就如同爭論說人的手臂因爲骨折而痛是應當的一樣，這並不使它的本質變成較不是身體的疾病。若有骨折，我們會去找醫生——而持續的輕微憂鬱症實在也需要去找醫生。這是爲何卡洛琳的故事是值得讚許：她是一個了解她的徵狀的女人。她注意到她情況的生理上原因，起先由運動和飲食來改善，當這步驟證實無效時，就由服藥來改善。她替她的心情和行爲負起責任，結果給了她的孩子們較快樂的生活。

其他的小孩則較不幸運。做為一個有長期輕微憂鬱症的母親的孩子——珍・瓦克認為她和她二個姊妹在兒童時期承受了很大的心理傷害：

> 我可以說我母親是在嚴重憂鬱和輕微憂鬱之間反覆徘徊，長達幾個月之久，但她並不是那種會把車子開落懸崖自殺的類型。嚴重的時候，病情能持續六個月至一年，自從我十四歲（我現在三十五歲）她已有三次嚴重發作，雖然其中有一次持續了四或五年。但在那些無憂鬱症期間的年代，她其實並不是官能作用很好的人。

在珍的小女孩時期，她幾乎從未看到她母親快樂或輕鬆。她總是很陰沈。

> 我很驚奇自從小時起，我母親便從沒有朋友。她有一位可以算是她最好的朋友；她是唯一曾與我母親來往且同年齡的人。但母親一年只見她一次，當她們不在一起時，母親非常愛說閒話且批評她。她對每個人都如此；她時常對我說我兄弟的壞話。她對每一個走出房間的人批評得一無是處，而她認為別人也對她如此。無論何時她交了新朋友，她遲早總會跟朋友絕交；她會對我們說，「她不再跟我說話了。」

如果珍的母親沒有交朋友的才能，她更沒有做母親的才能。珍和她的姊妹們從不敢帶朋友到家裡來；她們的朋友不受她母親的歡迎。她母親不准她們有課外活動：不准玩軟土模型，不准玩紙娃娃，不准有裁縫課，或玩模型汽車。當孩子們還是嬰兒時，她們被丟在嬰兒床內任由她們大哭；珍的母親相信若擁抱一個愛哭的嬰兒就是寵壞她。她遵守一個嚴格的時間規則，每四小時抱起她的嬰兒一次。她是一位很嚴厲的訓練者，也是她小孩的衣著和態度的強烈批評者。她指定一大堆家事給小孩做來建立孩子們的個性，這家事份量對中上階層的美國人來說，似乎有點不盡人情：

到我上高中時，每天放學在做其他事之前必須做一小時或一個半小時的家事，然後，在星期六早上我們必須先做四小時的家事才可做其他的事。當我放學回家我母親所做的第一件事就是從她工作地方打電話給我，告訴我需要做的家事單。她對我說的話，只是她要我做的事，除此之外，沒有一句閒話。

我的母親有潔癖，她對我們的控制即是從規定我的清潔工作開始。門廊的椅墊我洗了不只一次，或二次，而是三次。只因爲我忘記椅墊拉鍊裡頭没洗。

當她回家來所做的第一件事，就是放她的手在電視上查看我是否看過電視。如果它是溫熱的，她就知道她没派給我足夠的家事。一旦她回家來，我就不准用電話。

當然啦，過長的家事單還不至於造成一個不快樂的兒童時期，但是就像許多患憂鬱症的陰影徵候群的人一樣，珍的母親不只是不快樂，也很吹毛求疵。她有時會很殘忍。

我的母親非常愛批評。我小時侯很瘦，但她常對我說我是「脂肪球」。當你看到我八歲時的照片，我像一根竹竿一樣。那時二截式的游泳衣開始流行，每人都想要有一件兩截式泳裝，所以我們去買了兩截式泳裝。那件事對我是很殘忍的經驗：我站在鏡子前面我母親以很殘忍的方式把我的身體批評得體無完膚，她對我說脂肪溢出泳衣了。我那時才「八」歲啊！

然後當我上高中時，我增加了體重，我想是因我患憂鬱症的關係；我不知爲何我增加體重。這對我是很奇怪的事，因爲我一直像一粒豆那樣瘦小到人們會評論我的程度，然後一下子我服了藥而增加二十磅。我母親對這很驚駭，以至於有一次我去我母親的辦公室找她，她對我怒目而視，認爲我使她難堪，並不許我再出現在她的辦公室。然後她逼我走路上學和回家，她希望這樣會使我減輕體重，而這樣的情形持續了整個春天。

很明顯地，你應該會爲小孩突然有這麼驚人的體重增加而擔憂，但她卻没有討論或考慮到我吃的藥，或任何行動。它完全是處罰性質的；整個注意中心就是「没有男孩會跟你出去約會」。她在我幼年時不時對我說我會太胖，而我眞的變太胖，這幾乎好像是她已建立一個自圓其說的預言。而我一直那麼胖，直到我二十八歲。

珍記得很清楚在何時她開始了解她的母親與其他母親有不同之處。她那時剛滿九歲。

我生日後，我了解到我母親某種情況不太一樣。

我觀察到她不符合我的做母親的觀念。我小時很會分析；我會把事情寫下，列出來比較。所以當我把我母親與我朋友的母親比較時，我發現她是多麼不同。我記不得我是嬰兒時是怎麼樣，但是我一直認爲我是一個快樂的小孩（我認爲我母親年紀愈大愈不對勁），當時我下了二個結論：我的母親不是我的朋友，八歲是我有史以來最快樂的時刻，因爲那時我還不知道我現在所知的。

我一度問過她，「妳能像嬸嬸對堂哥波比那樣，把我看成是妳的朋友嗎？」她氣得兩天不跟我說話。我說：「波比的母親會看他的作業」，而我母親氣得嘴邊眞的冒出了泡沫。泡沫從她嘴角流出來，我們三姊妹會說，「哦！她嘴在流泡沫了。」我們以前從來沒有聽過人生氣會流泡沫這回事，這句話這是我們自己創造的。

珍發出一個小孩子的想像力：

我二個姊姊看過《星艦迷航記》（*Star Trek*），而我發展出一個完全符合道理的理論：我母親被外星人抓去了，他們留下一個假的母親來代替她。而我不知要如何處理這個消息，我不知要對誰說，我就像一個小大人；人們習慣於這麼稱呼我。像那樣的小孩會做很多成人似的思考，即使它們常常很離譜，而我的思考過程是很強烈的。我不能對我父親說，因爲如果它是眞的，則對我父親會是很大的打擊，而且他身體不好，所以我不願以此傷害到他。其他的可能性是他不會相信我，而這就很不好了。

所以我告訴姊姊們，他們對我大笑說，「妳是被領養的，她不喜歡妳。」我對那意見翻來覆去思考了一陣子，但我發覺它不是眞的，因爲我長得很像我爸爸和我姊姊。所以我停留在外星人的這個想法上，然後就像你因年長而放棄聖誕老人一樣，我終於也放棄這個想法了。

這之後，我又有一假設：我是我父親的孩子但不是我母親的，而這是一個大家故意不讓我知道的秘密。

大衆對憂鬱症的印象是同情的，有很多文章和書籍都集中在憂鬱者私人的苦惱。但憂鬱者的小孩卻常訴說著不同的故事：憂鬱症的眞面目是排斥和殘忍的。雖然某些輕微憂鬱的人可能只是悲哀和失去生活的樂趣，許多其他的人則是長期地憤怒、怪罪和過份敏感至偏執狂（paranoia）的程度。凱西・克朗凱特（Kathy Cronkite）是《在陰暗的邊緣》（*On the Edge of Darkness*）一書的作者，她寫了有關憂鬱症的人和治療過憂鬱症的醫生的訪問紀錄，而她自己是一位患嚴重臨床憂鬱症的母親，她問她九歲的兒子威廉：「你想憂鬱症會有什麼樣的感覺？」他告訴她說：

極端地過度反應和生氣。憤怒。對任何人都會犯的日常小錯誤暴跳如雷。

這是被憂鬱的父母所養育出來的小孩的典型經驗。

珍的母親身爲成年子女的母親並未比做小孩的母親成功。珍「惡毒」的母親的典型故事可顯示出憂鬱症對人類太熟悉的傷害：

我與一位比我年長的男人約會，他很有權威，有一個很高的職位，是那種需要有漂亮女人在身邊的男人。我們分手好多次，而我母親總是自己想出爲何我們會分手的理由，它總是基於我的外貌——「妳怎麼穿那樣？」她會這麼說。有一次她到洛杉磯來看我，而我正好穿一件舊的長袍，我那晚穿那件衣服睡覺。你認爲做母親的憂慮會是「妳與他睡覺嗎？」或「妳有避孕嗎？」但她卻說：「妳難道穿那件長袍與他睡覺嗎？難怪他與妳分手。妳看看妳穿那件長袍的樣子。」

如果我是站在負面的池塘裡，她會站在四步之外更深的泥沼中；如果我說某人與別人約會，她會說：「妳到底做了什麼事使他們去約會？」

如果她打電話到我工作處，我說：「這裡沒有任何人，大家都走光了。」她會說：「他們不喜歡妳嗎？他們把妳丟下走掉了？」那會是她的第一個反應。在任何情形下正常的母親會給予妳一個正面的實際情況了解時，我母親卻往反面去想：妳的朋友恨妳，妳將被迫辭職。

我成年後有焦慮的問題，我想這是我母親引起的。我的親戚都沒有焦慮問題，他們不焦慮、憂鬱——一點也没毛病。我母親是有憂鬱症的，她從未接受治療，而我是一個很焦慮、很焦慮的人，同時我姊姊非常焦慮以致隨時都有爆發的可能，她從三十五歲開始就吃降血壓藥了。

這就是我們從無數小說、自助書和自白書上清楚知道母親形態：殘酷和傷人的母親，她對她子女的自我意識無不破壞。許多這種母親有憂鬱症以外的問題：有些有性格失常症，有些是品德不好。但許多患有輕微的憂鬱症卻不自覺。當一位快樂的母親看到她的成年女兒穿了一件舊T恤上床的第一個反應「不」是「難怪他不要妳了！」快樂的人以神話中的粉紅色玻璃鏡來看世界；快樂的母親看到的是一位美麗的女兒穿了一件可愛的T恤，任何男人若能贏得她的芳心實是幸運。但珍的母親看她的孩子們只看到壞的方面：孩子們太胖、或太懶、或快被上司辭職、或被愛人拋棄。

同時珍的母親看到孩子們對她不夠關心。很可悲的是，關於這點，她是對的。

我想我要說的重點是：我母親失去了孩子們對她的眞正精神上的愛。在此，傷心的事實是，以我現在是母親的身份來說，她的孩子們不會全心愛她。我們「愛」她，但我們不喜歡與她在一起。當你有三個孩子，就像她一樣，這是相當多的孩子不喜歡與你在一起。

有一次，當珍的母親陷入較嚴重的憂鬱症時，珍和她姊姊動員全家來說服她的母親去看醫生。她很不情願地去了。但這努力卻無效果。

縮小的地平線

很明顯地，即使是輕微的憂鬱症，對我們所愛的人也是不好，它對我們也是不好。輕微憂鬱症有發展成臨床憂鬱症的傾向，而且憂鬱症嚴重地限制成長。輕微憂鬱的人對他的痛苦的反應是以木條鎖住他自己，一切往肚子裡吞，且把這世界和它的許多壓力關在外頭。

但問題是，壓力對成長的腦是重要的。爲了成長或改變，神經系統需要某種程度的「噪音」或「壓力」來激發它；在它裡頭應有某種擾亂。有一個一九六〇年代很吸引人的研究資料，不爲一般大眾所熟知，它表現了壓力的正面觀點。研究者不很了解此點；許多年以來心理學家把任何消耗我們身體資源的情況——包括好的情況，如升遷或浸入愛河——定義爲「有壓力的」。所以，許多年前出現在暢銷雜誌上的生活測驗問題就這樣產生了，在這些測驗內，讀者對有壓力的事件記分，這些事件的範圍從死亡到中獎都有。最快樂的事件被認爲與最具破壞性的事件一樣，會引起壓力有關的疾病和問題。但仔細的研究卻沒有支持這樣的說法，而今天心理學家把壓力定義爲一種挑戰「和」威脅性的情況。事實上，正面壓力——如與升級有關的挑戰——對我們和我們的腦是非常好的。

有趣的是，即使負面的壓力，比如感覺害怕或跳入冰冷的游泳池，如果它是間歇性的，則對我們的結果也是好的。事實上間歇性負面壓力使我們「強壯」起來，使我們更有彈性。很明顯地，「受難」（suffering）會培養性格，這是人們長久以來所相信的，只要我們的受難不是一直繼續下去直到把我們折磨至死。它如何會培養性格還未被明確地了解，但在受間歇性壓力而強壯的老鼠和未受此種壓力的老鼠之間，牠們心理上的不同是有實驗證據的。舉例來說，一隻在嬰兒時被實驗者斷斷續續抓來抓去的老鼠——這對嬰兒鼠是非常有壓力性的——會長大成爲「更強壯」、「更不害怕」的成年老鼠。牠在驚恐的情況下所表現的行爲，例如被丟入一桶水內，與牠沒被強壯起來的兄弟們比較起來，是非常的不同。

牠的生物機制也有不同。簡單地說，老鼠——和人們——對壓力有二個生化反應：他們放出大量神經傳導物質腎上腺素（adrenaline）以及壓力荷爾蒙皮質固醇（cortisol）。雖然皮質固醇對許多身體的官能作用是很重要的，但以輕微憂鬱症來說，它可以被認爲是壞的荷爾蒙，而腎上腺素（以及副腎上腺素〔noradrenaline〕）卻有好的功能。高濃度的腎上腺素與小學六年級學生數學測驗的高成績、高中生入學考試（六小時）的高分數、以及大學生「選擇—反應—時間測驗」和二小時雷達螢幕監控工作的好表現有相關。在一個傘兵集訓的研究中發現，當士兵的腎上腺素濃度高時，他們的筆試成績，從訓練塔台跳下，以及從飛機跳下的表現會比較好。

令人好奇的是，這些好處也擴展到社交範圍。依他們的老師說，這些有高腎上腺素的男學童，他們有較好的數學測驗成績，也「對學校更滿意和有更好的社交適應及感情穩定性。」那些對壓力反應顯示腎上腺素急遽升高的人也表現出「較低的神經質和日常壓力程度。」總之，提到應付壓力時，似乎腎上腺素的濃度是愈高愈好。

但皮質固醇的情形則不同了。基本上，「變爲強壯」的人對壓力作反應時，皮質固醇沒有什麼提高。假如他們的皮質固醇眞的提高了，它回復到基本標準的速度比沒被強壯了的人還快。（有趣的是，腎上腺素也是如此。雖然在面對挑戰的起初一瞬間似乎不可能會有太多的腎上腺素，但後來變強壯的人的腎上腺素比沒被強壯的、多愁善感的、或神經質——這些名詞在這領域的研究者是互相通用的——的人降落得更快。）

以輕微憂鬱症來說，這數據的重要性是人經由「重複」的壓力經驗而「變成」強壯。我們不是生來就強壯的，我們是逐漸變成強壯的（雖然毫無疑問地，我們從出發點開始就有本質的不同）。若要變成強壯，我們必須以經驗和以重複的「壓力」事故來使我們強壯。但在憂鬱症的情況下，不管環境怎麼樣，皮質固醇都是增高的：憂鬱症的生物學事實之一是，即使只靜坐在椅子內，憂鬱症患者也會提高皮質固醇濃度。臨床憂鬱的人甚至在睡覺時也會分泌出高的皮質固醇。雖然沒人知道爲何如此，最古老的和最好的說法是：憂鬱症對患者產生一種長期的壓力情況。壓力刺激皮質固醇的產生，以此推理，憂鬱症因增加壓力而增加皮質固醇。（抗憂鬱症藥就是用相同的方法來降低皮質固醇。抗憂鬱症藥不直接對皮質固醇產生作用，而是藉著降低人的壓力來減低皮質固醇。這是心理藥物有效時的快樂的成果之一：一種好藥能產生一連串正面的事件。當一種藥改善了一個神經傳導物系統時——例如血清張素的官能作用——這單一效力然後會像漣漪一樣擴散到其餘的腦的化學系統，造成更進一步的改善。這就是「效力的效力」（effect of the effect）。）

很不幸，就日常生活而言，這皮質固醇聯結系統的意義是，輕微憂鬱的人決不可能自己去找更多的壓力；他已是受夠壓力了。更有甚者，他長期地受到壓力，他的皮質固醇濃度每天每時都很高。按定義來講，他不能夠去尋找，或甚至去經驗間歇性的壓力，因爲他在發憂鬱病之間他的皮質固醇荷爾蒙不能回復到沒壓力時的標準。

所以，憂鬱症培植憂鬱症；輕微憂鬱的人不能利用他需要的壓力來使他健旺。反而，憂鬱的人必須不斷地尋找方法來鬆弛，安撫他的身體系統，來安靜他的心靈和使他團團轉的情況。憂鬱者慢慢的學會了更加逃避現實、不敢面對所有會使我們臉色漲紅難堪的際遇。

那就是我們必須以任何手中現有的方法來減輕憂鬱症的理由：憂鬱症是違反生命的。憂鬱症被怪罪到女人的不孕這說法是詩人的說法；憂鬱症帶來了所有可能性的關閉、光亮的熄滅。憂鬱症，即使是最輕微的，也沈默了心靈。

第三章 興奮的病理學〔輕狂躁的個性〕

在輕狂躁情況的人有充滿了目標的感覺；生活充滿了意義，他們深信有很多事必須去完成！輕狂躁的人也具有使他藍天之夢實現的精力，甚至完全不知懷疑自己。因此，輕狂躁可能與其他陰影徵候群的人走不同的生活路線；可能需要更久他才會發現他情緒高低的意義，並將之融入他的身心中。

對沒有親眼見過的人來說，狂躁病情表面聽起來並不那麼像精神「病」。患狂躁的人充滿信心、能量、正面的想法，和一種會使〇〇七情報員詹姆斯・龐德（James Bond）相形見絀的性活力。更佳的是，在狂躁情況下，患者會突然發展出個人磁性和完全令人狂熱的氣質，來使他最瘋狂的夢想實現：狂躁的人是令人興奮的、有驅使力的、很有性刺激的和活躍的。人被他們吸引住就像蛾被火焰吸引住一樣。

我們許多人都知道狂躁者吸引人的一面，它似乎廣受好評，所以當我們讀到狂躁者眞正面貌的報告時，它實是一個震驚的消息。事實是：患盛發狂躁症的人是瘋狂的。就如很多的權威所指出，只要有一次嚴重的狂躁病情發作事件就能破壞一個生命。許多狂躁的人最後都被關進監獄；很多人在狂躁發作完之後，突然發現他已失去了所有一切，房子、車子、事業都在他發病而無法控制的揮霍中化爲烏有了，而且這種情況相當普遍，並非個案而已。當然，狂躁情況並不是純粹的高昂情況。凱·傑米森（Kay Jamison）──有名的狂躁憂鬱症（簡稱躁鬱症）權威──在她的回憶錄《躁鬱之心》（*An Unquiet Mind*，天下文化出版）中，透露了她自己的躁鬱症，談及白色和黑色狂躁；她二者都罹患過。黑色狂躁這名稱比用來描述高潮和低潮的正式術語「混合情況」（mixed state）還更引人注目。傑米森生動地描述狂躁黑暗的一面，那種激動的憂鬱混合高升的能量和性慾的混合情況：

……我的狂躁……有兇猛的一面……很瘋狂地失去控制──人身攻擊，瘋狂地喊破嗓子，沒有目的發狂地跑，或衝動地想跳車──對別人是很可怕的，而對自己是無可言喻地惶恐。在盲目的狂躁氣憤中，我曾經一次或多次經驗過所有這些事件，有些是重複發生過的；……我在發瘋的、癲癇似的發作裡──我的黑色的、激動的狂躁──破壞了我所珍愛的東西，把我所愛的人推到忍無可忍的邊緣，發作完後認爲自己不可能有臉再活下去。我曾被人強力抱住使我不能掙扎，我被踢倒或推倒在地上，像綁豬玀似的腹部向下雙手在背後交叉的綁住，被人灌入大量鎮靜劑使我不發瘋。

眞正的狂躁對所有的一切是很有破壞性的。對患者，對朋友和家屬，對財產和事業都有破壞性。一個盛發的狂躁發作是生命的大災難。

狂躁經驗也有不可否認的正面，而躁鬱者常常拒絕服用可使他們病情好轉的鋰鹽（lithium）。白色狂躁情況會使人不願吃藥：

我實在不相信我需要吃藥。我對我的高潮心情成癮了，我變成要依賴它們的熱情、陶醉、自信和能引起別人的高潮心情與熱忱的傳染力……我發現我的輕微狂躁情況有很強的鼓舞作用而且有助於生產力。我不能放棄它們。

事實上，這些都是眞的：在輕微狂躁情況下（這情況我們叫做輕狂躁〔hypomanic〕，hypo 意即「下」或「次」）人們「比正常還好」。他們比不是輕狂躁的人思考得更快，他們較有創造力，他們的智商較高，他們較有生產力。他們在每一方面都較吸引人：較性感、較友善、較有趣。在此，傑米森的輕狂躁眞實記事是很動人的：

我的家人和朋友以爲我會高興再成爲「正常人」，會感激鋰鹽，會高興地有正常的精力和睡眠。但如你有星星在你腳旁以及星球圈穿過你的手，已慣於一夜睡四或五小時而現卻睡八小時，慣於連續幾天和幾個星期整晚熬夜而現卻不能，它實是一個很辛苦的調整，你要努力去適應正常的作息表，這對許多人來説雖是舒適的，對我卻是新的、束縛的、似乎較無生產力的、且非常不令人興奮的。當我抱怨自己變成不太活潑、不太有精神、不太有高昂興緻時，人們說：「是啊！現在你就像我們其他的人一樣了。」……但我要與以前的自己比較，而不是與別人比較。不僅如此，我傾向於把目前的自己與曾有過最好的自己相比較，而這最好的自己即是當我是輕微地狂躁時。當我是現在「正常」的自己時，與當我是最活潑、最多產、最熱情、最外向和興奮時相差得很遠。簡而言之，對我自己來說，我是跟不上我的行爲。

所以，對許多躁鬱的病人而言，主要的問題總是：能否只服用剛好足夠的藥來變成輕狂躁而不進展至盛發的狂躁。

通常答案是否定的。眞正躁鬱症或現在所謂的兩極I型（bipolar I），是一種非有即無（all-or-nothing）的問題。病人必須吃足夠的藥來完全穩定它，去除輕狂躁以及狂躁，或是在黑暗的高潮與自殺念頭的低潮之間徘徊，這種高低潮的循環久了會使病情惡化。沒錯，兩極症會惡化，就如傑米森所描述的：

> 我的狂躁發作次數更多了，且漸漸變成更「混合」性質……我的「白色狂躁」更加籠罩著激動的憂鬱；我的憂鬱症更嚴重且有強烈的自殺傾向。

所以對兩極I型的人的答覆似乎很清楚了：對大多數的人來說，在輕微狂躁和嚴重狂躁之間沒有選擇餘地，所能選擇的只有生或死。

但那些有兩極II型（bipolar-II）的人可能會生活在較廣的安全地帶。躁鬱症是少數精神病中陰影徵候群的存在被確定已有幾十年歷史的種類之一。毫無疑問地，這是由於輕微狂躁在許多方面上都具有一種有利的——且是非常吸引人的——氣質。所以醫生和病人長久以來都能公開地談及輕微躁鬱，而沒有半點慚愧或羞恥。同時，此病的嚴重型和輕微型之間的差異是如此之明顯——典型躁鬱症的結局是住院或自殺死亡，而它們較輕微的同輩卻利用他們的輕微狂躁來征服世界——以至於這失常症的陰影徵候群很早就在精神病學界上受到矚目了。

研究者所說的輕微兩極症（soft bipolarity）已爲眾人熟知。簡單地說，兩極II型其實是沒有狂躁的兩極I型。只要兩極II型的病人停留在兩極II型，他可能患憂鬱症嚴重到想自殺，但往上進展，他不會演變成盛發的狂躁，而會停留在輕狂躁情況。他不會變成類似妄想狂（paranoid）或幻想症（delusional）；他不是瘋的（psychotic）。輕狂躁發作中的人從不需要住院的；照定義說，輕狂躁不會破壞生命。這是好消息。

不幸的是，屬於較不危險的兩極失常症種類的人，假以時日也「會」有變成嚴重躁鬱的危險。有三分之一的循環性情感精神病者（cyclothymics）——兩極失常症的更加輕微型——最後也會有被診斷爲兩極一型的資格。甚至患有冬天或夏天憂鬱症者，在最不好的情況下，當他們的腦被多年重複的憂鬱接著重複的興奮所影響而反應，也會變成躁鬱症。（許多專家相信季節性情緒失常症〔seasonal affective disorder, SAD〕事實上是一種輕微躁鬱症，同時某些人提出產後憂鬱症〔postpartum depression〕——不同於產後沮喪〔postpartum blues〕——也顯示有兩極傾向或感受性。）

循環性情感精神病的氣質，就像我們所說的，比兩極II型較不嚴重：此型的人僅患有輕微憂鬱，同時具有輕微狂躁。更輕微的則是高熱的個性（hyperthermic personality），這些人具有所有之中最少負面影響的個性。高熱個性「享受」（「享受」是正確的用語）常常發生的輕狂躁，而完全沒有憂鬱的情節發生，不管是輕微的或其他情形。阿基斯卡爾（Hagop Akiskal）是輕微躁鬱症的權威，他寫出了最完整的高熱氣質的敍述：這些人是那種大部分時間都在輕狂躁的情況，僅偶爾掉入正常情感精神（euthymic）情況的人。高熱個性的人睡得很少，他們一天睡不到六小時，甚至週末也如此。他們喜歡用否認來當做他們選擇的反抗機能；對他們而言，壞事是絕不會存在的。而他們在二十一歲之前就是這樣子了。

說到個性，阿基斯卡爾提出了一個早在一九五八年史乃得（Kurt Schneider）就已發展的一覽表。高熱個性，史乃得寫道：「是易怒的、愉快的、過份樂觀的、或精力充沛的；天真、自負、自信、自誇、誇大、或虛華的；很有活力、充滿計劃、無遠見、和以無休止的衝動趕緊去做；愛說話、熱情、喜歡找朋友、或外向的；過份參與且愛管閒事；無拘束、愛找刺激、或隨便的。」

很清楚地，從這張表上我們可以看到輕狂躁情況不全都是好的，就如我們能從精神分析家路文（Bertram Lewin）所寫的《興奮的精神分析》（*The Psychoanalysis of Elation*）一書裡可看到典型描述：

……這些人的特徵是他們表現在日常事務上廣大的進取心，他們把時間排滿繁瑣的活動，精力充沛地投入嗜好、愛情或事業合同，然後忽然間失去興趣而一下子全都放棄退出。

然而，在生活上有比廣大的進取心更糟的事，我們很容易看出爲何經驗過輕狂躁的人會對他們的經驗有完全正面的感覺：輕狂躁發作中的人有如旋風般的高昂心情和高昇的生產力。在輕狂躁情況的人有充滿了目標的感覺；生活充滿了意義，他們深信有很多事必須去完成！輕狂躁的人常覺得他有神要他做的任務，而神所指派的任務，不可否認地，是應該去做的。（在生物學上，輕狂躁的宗教意味可能與顳葉〔temporal-lobe〕的問題有關。顳葉的癲癇症常會使患者轉入宗教著迷情況，而且像傑米森和古德文〔Frederick K. Goodwin〕在他們定稿的《躁鬱症》〔*Manic-Depressive Illness*〕內文裡所指出：躁鬱症和顳葉癲癇有某種我們還不能了解的重複情形。）不論「宗教的生物學說」究竟是什麼，輕狂躁的人覺得他充滿了道德目的，坦白地說可能就是有宗教性質。不論他是否強烈的感覺到上帝與他同在，他深信他的所做所爲都是因爲他是個好人，上帝才會選中他。

更佳的是，輕狂躁的人也具有使他藍天之夢實現的精力。我們將會看到，一個在輕狂躁發作中的家庭主婦「能」把房子的外表全部漆過，只有她自己一個人，在一個週末內就完成，如果這是她頭腦內認爲必須做的話。輕狂躁的人是非常有生產力的；他們是那種能一跳就跳過高樓大廈的人。

輕狂躁者的自信可能甚至比爆發的精力更使人興奮；在輕狂躁情況下的人完全不知懷疑自己。這是有某種實際的道理：在心理測驗中，輕狂躁的人顯示有昇高的智商和「創意的解決問題方法」，實際上，人們在輕狂躁情況下比當他們不在時更聰明和更有創造性。而且輕狂躁能增加一個人狂熱的氣質（雖然我們知道反面的情形也可能發生）。

最後，輕狂躁症者常有強烈的性反應，雖然這種性慾亢奮精神狀態也會引起問題。至少有一個研究者已發現，兩極II型的病人有著情緒失常症患者中最高的離婚率；兩極II型的患者有百分之三十三的分居和離婚率，兩極I型有百分之二十一，而單極憂鬱症者有百分之十七。狂躁者的高性慾在許多方面正是嚴重憂鬱症（它使性慾死沈）的相反，在結了婚的兩極型患者中，它是導致高離婚率的原因。

除了婚姻不和之外，躁鬱症的輕微型是很有益的，甚至德國納粹當局計畫消滅人類所有的精神缺陷時，決定保留它。古德文和傑米森述說了一個被納粹政府委託來解決這問題的研究：當研究報告發現躁鬱症「在較高級職業階層中佔絕大多數」，這報告的作者推薦不要對躁鬱患者強制絕育（sterilization），特別是當這精神病人沒有兄弟姊妹可遺傳下這失常症的正面優點時。歐洲和美國各地的社會經濟數據證實了躁鬱症和較高社會地位之間的連帶關係。至少，我們沒有哪一個家族因好幾世代此種的精神疾病而使這家族的地位走下坡。這個說法支持了輕微的躁鬱症其實是有某些好處的說法。

輕狂躁和美國夢

喬瑟夫·雷米瑞茲（Joseph Ramirez）從卡斯楚（Castro）的古巴兒童難民躍升爲波士頓的精神病學家，很戲劇化地說明輕微狂躁個性的生存價值。他在十一歲時從哈瓦那的家獨自被送往美國（他家人的簽證則都沒被批准），他在新世界生存了下來。完全不確定他的父母或兄弟姊妹是否可以來美，也不曉得他的父親（古巴地下運動的成員之一）會在他的祖國維持自由之身多久。喬只是一個小男孩便被隻身送往美國。對許多中產階級和中上階級的古巴小孩來說，被送到新大陸而沒家屬或朋友來照顧他們是個很大的創傷。但對喬來說，被狂躁的精力和信心所支持，它則是一種探險。

到達美國後，喬被送到佛羅里達州的難民營，他在那兒待了二個月：

它是一個空軍兵營，二十個人住一間房間。床是三層的，三個床是一個疊在另一個上面——它好像是二十個人住在一間一房的公寓。我們必須排定輪用洗手間的時間表。

然後他被送到愛荷華的一間孤兒院，在那裡不安地住了一年半，不知道家人是否會被批准來美：

有一天修道院院長說，我希望所有的孩子們每個人寫一封信給賈桂琳·甘迺迪（Jacqueline Kennedy），告訴她你們單獨一人在此，你們需要你們的父母……在孤兒院有八或九個古巴人，從古巴會有最後一艘船來到美國，這之後他們就不准移民了。我們這些人的家屬都在那最後一艘船上。

這些都不會困擾十一歲的喬。現今成爲精神病學家的他，把他的彈性歸因於他在小男孩時就已具有的輕狂躁性質：

我想我現在所具有的輕狂躁性質早在兒童期就已存在我身上了，因爲對我來說，整個事件就是一個探險。大部分的人會因送入孤兒院而斷送一生。孤兒院在密蘇里河旁，所以你可以閱讀《哈克流浪記》（*Huckleberry Finn*）和《湯姆歷險記》（*Tom Sawyer*），而它是個合適的好地方。在孤兒院裡有好幾位印第安人與古巴人成立了聯盟，我們都是少數民族，所以那是有趣的事，你必須學習英文，那是新的語言，所以我很忙——而且你必須張開雙眼留意。

輕狂躁的人渴望刺激，對喬來說，在十一歲被送到一個全新的國家的經驗符合了他對新鮮和興奮的需要。甚至他可能永遠失去家人的這個可能性也不過是提供他另一個大膽妄爲的新機會：

我不需假設我的家人會來美國，因爲在飛彈危機期間所有的交通都斷絕了。所以我和一些其他的孩子有一個從孤兒院逃亡的計劃；我要與印第安人一起去印第安保留地。

這些條件使我成爲領袖的地位，我總是不用鑽營就當上了領導者。我會說，「我要這樣做，我不管你們如何做。」我會很有自信，而這很吸引人。

在喬年輕的歲月裡，我們已經看出輕狂躁個性的磁性拉力對他們同伴的作用，喬充滿了精力和高昂精神，那些年輕失落的孩子們會集聚在他身旁。

大人是由小孩變來的。當喬在四十五歲時回憶他的過去，他很驚奇地發現，他成年後的生活有許多未預料到的機緣其實是他童年冒險犯難的精神就已經能預測出來的。一旦他與父母團圓，他變成了運動狂（這是他記得自己的方法），他被高中朋友暱稱爲戰士；他以早年逃難時的精力和信心來驅策他自己，使他的表現遠超出眞正身體能力所能做到的。一個皮包骨的小孩擔任防守線（linebacker），他變成球隊的明星。他幾乎陷入壞朋友中，而且很受女孩子的歡迎；有一兩次他幾乎犯了法。雖然他很聰明，但他沒有好好去念書；他是那種在薄冰上滑行的少年人。坎坷的遭遇並未難倒他，反而使他更能面對世界的許多可能性。他一度帶頭發起絕食罷工，後來他設立了他自己的工友公司。他記得他十幾歲時有如一匹黑馬。

在大學時，他成熟了，發現自己被精神病學家所吸引：

精神病學使我很有選擇性。我能讀哲學而它對精神病學很有用，我能讀宗教而它也很有用，我能念化學和人文學科……精神病學是醫學院中唯一與其他所有不相關的領域重疊的學科。

對輕狂躁的人而言，所有的學科都是有趣的，所有的學科對一個認爲自己的能力是無止境的人更有吸引力。傑米森的回憶錄對這狂躁情況的觀點有一段絕妙的敍述，在她頭一次盛發的狂躁症開始時，她參加了加州大學洛杉磯分校（UCLA）校長的花園派對：

我……與系主任有一段很長且相當古怪的談話（該系主任曾經一度做過有關象的研究）……我們開始一個長的、枝狀的有關研究象和蹄兔的討論……我記不得在這奇怪和極生動的談話之下的詳細爭論和共同興趣——除了我立刻以極大的趣味負起找尋每一篇文章的任務，而共有幾百篇文章曾經寫過關於蹄兔。我也志願去洛杉磯動物園從事動物行爲的研究，以及共同教授一科動物性學和另一科藥理和動物性學。

不用說，傑米森這位在她事業剛開端的年輕教授，並不是聘來教授動物心理藥理學，如果她這樣做，她拿到永久教授權的機會可能就會受損。當然啦，沒有人會因在大學圖書館查閱幾百篇有關蹄兔的文章而被賜予終身職業的獎賞。但在遭受逐漸增強的狂躁病情中，傑米森發現她無法估算這樣做對她有沒有害處，這狂躁情節透露了很多關於輕狂躁的經驗。輕狂躁者對純粹求知的慾望是無法滿足的。對喬而言，醫學院正好滿足了他的這個慾望：

我認爲醫學院是很好的，因爲在那裡有無窮的知識可尋，它好像在糖果店內一樣。每種東西都很吸引人——你可以看腦部開刀，你可以切肢，你可以接生……它很累人但令人快樂。大多數人討厭醫學院，但我喜歡它。

我可能因爲它剝奪睡眠而更喜歡它，剝奪睡眠是促成輕狂躁的行爲之一。我必須值班，所以我工作的性質就使我變成輕狂躁。

睡眠不足且很有精力，喬開始了一種狂躁的探險生活。有一次，被一個神經精神病學的演講所激發，他投奔到麻省理工學院（ＭＩＴ）——這是那位講師的本家學院——與那講師會面，這位講師證實他自己至少有點輕狂躁，而這二人花了一個超音速小時的時間加速彼此對神經科學的共同熱忱。這位講師整個時間都在孜孜不倦地打字，記下這歷史性的心靈相會。一小時後，喬被雇用了。他只是一位第一年的住院醫師，剛從醫學院畢業，就已經每星期工作六十至八十四小時。他離開ＭＩＴ的那天下午，已被分配有一間辦公室、一個私人助理，甚至也有一個停車位給他。

然後，以典型輕狂躁的方式，他完全忘記了一切。他當然沒時間參加ＭＩＴ的研究團，而他從未再回去。這整個事件就像從來不曾發生過一樣，事如春夢了無痕。

在喬第二年住院醫師的期間，他開始獲得輕狂躁性質潛在的經濟利益。他第一年住院醫師期間已被指派去一家如急診處般令人極度緊張的醫院。醫院的建築是老式且破舊的，有六十個病人擠進一間病房，但情緒很高。喬很喜歡。

第二年他被移到醫院的地下室，一個寂靜和空洞的情景，這對他是非常爲難的。他把這個改變認爲是感情上的失落，就像兩極症範圍內的個案一樣，失落的挑戰使他傾向上而不是向下。爲了塡滿空慮，不久喬安排了一個計劃，這是任何一個有正常性情的第二年住院醫師所無法想像的：

我爲了找一份兼差去與人面談，這是爲另外一間醫院做一些精神病代替診療工作。他們需要有人在他們的診所一星期工作三或四小時，並且需要有人做急診處工作，因爲他自己的人不能去代替。

所以我說：「你預備付多少錢？」他說：「十萬，」我說：「我希望得到這份工作。」它是憑一時衝動。他說：「你有人來做這工作嗎？」我說：「是的。」

我準備必要時自己去做，直到我招集了其他的人來幫忙。這是輕狂躁的另外一個情況：你低估了你將應付的任務。對我來說，最糟的情況是我必須自己一個人擔起來，這意指我必須每晚都值班，同時白天整天做住院醫師的工作——而這並沒有難倒我。

回家的路上，他停下來打電話給他的好朋友也是輕狂躁同伴——鮑伯。

我們在相似的地方兼差過，我說：「鮑伯，我得到這個合同，我們一起去做吧！」所以我們就去做了。現在我們有二人分擔值班。

快速決定，瞬間形成合夥，很容易就承擔危險：所有這些都是輕狂躁情況的純正證明。喬立刻回到他荒涼的地下室，設立了總部。

我發出三百封信，寄給州裡每個心理衛生診所，告訴他們：「我們有這個組織……我們能供給更好、更便宜的服務來滿足你們的需求……」

有幾個月的時間，直到喬完成了法律程序工作之前，他和鮑伯負責了所有一切的值班；在這之後，每個人都想要來參加一份。這公司起飛了，二年內變成麻省精神病服務的最大提供者。十六年後的今天，它還繼續在經營中，雖然喬爲了應付州政府的官僚細節而感到厭倦和受壓，而在公司成功之後不到一年內減少他參與的部分。這是輕狂躁發揮到淋漓盡致的表現，最有生產力，且最幸運的。當一位輕微的狂躁者，能在短短的兩年之間輕而易舉地創立了一個興盛的公司，完全憑著一時的衝動，那麼中上階級的人有著躁鬱症也就不足爲奇了。

在另一方面來說，輕狂躁者一時衝動所做的決定的後遺症則應該是可想而知的，今天喬所面臨的破產危機就與他當年白手起家有著完全相同的原因。就像許多輕度狂躁者一樣，喬不久被房地產蟲咬到了（譯註：著迷於房地產）。假如我們能知道多少房地產致富的原因是由於躁鬱症的基因的話，這會是一個很有趣的話題。土地價值的臆測對輕狂躁者，就如球和籃框對天生的運動家一樣。行動，動作，很容易「得分」的能力：一旦喬被引入房地產，他就著迷了。

我買下一大堆房地產，其中某些決定仍是憑衝動而做。如果我去度假，我會去找交易：我會拿著當地的報紙，去找人，試著進行交易。有一天我走入一家購物中心，看了一下，就說：「這家很好，」一年後我在這買賣賺了十萬元。而我僅看過那場所一次而已。我覺得我好像一直在滾動。它是一種陶醉的感覺；對具有我這樣的條件的人而言，它實是一種大規模的冒險。

一切都很順利，直到稅法改變了，喬的大企業就開始粉碎瓦解。他的夥伴宣佈破產，而喬不久也可能被迫跟著破產：

在我住的城市內所買的房地產都賺錢，不賺錢的都是州外的。如沒有輕狂躁症對事情的觀念時，能謹慎而做的是，堅持買靠近你所住的地方，這樣才能看得住你的投資。每一州有一套新的規則，一群新的律師；這不是做事的好辦法。但不管我去哪兒，我一定買一些。

遵守規則不是輕狂躁的強處；常常，簡單常識的應用也不是。喬的夥伴鮑伯，也是一位輕微的輕狂躁者，他仍然記得當時他們的會計師對喬另一件經濟方案的反應，他說：「稅法是爲你這種人而寫的。」然而，不管是否是常識，喬大抵上很感激他的失常症：

我喜歡我的輕狂躁症，它破壞了我的第一個婚姻，它可能使我損失幾百萬元。但除此之外，它是很有趣的。它使我變成一個更好的人。它並不適合每個人，但黑暗強調光明；它造成更清楚的景色。且輕狂躁增強了我的創造力。

輕狂躁者的純正證明是：他能在經濟混亂之中仍然有福氣地不被傷害。所有有陰影徵候群的失常症中，就是這種輕狂躁者會看玻璃杯不只是半滿且注定不久會滿溢出來。對輕狂躁者來說，生命的無窮盡是生動且眞實的。

一位好女人的愛

我們不太了解喬的第一次婚姻有何不對，以及他的輕狂躁如何造成了離婚的下場。喬自己觀察這婚姻時，認爲大多數的時間是快樂的。他太太進法學院，他則發展他的醫學懸壺事業，他們在一起有十年。喬試著解釋夫妻關係如何轉變惡化，他回溯問題的原因到他自己家庭生活的黑暗時期：

當我在接受臨牀醫師訓練時，我經歷了許多親人的死亡。我父親、祖母及祖父全在一年內相繼死亡。這改變了我對得到學位的重要性的觀念；我看到不同種類的現實。我要活著，開始享受這世界。

對喬來說，也許就如對大多數的輕狂躁者一樣，「生存」意指從日常社會習俗中突破，破壞管束社會行爲的規則：

我主持一個專門爲照顧臨終病人的護士而辦的癌症學組織，當你從那經驗走出來，不管你是否慢了幾分鐘去參加一個社交聚會或者你是否繫上適當的領帶——或者所有這些小事情——它們都是不值得一提的。但對我太太來說，她很注重小節而所有這些事對她是很重要的。

她按部就班且很實際。她是個聰明的女人，在法學院，他們教律師思考的方法是，你必須證明事情且以牙還牙（quid pro quo）——我痛恨如此。我不能忍受；我覺得好像，「全都是條約草案，我不願過這樣的日子。」

在他當時年輕生命裡的每件事——他選擇的職業、他家庭的損失——都共同使他參悟到人生的生與死。這是他現實的律師太太無法進入的領域，而他感覺被出賣了。

當我家人瀕死時，我想依靠她，而她忙著法律事務，這對我來說是不對的。它導致了一連串的問題。穩定性失去了，對我而言，一個穩定的夫妻關係必須是能使我更平穩。

這是喬談到關於他第一個婚姻破裂所能說的最大限度，雖然他暗示輕狂躁對其他女人的吸引力是另外一個婚姻危機的原因。不管如何，那段婚姻就這樣結束了。

但喬的第二個婚姻，在他三十多歲時開始，且很成功，喬覺得大半的功勞應歸於他的太太：

我太太有很強的個性，這意即她有好心腸以及正直。她也是願意接受我的人。她願意與我急奔加州。某個星期五晚上我在劍橋完成工作，但我必須在星期一早晨到舊金山工作，所以她和我連續開四十八小時的車。為使我星期一能去上班，我們住在一家供應早餐的旅館直到我們找到房子。然後當我們回來時，我們與嬰兒一起開車橫過沙漠。她不是輕狂躁而是很平穩的人，喜歡旅行和冒險，但她是很平穩。她能忍受我不照習俗且有時是不可預測的事實。

今天喬的婚姻是心理治療家所說的「治療婚姻」（therapeutic marriage）：對他心理機能有好處的婚姻。他太太在他生命中有相當的穩定影響力，而他們所生的四個小孩把喬轉化成一個行動前會先思考的人。當然，要生這四個小孩的決定，在某些方面來說，就是另一種輕狂躁跳入未知的行為：

我在十年內有四個小孩。這是很有趣的，因為在某一時期我並未想到我要有小孩，我認為那會與普羅米修斯束縛（Prometheus Bound；譯註：普羅米修斯是一個巨人，他為人類自天上竊來火種而受懲，被縛於高加索山之岩石上，其肝臟被鷲啄食）一樣，而現在有時我也有這種感覺。但夫妻關係是穩定物，我身上有一部分會感覺這是我在此需做的，這是我生物體的責任的一部分……我必須傳宗接代。生活需要信心的躍進，然後即興而做。你創造自己的理想，然後去實行。我再推測一下，我有自信我終究會成功地站起來——我像貓一樣，跳落時總是以腳著地——所以四個小孩，有什麼了不得的？

這是兩極型的哲學觀發揮到淋漓盡致：輕狂躁能給予人所需的信心來擔起生活上的大冒險，而不會削弱他能使承諾實現的規律。

興奮的生物學

兩極病症是會遺傳的。它會從父母傳給子女，子女傳給他們的子女。所有精神病失常症中，躁鬱症是最會遺傳的，甚至比精神分裂症更會遺傳。馬克・喬治（Mark George），這位精神病學家及神經科學家，在臨床憂鬱病人的PET掃描上很有名，他講了一個鮮爲人知的故事，說明了兩極病症如何有遺傳性：

在華府國家衛生院那兒，很多年前一群研究者研究同卵雙胞胎，其中一個是精神分裂，另一個則不是，他們可以很清楚地看出此疾病對腦的影響。他們從那研究得了很大效益。後來人們想要對兩極症做同樣的研究，卻找不到「任何」一個同卵雙胞胎是一個有此病而另一個沒有。這些國家衛生院的研究者可以找到全世界的躁鬱病人，但他們不能找到一組同卵雙胞胎對此病不一致的。

精神分裂症是一種很會遺傳的失常症，顯示一致率有百分之五十，意即當一個同卵雙胞胎是精神分裂者，他的兄弟姊妹也得精神分裂症的機會是各半的。但以躁鬱症而言，當其中一個雙胞胎是兩極型，另外一個一定「總是」兩極型（雖然我們將會看到，其他研究者已發現一小組不一致的雙胞胎）：這是一個顯著的、驚人的結果，值得我們來深思。遺傳學家同意若有百分之五十的一致率就足夠成立一個事實說某種疾病有遺傳基礎：同卵雙胞胎中遺傳方面的不正常狀況會顯示近於百分之百的一致率。（單極憂鬱症比躁鬱症更少遺傳性，雖然它也有顯著的遺傳成分。）

哪些基因牽涉到躁鬱症的遺傳，我們還無法確實知道，雖然研究者正加速地探討這問題。可能會牽涉到好幾個基因，而嚴重性依他繼承了多少這種基因而定。像喬這樣輕微罹病的人，舉個例說，從這可能的五個基因中，可能只遺傳到一個或二個這種基因。若嚴重的個案，如傑米森的，可能需要所有五個基因都存在（如果這病有五個基因）。

基因製圖的問題引起了胎兒期審查（prenatal screening）的問題：假如懷孕的婦女能驗出胎兒是否有引起躁鬱症的基因時，會有什麼事發生呢？傑米森爭論說，以一個社會來說，我們不應當接受這種有系統化地根除所有會造成兩極型病症的DNA檢驗。她相信我們會損失太多。至少有一研究支持傑米森的立場：李察茲（Ruth Richards）調查躁鬱者、憂喜無常者、和他們健康的親戚的研究。李察茲決定研究兩極病人健康的父母和兄弟姊妹，因爲她認爲躁鬱者的親戚可能會顯示這失常症基因的眞正好處。這是假設健康的親戚的確有了某些躁鬱傾向但並未發病。一個壞基因也賦予我們某些良好的或甚至非常優良的性質的現象，在遺傳學領域內是大家都知曉的。舉例來說，鐮狀細胞貧血症（

sickle-cell anemia）的基因也保護帶病者不被瘧疾所感染。

讓我們從一個很明顯的地方開始來看看創造力，因爲我們已知有名的詩人和音樂家中有很高比率的躁鬱症——李察茲發現三組的人：兩極I型、憂喜無常者、和他們沒罹患的親戚，確實比在他們家族內沒有躁鬱症的人更有創造力。但她也發現沒罹患的親戚是所有人中最有創造力的。在所有可能性中，與躁鬱症者有親戚關係，而自己卻沒有躁鬱症，是生命中最重大的利益。企圖根除所有兩極基因，不管那些基因最終證明是什麼，可能是一個錯誤。對一個社會而言，我們會失去太多。

喬自己的家譜支持了傑米森的觀點。就像喬他自己一樣，喬的祖父很可能是中等的躁鬱者，他從這失常症得到很大的好處：

> 在許多方面我正重蹈我祖父的歷史。他是從西班牙來的男孩；當他十一歲時他離開西班牙來到古巴。他是一個企業家，賺了很多錢也輸了很多錢，且有一個大家庭……他總是有這種偉大的氣息，一種比生命還大的影像。

但是對喬的伯父，這位比生命還大的祖父的兒子，他血統內的兩極氣質證明是有破壞性的：

> 我伯父有躁鬱症。他到處結婚且同時與二個或三個女人結婚，並在某一時間想殺掉我祖父。他最後入院接受電擊治療。

如果未來的父母選擇把有兩極病症基因的胎兒打掉，他們確實將可預防極大的苦難；這點是眞的。但他們也可能毀掉偉大的天才。

不斷改變的腦

躁鬱症基本的生理原因仍然是個謎。有一些證據顯示兩極病人的腦在構造上有差異：腦掃描影像顯示了一個認不出的明亮東西（unidentified bright objects）稱做UBOs，它也在阿滋海默症（Alzheimer's disease）和多重硬化症（multiple sclerosis）患者的核磁共振影像術中顯示出來。UBO是螢幕上明亮的白斑點，所以有此名。在解剖學術語裡，UBO是一種腦白質（white matter）的組織損害或破壞。喬治解釋道：

腦是由神經細胞的灰質和互相連接神經細胞的「電纜」的白質所造成。當在腦殼頂部的一神經細胞要與小腦聯絡，它把信息從包了髓鞘（myelin）的電纜，它是白色的——白質，傳下來。UBOs就是髓鞘中斷的那些地方。有時在正常老化中也可看見，人每十年發展一個UBO。所以如果你在三十歲有三個UBOs，那是正常。你可以在那些年紀較大時第一次有憂鬱症病情的人身上看到UBOs。

這認不出的明亮東西是電纜被「切斷」或不知怎麼地被損害的地方；在螢幕上的白塊可能是水。浸泡腦的腦液流入傷口，使應該是組織的地方變成有水存在。在螢幕上這液體看起來就是UBO。

典型上，狂躁與右腦損害有關。我們應該說明的一點是，並非所有的研究都發現有右腦的損傷，就如腦掃描在起步的初期也常得到不同的結果一樣。但有很多的研究報告了這發現，因此我們可以安全地假設，研究者最後將會達成一致的意見，認爲右半腦的損害與狂躁症有關。

這是可能的：右腦是負責正常的負面。右腦的損害破壞了腦處理及感覺壞事的能力，造成人——或動物——不適當地快樂。一個「太」快樂的人。雖然太快樂這意念是反直覺的，事實上，不適當地快樂是很有可能的。我們說「露齒而笑如白癡」就是傳達這個眞諦：舉例說，某些白癡型態會導致一個人他整天痴痴地笑，不管在他周圍發生了什麼事。喬治記得在他年輕的時候曾看過一個病人，他右腦受了傷害：

我從未忘記一個有嚴重多重硬化症的病人，他的免疫系統侵襲了腦，使腦部無數的小地方有疤痕而失去作用機能。在某些多重硬化症的末期，病人似乎有不適當的陶醉感。這病人臥病在床，有嚴重的褥瘡，沒有家人或朋友，每件事都完全依賴別人，是一個很可悲的個案……而他卻很快樂。我走進病房時他會說笑話且要求我過去與他聊天。當你看到這種情形你會感到很震驚，因爲這些都是生命末期將死的病人。百分之十至二十的末期病人有這種情形。

所以右腦受傷會經驗過份快樂，它不是因生活快樂或好的態度的結果，而是因損害到右腦，這確實是可能的。這種損害可能是狂躁在生物學上的重要原因之一。

更進一步證實狂躁可能牽涉到右腦之損害，可從加州大學聖地牙哥分校（UCSD）神經學家拉馬昌傳（Vilayanur Ramachandran）的工作中發現。他研究一群中風病人右腦損害的結果，他們都表現一種不知自己神經有缺陷（anosognosia）的情形。這些病人右腦受了損害，因此，他們左邊的身子是癱瘓的，但是他們會絕口否認他們是癱瘓了。這否認只持續在中風後的頭幾個星期，最後，他們認出了這明顯的事實。但在那幾星期，這些右腦受損的病人完全否認有任何不幸的事發生在他們身上。

拉馬昌傳相信他發現了這否認的防衛機能的生物學根據：負面右腦的抑制使得「快樂」左腦的粉紅色（愉快）世界觀得以主宰而不受挑戰。因爲左腦也是腦的語言區域，拉馬昌傳更進一步把否認與說話能力聯結起來。他認爲，寫我們生活的故事是左腦的任務，它能保持故事前後一貫而不矛盾，這是好的說故事者的表現。當某些細節不符合時，左腦以否認那細節的存在而使情節通順。在不知自己有神經缺陷的個案裡，不符合的細節就是病人癱瘓了的事實，而免於右腦負面控制的左腦，便決定說癱瘓根本不會發生。所以左腦每時每刻都在進行自我解釋，是個大腦自欺欺人的所在地。

拉馬昌傳認爲，事實上，右腦的作用是尋找災難信號：右腦會掃描環境中的異常物。如果它找到的異常物是很嚴重的，右腦會設法說服左腦世界。假如右腦受到損害，左腦就得到自由。左腦只要堅持說沒癱瘓發生過，「一切如常」。在拉馬昌傳的觀點裡，這就是左腦的信息。

拉馬昌傳的理論清楚地支持狂躁病人右腦損傷UBO的發現。它也在某個程度上支持了躁鬱症者古典的心理分析觀點，就如在神經科學領域裡常見的情形一樣，新的證據支持了舊的假說。心理分析家長期以來把輕狂躁個性無理由的興奮解釋爲強烈的否認形式，我們可以在路文對這問題的典型討論中來看到：

以否認的機制來主宰整個個性，導致心理分析家安琪（Anny Angel）在一九三四年把二個病人認爲是長期樂觀者。不管有多少矛盾的證實，這些女病人相信每一件事最後都必然會美滿的。不管現實上有多少不尋常的挫折，她們可以只想到最後的快樂結局，而保持一種完全無正當理由的甚至是危險的快樂。在這兩個個案內，她們潛意識快樂的結局意指最後獲得陰莖。

雖然以今日的標準而言，它是一個古怪的解釋，但是路文的這個狂躁的快樂根源是愛慕陰莖的說法，抓住了人的左腦主宰一切的絕對可能性：對輕狂躁來說，任何事都是可能的。

環境的精神病學

雖然躁鬱症普遍地被認爲是所有精神病中最有遺傳性的，但有多數的數據卻可證實它與環境相關

——家庭、朋友和工作的社交環境——以及光、溫度、電磁場等等的物理環境。

談到物理環境，某些權威相信季節性情緒失常症事實上是一種兩極病型。確實，許多躁鬱患者（包括傑米森在內）隨著季節有週期變化，有些人習慣在夏天有狂躁病情，有的則在冬天變成狂躁。雖然一般人把春天的亮光正常地聯想成健康的感覺，但夏天憂鬱症可能且常常發生，當發生時，通常比冬天憂鬱症更嚴重。血清張素體內含量在冬天末期及春天早期是最低的，一年中的這時期也產生最高的自殺率。夏天的熱也對憂鬱症有不好的影響，有一位嚴重憂鬱的女人以整個夏天維持冷氣在十六、七度左右做爲治療方法，成效不錯。（這顯然是令人不悅的生活方式，且對病人的配偶也很有困難，以至於她最後放棄這「自然」的方式，而採取每天早晨服用抗憂鬱症藥的簡單策略。藥有效了，所以她和她丈夫回復到正常的生活。）至於電磁場，雖然沒有人知道這些如何影響兩極病症的心情變化，但已有證明顯示 EMFs（電磁場）和自殺的關聯。（傑米森和古德文建議，暴露於很低頻率的電磁場可能因擾亂週期韻律，加速兩極型的人的體內時鐘。這有待將來的研究調查。）

至於社交環境，假如引起躁鬱症的基因能夠完全被分離出來時，我們將可以看到社交環境對「引發」失常症的重要性。一般是認爲：不是每一個有躁鬱症遺傳感受性體質的人都會發生這種失常症，在社交（或物理）環境內的因素必有助於事情的發生。當然，這個可能是太樂觀，特別是如喬治所說的，他找不到任何一對雙胞胎是一個有病一個無病的。在同卵雙胞胎間，最低的一致數據是古德文和傑米森的百分之八十，這是非常高的。這引起一個問題：剩餘百分之二十「健康的」，假定是無兩極症的雙胞胎，在實際生活裡眞正是什麼樣子呢？如果這些健康的雙胞胎患了輕微型兩極症，他們仍會被研究者歸類為無兩極症，而事實上，一致率是接近百分之百。（自閉症的研究者報告最近發現這實驗計劃方式有錯誤。有好幾年自閉症的一致率被認為是百分之五十。當同卵雙胞胎中之一有自閉症，他的兄弟姊妹也得自閉症的機會是五十比五十。但後來，當研究者再回去觀察這些沒有自閉症的雙胞胎長大成人時，他們發現這些沒自閉症的雙胞胎情形很糟。那些被假設是正常的雙胞胎沒有朋友，沒有情人或配偶，常常沒有職業。他們很明顯地是不正常，事實上他們是患了自閉症的輕微型——所以一致率提高到至少百分之九十，不過，實際上說來，可能達到完全百分之百。）

簡而言之，從喬治說的和古德文及傑米森的百分之八十的發病一致率，假若一個人遺傳到躁鬱症的基因，環境其實沒有多少辦法來避免躁鬱症發生。雖然環境誘因能引起疾病的發生，但百分之八十的一致率就等於暗示說，不論如何，誘因將會出現。

我們可以用其他多基因（polygenic，意指許多基因）失常症的例子如糖尿病來當指南：雖然糖尿病是會遺傳的，研究者相信許多有第二型糖尿病基因的人藉由保持中年輕體重可避免疾病的發生。這種病人帶有這些基因，但能避免使這些基因作用的誘因機制。同樣地，想像一個人若遺傳到躁鬱症五個基因中的四個（我們不知有多少基因會牽涉到，這只是假設而已），事實上「能」轉向環境策略來減低眞正會變成兩極型的可能性。

所以，一旦我們能認出具有某些引起躁鬱症基因的小孩，我們將設法保護他們度過青少年期，這段期間兩極型常常會發生。舉個例說，這些小孩的父母「應該」要「爲了孩子而廝守不分離」。因爲研究顯示，搬到新環境和學校對大多數小孩是非常有壓力的，帶有兩極症基因的孩子的父母應該讓孩子整個青少年期都留在同一個房子內不搬家。在這情形下的父母，不管他們走哪條路，目標總是在這危險期內儘量支持他們的小孩。

至於孩子們，他們需要接受一些有關適合他們遺傳體質的就業和婚姻的生活輔導。無疑地，所有測驗出有這些基因的人，不管年紀有多大，都不能讓太多的社交壓力進入他們的生活中。

更重要的是，任何對躁鬱症有遺傳感受性的人需要去了解「引火」（kindling）這觀念對他自己生活的意義是什麼——它應用到兩極症的程度就如應用到臨床憂鬱症一樣多。就像我們已見到的，「引火」應用到生物學上的眞理是：一個精神失常症能夠自我衍生。這意指人的第一次憂鬱症會因對一件負面的生活事件反應而發生，第二次憂鬱症則可能對一件更不嚴重的生活事件反應後就發生了，而第三次則只因爲它發生就發生了。遺傳上易感受的人的生活在這一定點上，腦已被它以前幾回憂鬱症打擊得只要一點點或完全沒有環境來引發它，它立即就能自己爆發起來。對躁鬱症來說也有同樣現象。就如我們已看到的，整整三分之一的躁鬱病人報告說，在他們發生這失常症以前，很早就已經驗到心情不穩定了。所以任何人若有不穩定心情的歷史，在一頭跳入下一個危險的男女關係或生意機會時，需要被勸導要小心照顧自己。在生物體上的代價可能會太高。

通常，對這種人最聰明的策略是去創造一個平穩的生活。雖然我們不能選擇過一個沒有災難的生活，但我們能選擇使我們自己對配偶和對事業有信託，這可引起較少而不是較多戲劇性變化。這就是這本書的基本信息：我們所有的人必須尊重我們自己的生物體質，如果它傾向於兩極症，那麼遠離會推我們下水及引發躁鬱症的人和事是明智的，也是對自己生命的尊重。

不幸的是，對兩極症的個性而言，它在生活的騷動和輝煌中沾沾自喜，它不能聽取簡單的勸告。冷靜的事實是：兩極個性不能承受不斷的生活戲劇性變化的壓力；他必須自己調整步伐。在描述正常的腦時，傑米森和古德文舉了一個吊橋的例子，吊橋這個巨大的結構，可以隨風搖曳而不會垮掉。兩極症的腦正是一個不能搖曳的橋，他們必須在平靜的生活中有規律的過日子。但是兩極型的人喜歡驚天動地的生活和愛情，他們無法配合他們生理的吊橋，優美地搖曳。

再次忙亂的家庭主婦

雖然兩極症的人都明白他們需要一個平靜的生活，但不是每一個人都能夠創造一個如此的生活。以下是瑪麗．愛蓮的個案，她的生活甚至使最冷靜的人都會發瘋。愛蓮是一位全職的母親，有兩個很難帶的小孩，他們是早產的雙胞胎，在二歲之前被診斷爲有嚴重注意力缺失和學習障礙。兩個男孩對父母和對彼此都有攻擊性；六歲時他們都沒有玩伴，因爲別人的父母不准他們的小孩跟這兩個兄弟玩。專家們對愛蓮說，這兩個小孩將來他們長大成人是否能有獨立生活的能力仍是未知數。對愛蓮和她丈夫而言，與他們的孩子一起生活的混亂情形——單單是生活上的摩擦，永無停止的「噪音」，加上不可知的未來——就已是嚴重的長期環境的壓力。

這些再加上她自己不穩定的腦化學，愛蓮實在無法勝任。她的心情動盪不穩，使她自己成爲兩極症的高危險群者。她的精神病醫生已警告過她，她隨時會發病。沒有什麼年紀是安全的，也沒有說在哪一年紀之後就不會變成躁鬱症。對愛蓮來說，很早就有危險信號了：

> 我想大學時我就有輕微的狂躁病情，我曾整晚沒睡來背住整本書——「整本」的書——然後寫出很好的文章。我很清醒，當我需要整晚不睡時，我不需像我的朋友一樣吃藥來保持清醒。最後期限會忽然出其不意地出現在我腦中，我就整晚熬夜，而我因整晚不睡所考的試及寫的文章都會得A。它是一種不可思議的上學方式。事件過後的結果是疲憊，而我大考後就會生病。這些資料對我僅是短期記憶，我會把我學習的一切全忘記了。
>
> 我想當我念哲學時有過一次眞正輕狂躁病情。我在此課程上遭遇到困難，因我試著寫證明實體存在的文章——證明椅子事實上（in reality）確實存在，而不是只以感覺的經驗（sense data）存在——我被整得一塌糊塗；我得到B及C的成績。教授告訴我們沒有方法可以證明事物的存在，這完全使我失去鎮定力；這眞是使人心煩意亂的說法。最後，我到了難以置信、幾乎崩潰狀態，我記得有一晚走路回家時，我開始在頭腦裡想像數不盡的書無止境

地堆成一堆……而我正在想如果我一直加快腳步，穿過所有這些書，我可以在我頭腦裡看到「答案」，因爲哲學引發了每件事都能被證明的觀念。我有這種「我必須走快一點」的感覺。

雖然像這種經驗並不是狂躁，但它是很接近了。確實，它是狂躁的序曲。愛蓮正失去她對實體的感覺關聯。她正經驗著一種近乎幻覺，且帶有一種緊急的、想要做只有她認爲有意義的事的需求：「走快一點」。穿過一哩高的書堆，去發現答案，去證明實體眞的存在！雖然這位哲學教授說實體的存在不能被邏輯地證明是一回事，但心理學上來說，一個十九歲的大學生被急迫的需求所主宰又是另一回事。一個健康的人只感覺到事物的眞實性，不管那眞實性能否被邏輯所證明。走回她的宿舍時，愛蓮有失去對生活實體的感覺關聯的危險。

恰如我們所預期的，愛蓮也常有輕微的情緒低沈；她一直是個畏縮的小孩，而她長大變成了一個焦慮的成年人。她不斷地煩惱，同時與一個男人相愛——回想起來她現在相信這男人是一個眞正的、縱使沒被診斷出來的狂躁憂鬱者。她與他的關係就像雲霄飛車一樣，她活在不斷地懷疑：這個人是愛她還是不愛她了。

最後，愛蓮與她的男友分手而搬去明尼亞波利斯，在那兒她遇到史坦並在一年內與他結了婚。史坦是一個不錯的選擇，他的愛情和抱負是很平穩的。與他的生活完全不是雲霄飛車式；他說會打電話來就一定會打電話來，來接她去約會都會很準時。他是適合愛蓮的男人，有好幾年他們倆過得很快樂。雖然她常常焦慮她的工作，她在專橫校長的眼下教一年級學生，但她從未有臨床憂鬱症，且確實從未狂躁過。

在雙胞胎出生後，所有都改變了。懷孕並不順利。愛蓮在二十週時子宮收縮臨盆，但因胎兒太小，不易存活，所以打安胎針，不斷的住院、在家休息、以及繼續吃藥只延緩到三十週，那時她羊水破裂而兩個男孩則以剖腹方式生出。

他們的健康情況不佳。雖然二人都沒有腦出血，這是早產兒最大的危險，他們倆仍留在新生兒加護病房好幾星期才帶監視器回家。不久愛蓮和她丈夫發現二個男孩都有過動和連帶的學習問題，這些也是早產兒的一項危險。這對雙胞胎是如此難以應付，環繞在他們出生的災難時期從未結束，整個家庭遭受了從照顧病弱嬰兒到行為失常小孩的各種大災難——對他們而言，托兒所是不可能的，人家不肯收這種小孩。在雙胞胎出生後，生活從未回復正常。

在精神病學的領域內，愛蓮的家庭情況被視為一種嚴重的環境壓力。雖然世上可能沒人能在這種情形下成長，愛蓮則是最不應該生活在那種情境下之人。她獨自照顧嚴重有問題的孩子，一天十二小時。她不久產生了嚴重的、有自殺傾向的憂鬱症，這個病是被一個事件所引發，她在忍受不了孩子的吵鬧又無計可施時，用力的搖她的兒子。結果，當晚兒子抱怨說發燒和頸子僵直，她以為她傷害到他的脊髓，造成更大腦的傷。事實上，他是得了濾過性病毒病，但她直到第二天才知道。愛蓮當時目瞪口呆，躺在床上，不能動也不能哭，無法思考任何事只希望死掉。

但她沒有死。在三十六歲時，她第一次與精神病醫生會面，開始服用抗憂鬱症藥。藥生效了。所有死亡的思想以及大部分（雖然的確不是全部的）悲哀都消失了。就如諾登在《超越百憂解》內討論過的，她也發現自己感覺較沒有壓力。雖然我們不習慣把壓力想成是一種感情，事實上，受壓力的感覺就是那樣：它是一種感覺。像Prozac這種抗憂鬱症藥不僅治療憂鬱的悲傷，而且也治療壓力的感情。

愛蓮和史坦因著她的進展得到了很大的鼓勵。但痛苦的解除是有代價的，對有輕微兩極型傾向而不自覺的人（如愛蓮），抗憂鬱症藥（特別是Prozac）能引發成輕狂躁，或甚至引發爲盛發的狂躁病情。由於她輕微的兩極性格，愛蓮有此危險。

在以後的二年內，愛蓮發現自己掉入狂亂的改良家居放縱行動（home-improvement binges）——很瘋狂但有生產力的突發理家行動，就像喬衝動購買房地產一樣，這並不是都不好：

當我正服用Prozac時，我會對油漆房屋著魔，我會整晚不睡覺不停地油漆和貼壁紙。有一次我與小孩從娘家旅行回來。我父親對這對雙胞胎非常喜愛，而他們倆兄弟每一秒鐘都很頑皮、很搗蛋，當我走進前門放下我的行李，「碰」的一聲，好像被什麼打到我頭上來了。立刻，我開始騰空櫥子——在我「很」快地卸下行李之後——我從二個不同的房間騰空了二個櫥子，我在二個房間變換了所有的家具，同時我漆了這二個房間，所有這些工作在二十四小時內獨自完成。我整夜沒睡覺；我記不得我是否曾睡過……我記得好像，「哦，現在我今天必須做這事！」

必須整理這房子，」我很氣史坦坐在那兒輕鬆看電視。我感覺好像「我的房子是垃圾場，我

對愛蓮來說，這些事情是環境和生物體合力產生狂躁的開始，就像她的精神病醫生曾經看到的：

我的精神病醫生認為引發我狂躁病的原因是，在經歷無法控制的小孩和溺愛孫子的父親行為之後，當我回到家時，這屋子是我唯一「可以」控制的。我其實並不是不喜歡拚命地漆屋；我發現它們很有用。我想當人們是輕狂躁時能完成許多任務；我不認為輕狂躁者能閒坐著而一事無成。

雖然對愛蓮來說，這些初始的事件在許多方面都到達生產力的最高潮，史坦卻認為它們很令人困擾。

有幾回他實在忍受不了，因為我無法分身，而且那些整修工作很花錢。他會感覺，天啊！她正在做什麼啊？他下班回來，這些事對他是一個完全意外的驚訝，所有壁紙都被撕破，我要他幫忙，讓他覺得沒幫忙是不對的。我常會很生氣他怎能就坐在那兒不關心，完全不管我正在重漆房間。

史坦的反應是普遍的：一般來說，輕狂躁病發的當事人比與他們一起生活的人更能享受它的樂趣。它似乎是反直覺的，兩極病症的憂鬱比輕狂躁或狂躁對人際關係的破壞力小一些。古德文和傑米森認為，主要的原因是人們在憂鬱時比較會對自己吹毛求疵，而在狂躁時則較愛批評別人。所以，雖然狂躁者可能經驗升高的自尊，不幸地這種寬大的判斷並沒擴展到他所愛的人。

人際關係也可能會因輕狂躁的失去洞察力而受到損害，這兩極型的生活愛蓮親身體驗到了。古德文和傑米森描述了一個對這效應的典型研究，在這實驗裡，精神病院的護理人員和躁鬱病人都要描述病人在憂鬱和狂躁時的行為和景況。結果，當兩極症病人憂鬱時，他們的自我評估大部分與護理人員對他們的感覺一致。護理人員們描述憂鬱的病人平淡無味、不善交際、拒斥和不理會人，而病人都同意這些看法。但當病人轉向狂躁時，他們的自我感覺與護理人員的評估有一百八十度的不同；狂躁病人完全沒有能力來看清他們自己像別人看他們一樣。狂躁病人看鏡裡的人是「善於交際、有信用、有點衝動……小心且一點也不頑固或挑釁，」而護理人員看到的是「只有點社交能力、有點不太守信用、非常衝動和挑釁、十分拒斥別人且完全輕率的和不害怕。」古德文和傑米森結論道：

這些事實暗示自我批評判斷過程在狂躁情況裡是嚴重地被損害了，但在憂鬱情況裡則否。這與大家都知道的一個事實符合：狂躁病人平常不承認有任何疾病，或者，他們會否認他們行為的失調性質。這也是為何我們很難以自我描述方法來察覺狂躁情況的存在；這些自我描述通常顯示狂躁病人是正常的。

自我描述顯示狂躁病人正常，因爲狂躁病人認爲他「是」正常的：他不能以別人的眼光看自己。雖然憂鬱的人通常知道他是憂鬱的——或者至少察覺到他感覺不太對勁——狂躁或輕狂躁的人則認爲他「一點都沒毛病」。自認一點毛病都沒的人，在任何親密的人際關係裡都會是個災難。當一個人失去了自我批評的能力，愛情和友情就遭殃了。

雖然愛蓮的瘋狂漆屋行爲是明顯的危險信號，若與眞正的狂躁比較，它們仍是相當輕微和無害的，但愛蓮現正帶有雙重的危險因素——抗憂鬱症藥和長期環境壓力——她正在走上眞正狂躁行爲的路上。當雙胞胎五歲時，她已有了第一次眞正輕狂躁病情。

它是被雙胞胎幼稚園入學的壓力所引發。當他們未屆學齡時，他們在一所蒙特梭利（Montessori）學校就讀不同的班級，那兒的老師和職員們都很有耐心，所以二個男孩都可以順利上課。有一位老師跟愛蓮成了好朋友，那位老師曾對她說，若在公立學校這二位男孩可能會被分派到特殊教育班去，所以很自然地當秋天到了時，那個主意就一直在愛蓮的腦內徘徊。

雙胞胎上公立學校證明是一個大失敗。二個男孩都不能坐在椅子上或地毯上超過幾分鐘；他們不能參加圓圈遊戲；他們會破壞東西並對其他的小孩兇猛。在教室裡他們倆是非常有挑戰性的小男孩。學校對他們倆一點也沒幫助。因爲二個男孩的智商測驗都在正常範圍，他們被歸類爲「正常」，所以除了一個星期幾個小時的基本學業技能教導以外，不值得特別資源或幫助。在保守鄉下老師們的眼中，她的雙胞胎就是壞男孩。他們倆不斷地從教室裡被送到校長辦公室去；愛蓮沒有一天不接到校長打電話來要求她把他倆接回去。她無法在沒有小孩在身旁的幾個小時內輕鬆一下——這是正常小孩的母親所得到天賜「安靜」的幾個小時——愛蓮卻在每次電話鈴響時就畏縮起來。她屋子的安靜現在變成似乎不吉的和有壓迫感。

學校開學幾個月後，雙胞胎什麼都沒學到，教職員都很氣愛蓮，且對這二男孩很有敵意，同時班上其他家長都開始表現出他們的憤怒。愛蓮覺得她好像是一個落入陷阱的母動物無助地反抗來保護她的小孩。

即使吃了藥，愛蓮仍是非常憂鬱，她只好增加藥量。幾個星期內她產生了第一個輕狂躁的病情。

> 我發現了這所專門給感情困擾小孩念的私立學校離我家有二小時路程。所以我把雙胞胎從公立學校轉出來，放他倆在這所新學校。起先大致都很順利，因為那裡所有的小孩都是嚴重感情困擾的（severely emotionally disturbed, SED），所以傑瑞米和喬並不突出。同時我非常感謝校長；我開始崇拜她，認為她是在拯救所有這些小孩的生命。
>
> 後來她要求我去這學校教書，因為我生雙胞胎以前當過老師，我就答應了。我的班上全是感情困擾或非常低能的小孩，或者二者都是，所以我白天遭受小孩們對我怒吼和生氣六個

小時，然後遭受我自己的雙胞胎對我怒吼和生氣整晚，加上我一天開車四小時，夜晚還得準備我的教材。這實在太過份了，所以我開始說得非常快。我開始認爲是神派我到那地方去拯救所有那些小孩，轉變他們的生命——當然，我不能隨便教教，要教就是要教最好的，所以我蒐集所有校長買的不夠格的書，把它們收掉，試著針對每一個我班上的小孩做特殊化的教材計劃，所以我累倒了。我停止睡覺；我一晚只睡幾個小時。

我很亢奮，一點也沒負面的感覺。我在學校與那個長得很醜的老師調情，我在正常情況下絕不會對他有好感的；我很愉快，有信心且穿著很體面，同時我很有幽默感……

但它不能持久。我感覺累了，同時，二個男孩因爲一點也看不到我都發狂起來。我把他們倆送到安親班直到六點才去接他們，然後我們開二小時的車回家，而我還得煮晚飯及準備第二天的課程。我開始崩潰，了解到我實在不能如此做。我只有整晚不睡才可能做得到這麼多事，也只有是輕狂躁才可能做得到。我經歷了三個星期才了解到這點，而正常的人早會說：「這超越了我的能力範圍了，我不要做它。」

高漲的自信、快速的機智、輕浮、缺乏睡眠：這些都是一個輕狂躁病情的信號。就像大多數輕狂躁者一樣，愛蓮充滿了目標和衝力：

這好像是神指示我去做它一樣，我記得我對牧師說，「哦，我得到這個工作，我已發現了我生命的啓示。」而他說，「眞是禱告的靈驗。」……而二星期後我卻得對每一個人說，「啓示已停止了。」

整個情節從開始到結束，只持續了三個星期。愛蓮被所發生的一切驚駭得立刻去看精神病醫生。醫生覺得雖然她有發展成兩極型的危險，但她現在還不符合這診斷，因爲這情節沒有持續那麼久到符合眞正狂躁病情的程度。但愛蓮和她的醫生兩人現在都關心愛蓮的生活會朝什麼方向走。

不到一年，愛蓮第二度發生輕狂躁。那是一個炎夏，她和另一位媽媽爲雙胞胎的童子軍計劃了一個野營旅行。身爲有挑戰行爲的小孩的媽媽，愛蓮被迫在大家要做的所有活動中挑起大樑，以便她隨時控制一切。所以她簽約去當童子軍的營區母親。

我週末就住在營地，天氣非常熱，將近有三十七、八度。完全沒有冷氣機，而我們必須在火上煮每一頓飯還要照顧所有這些男孩。每一個人都承受非常大的壓力，回到家都背痛不已。但我回家卻產生輕狂躁。

它在野營結束回家的途中就產生了。我一面開車，一面頭腦內開始計劃下一個旅程，推測如何做得順利，如何應在早春而不是等到八月才做，因八月太熱了，而我如此快速地計劃以致我迷路三次。

愛蓮不斷向前而做，但她開始明顯的輕狂躁的結局，並不是在輕狂躁驅使下購置房地產而賺進幾十萬元。反而，愛蓮的經驗顯示出輕狂躁對人際關係的傷害：

我不停地計劃，計劃，計劃——我終於超出了範圍，因爲我一直打擾黛比，她是接替我的營區母親的任務的人，因爲我的任期滿了。我幾乎把她踩在腳底，當她不肯同意我的意見時，我對她很反感。我對她很粗魯——可能不是粗魯，但對她而言似乎是如此——它會是「就是這樣，我們必須做它，而我有我做它的方法」。而我完全漠視一個事實：我使她非常生氣。最後，事情變得很糟，以致她寫一封信給我。

突然間我了解到她甚至不能夠對我說話，必須要透過書信。我了解到她很怕我，受到我的威脅，完全不能接近我。她是一個很好的朋友，當我接到信，我了解到我完全離譜了；它是一項大的危險信號。我知道我超越界限太多了，因爲黛比是很容易相處的人。所以我知道，如果我對她生氣，我可能是太離譜了。

到此時，愛蓮呼呼轉的腦已經從A點航行到B、C、D，甚至超過更遠，把一個良好的友誼破壞了還一點也不自知。這是輕狂躁的最大危險：雖然輕狂躁情況能使人在認知技能上更聰明，它卻可能降低社交智能。愛蓮正常時是一位敏感的人也是一位忠實的朋友，她卻正在破壞一個重要的友情而還不察覺自己做了什麼。她充滿了自己的思想是對的，而別人的思想都是錯的觀念，事實上，她根本就不配做爲朋友了。

當友情在她身邊不知不覺地退落時，愛蓮又走上新的冒險：

在我接到黛比反對我的信前一個星期內，我一直對她生氣，但我反而往反方向前進。我認爲，好吧！如果她不能採用我的意見，那麼就這麼辦吧！我到T. J. Maxx找到一份工作！我一個人在一大堆煩事中獨自開車時，有一家新開的T. J. Maxx在門前立了一個誠徵職員的牌子，所以我就開進去了，停車走進店內。我跟經理胡扯，在那兒，我以這個住在城郊的母親（譯註：近代美國有錢人多搬離市中心，住到郊外去，城中區慢慢淪落爲貧民窟）跟這些非法移民和低收入的黑女人同室；輕狂躁有時眞能把你帶向可笑的方向去。經理眞是欣喜若狂，他簡直不相信我會去那兒找工作。他說他第二天會打電話給我，我可以要求任何工作時段。

我打電話給母親，她不認爲這是一個好主意，她認爲有點過份。史坦只說，「我不管妳要做什麼了。」他把它看成又是我另一個一時的興致，就像漆屋一樣；他不認爲到外頭做最低工資的工作有什麼好。但他不干涉，只說如果那是妳要做的，好吧！

很幸運地，這個大膽妄爲的想法第二天就打消了；愛蓮在十二小時內總算理智清醒過來。她打電話給經理，告訴他把她的名字從名單上刪除掉。但在同時，她已完全忘記童子軍的情形。

在那個週末——不到七天的時間——我接到黛比的信，我幾乎忘記了那件童子軍的事件。我打開信，了解到黛比仍然不悅，我完全摸不著頭腦。我想，「爲何她仍對這件事生氣？我已經不生氣了！」但她仍感覺我在不高興。她活在完全不同的時間規格內。每件事對我來說都進行得比其他的人快得多。

很幸運地，對所有相關的人來說，愛蓮並沒狂躁到不能鎮靜地分析事情的程度。不像患盛發的狂躁症者，她在常識和精神病學上仍具有洞察力：當她試著去做，她能像別人看她一樣看到自己。

這整張關於童子軍事件的信，實在傷透了我的心。我立刻打電話給黛比，向她道歉，但即使道歉了我仍感覺到我們之間的距離。她不了解我。

她一點也不知道我的問題，所以我告訴她所有關於我的輕狂躁情形。我稱呼它爲輕狂躁，我告訴她我以前發生過。她了解了，同時說她很抱歉寫了那封信，且很高興我向她解釋輕狂躁。她說她從未想到有這回事。她的直覺是我完全有能力和自信，而她覺得我認爲她是傻子。我當時的情況是要領導一切，它不是「讓我們來看看我們能一起做什麼。」而是我要提起任務來擔因爲我被驅使去做最好的方式，而這最好的方式就是我的方式，即使我已把領導者的任務交給她了。

說明清楚眞是有幫助。一旦她了解了，她的氣就消了。

很高興愛蓮輕易地找到答案。雖然她遺傳上傾向於兩極病症，但使她引發的因素並不是她的小孩而是她的藥。抗憂鬱症藥對有狂躁傾向的人總是有點危險，因為在把兩極症者從憂鬱中解除的過程中，它可能會把患者推向狂躁——過份超出了目標。這就是愛蓮所經歷的。現在她的醫生開了一種不同的抗憂鬱藥，是一種她的醫生覺得可能較安全的，雖然所有的抗憂鬱藥都可能在某些病人上引起狂躁。她的醫生是對的，愛蓮自從開始服用這新藥之後已保持穩定情況。

愛蓮知道如果她再發一次輕狂躁病時，她就得服用鋰鹽，就像她的醫生所強調的，一個人能在任何年紀發生躁鬱症，而愛蓮有此危險。這就是陰影徵候群最重要的信息之一：預防是根治的十分之九。當遇到輕微型的嚴重失常症時，及早處理而不延緩是很重要的。

輕狂躁的個性：快樂的戰士

兩極病症的輕微型在個性和人格的形成有很大影響，一個輕微兩極型的人就像雙面人或三面人：一個完全發展的憂鬱自我，一個完全發展的陶醉自我，和一個腳踏實地平穩的自我。這是很重要的，因為大多數人的經驗都是自己是一個個體。雖然我們都有矛盾和不一致，但那並不是我們所「感覺」的。我們感覺像是同樣一個人，無論從哪個情形來看都是如此。

對兩極型的人而言，情形就不太是這樣了。兩極症者能從一天到另一天感覺像一個完全不同的人

：老實說，他們能從一天到另一天「變成」完全不同的人。而兩極個性者對這點很了解。對他們來說，個性較不會「緊繞」在這病症身上。兩極症者可能比單極憂鬱症者更能自由地擺脫他們生物體的控制，假如他們知道如何去做的話。

輕微兩極症者比單極症者較有利的第二點是：一個人若能從低處盪回高處，那麼他較能夠從憂鬱的現實和狂躁的自信中得到一些好處。當他陷入憂鬱時，他會「記得」充滿奇偉的思想和使命是什麼樣子。當他輕狂躁想到太多好主意可以預測房地產或拯救學校的情緒障礙學生時，能夠及早對自己說：「我正沖昏了頭」。簡而言之，當我們大多數人是感情的奴隸時，輕微兩極症者卻能產生一種能力來從他最強烈的感情中退後一步去觀察。他變成他自己的電影的明星和導演——一種極重要的區別。

由於他的「人格分裂」（split personality），一個有兩極陰影徵候群的人可能最終會比其他陰影徵候群的人更快樂，他可能甚至比我們「正常」人更快樂。確實，兩極症者與他們相近的親戚——純粹單極憂鬱者——比較時，看來活得更好。這輕狂躁情況的高自尊似乎在安靜期內仍然持續著，古德文和傑米森報告說，「未發病的兩極病人的個性比未發病的單極（憂鬱）病人更正常。」也就是說，當他既沒狂躁也沒憂鬱時，兩極症者比單極憂鬱者沒憂鬱時有更好的態度和更好的生活功能。

兩極病人擁有更進一步的強處：他較不會被陰暗的思想所糾纏。精神病學上最大的困難就在於病人不肯改變，即使改變了，他們卻為了失去的徵狀而悲哀。所以憂鬱的人不會自由地「放棄」他的憂鬱。但兩極病人則太快樂了，他會放棄他的憂鬱自我。他沒有把他的陰暗心情當做是他的個體的基本；他把憂鬱當爲一種失常，而不當爲他性格的一部分。

不幸的是，既然憂鬱帶來洞察力和了解現實後的謙遜這二個禮物，而輕狂躁卻把它們偷掉了，所以輕狂躁在丟掉憂鬱的同時，也丟掉了憂鬱帶給他的好處。因此，輕狂躁可能與其他陰影徵候群的人走不同的生活路線；可能需要更久他才會發現他情緒高低的意義，並將之融入他的身心中。也就是說，輕狂躁症的人在他二十幾歲到三十幾歲的十年間會過得很不順利，會有挫折感，因爲他缺少了憂鬱所帶給他的洞察力和自我了解的謙遜，以及把它們的教訓融入他自己的心身。實際來說，這意指輕狂躁個性可能在他二十幾歲的期間的確是很不順利。

但是大多數輕狂躁者終究可以從他們的錯誤中學得教訓。在他三十幾歲時，如果他幸運，他會學習去調節；學習退後一步，中止他的衝動。這時兩極性質的眞正好處就出現了：我們純憂鬱的人會被生活的艱難現實磨倒，而輕狂躁者卻總能依賴他良好的本性和否認的能力——成功地應付困難時期。到四十歲時，輕狂躁者可能達到他生命的高峰；成熟而更聰明是他最好的寫照。到中年時，輕狂躁將變成生活的快樂戰士，經驗豐富有眼光的男人和女人，是大眾的領導者。

第四章　脾氣暴躁的成年人（間歇性狂怒症）

當我們說到「憤怒的年輕人」或者「脾氣暴躁的成年人」，是那種會「爆發」，「無徵兆而突然激動或大怒」，或「爆炸」的人，而我們習慣於把他的行爲解釋爲自私、自戀慾、不成熟，或者三者都有的結果。憤怒的問題其實是衝動控制的問題。

我們常聽到人家說他們去接受治療，因爲他們感覺悲哀或焦慮，或因爲他們的婚姻破裂，或他們失業了，所以他們需要幾星期的幫助。但是我們很少聽說朋友或親人因爲太憤怒而去接受治療。

雖然起初我是專門研究暴力和侵略，但我的病人也有爲了其他理由來到我的門前。他們來找我因爲他們悲傷、孤獨、焦慮、害怕——他們什麼原因都有就是沒憤怒。拿憤怒對人際關係的傷害來說，人不會爲了憤怒問題而來找醫生眞是想不通，不過仔細思考一下就一點都不奇怪了。憤怒是一個可接受的感覺之一。憤怒是精神病學家所稱的「自我共振」（ego-syntonic），意即感情易對環境起反應：它是一種可預測的、可接受的感覺方式的一部分。憤怒，簡而言之，是人們不介意有的自我描述。憂鬱我們拒絕接受：「我很憂鬱」既不是一個好的感覺方式，也不是一種好的事情來述說關於我們自己。但「我很憤怒」聽起來很強烈、正當、應該。

所以當人們即使爲憤怒而來求助治療，它常是因他們生活中某人——通常是遭殃的伴侶——使他們如此做。這就把我們帶到闡釋憤怒爲一種以腦爲根基的問題難點：雖然沒人喜歡成爲他人狂怒的對象，但我們大半很喜歡，甚至珍愛，我們自己憤怒的意念和感覺。憤怒實在可以讓人覺得舒服；憤怒可以使我們內心感覺充滿。而憂鬱使我們感覺空虛。可能大多數人寧願憤怒而不願很悲哀，許多人已發現可把悲哀的感覺轉變爲憤怒來當做一個緩和絕望的公式。治療師很早就了解到，使病人脫離憂鬱的一種方法即是幫助那人發怒。憤怒使人感覺比悲哀更強有力；憤怒感覺很強烈和男性化，而憂鬱則感覺欲哭和女性化。憤怒，我們認爲是主動的；憂鬱則是被動的。

這種與憂鬱完全相反的憤怒的「男性化」感覺，可能影響到精神病學和心理學處理他們所說的憤怒失常症的過程。心理學家巴內特（Rosalind Barnett），同時也是維列斯李婦女研究中心（Wellesley Center for Research on Women）的資深研究員，她說自從新聞界在一九七〇年中發表了女人和憂鬱的聯結關係之後，「精神病」就傾向於被視爲與悲哀的感情而不是與憤怒的感情相等。（大衆對焦慮失常症的興趣也在此時退落了。在一九六〇和一九七〇年代最有名的精神病藥實是鎮靜劑 Valium，今天，那個榮譽該歸 Prozac。）壓倒性的悲哀和絕望的感覺，這是大多數女人所遭遇的，被人視爲感情問題的精華；而壓倒性的憤怒和狂怒的感覺，這是男人比女人更多的感受，卻一點也不引起大衆的注意。

那些經過一九七〇年代女權主義再生時期的人還記得另一個事件：「女性」憤怒的發現，和其後的讚美。到七十年代，強烈的憤怒不僅不被認爲失常（至少不被大衆），它反而被認爲是精神健康的正面信號。在那十年之間以及後來，女權主義領導者和婦女雜誌同樣地都力勸女人去「接觸」她們的憤怒：接觸，然後「解放」。這與心理學家塔夫里斯（Carol Tavris）的意見有所不同，她的書《憤怒：被誤解的感情》（*Anger: The Misunderstood Emotion*）是惟一對憤怒的好處提出質疑的人，而大眾則達成了共識，認爲婦女表現她們憤怒的時候已到。瑪麗・泰勒・摩爾（Mary Tyler Moore）的時候已過，羅絲安妮（Roseanne）〔譯註：兩者皆爲美國電視劇的主角，前者演溫順的職業婦女，後者演女強人〕的日子已來臨。所以精神病是憂鬱和焦慮，而不是狂怒的看法，就被增強了。

這文化轉移的結果是：現今我們很難讓人們去考慮他們「自己」的憤怒可能是腦內差異的信號。我們大多數都經驗過憤怒——甚至於長期，沒結果，近於牛脾氣型的憤怒——不是當做感情的問題，而是當做一種對生活上許多不公平和難以相處的人的有效反應。

然而當我們觀察憤怒的生理機制時，我們看到憤怒和憂鬱是有親密關聯的。憂鬱的人常常也是很會生氣的；別的不說，他們至少是很易怒的。爆炸性的脾氣可能是精神失常症的一部分，這些失常症可能如狂躁憂鬱症一樣嚴重，且也可能如注意力缺失症一樣輕微；事實上，無理性的和不合理的憤怒是列在《DSM》內許多徵候群的一種徵狀。

把憤怒當做徵狀可能是導致忽略憤怒本身爲一種需要注意的精神狀態的原因。因爲憤怒是許多不同的情況的主要部分——因爲我們重視憤怒而不重視悲哀或焦慮——結果沒人把憤怒當成一回事。間歇性爆發失常症（intermittent explosive disorder），一種不解自明的診斷種類，它被列在《DSM》第三版內，但在第四版則沒被列出；它被拿掉了，因爲沒人用它。

但是把憤怒失常症的觀念加予新氣息的時候已到。當我們說到「憤怒的年輕人」或者「脾氣暴躁的成年人」，我們可能說到一種間歇性狂怒症（intermittent rage disorder）的陰影徵候群。這些人由於腦內微妙的差異導致爆炸性的感情性格。這就是那種會「爆發」，「無徵兆而突然激動或大怒」，或「爆炸」的人，而我們習慣於把他的行爲解釋爲自私、自戀慾（narcissism）、不成熟，或者三者都有的結果。但事實上這人會如此，至少一部分的原因是由於腦的差異。

我們稍後將會對這些差異有更詳細的討論；在此我們只要表示，憤怒的問題其實是衝動控制的問題。衝動控制是基本精神病學觀念之一，你可能一生都不會遇到它直到你當了父母。任何努力去養育一個有良好教養、體面的小孩的人都知道，衝動控制對小孩生活的極端重要性，而大多數父母也都發現不同程度的衝動控制是與生俱來，這些控制似乎是小孩生來這世上就帶來了。對某些小孩而言，要做個好兒童遠比別的小孩還來得容易。

衝動控制的確是這名詞所意指的：它是控制人的衝動的能力。小孩若有衝動想跑到街上或踢狗，而他能控制這些衝動，那麼這是一個幸運的小孩，他會被老師、鄰居和親戚所喜愛。所有的小孩——其實所有的成年人亦然——都有負面的或破壞性的衝動，不受這些衝動的影響而行事的能力才是快樂生活的重要關鍵。

當小孩患了注意力缺失症（ADD，一種精神失常現已知是生理上原因）時，醫生、老師和父母常常會面對小孩的衝動控制問題。在成年人的生活中，衝動控制的問題可能更微妙，但成年人慣發脾氣確實是其中之一。一個長大的人若有衝動想去對他的上司或配偶大嚷猥褻的話語，並且就這麼去做，則他沒有試著阻止他的衝動。

憤怒攻擊

雖然大多數人不會為了輕微或中等的憤怒問題尋求治療（不過倒是可能會為了輕微至中等的焦慮或憂鬱的問題去尋找治療），但已有跡象顯示我們對憤怒的價值和意義的感覺可能正在改變中。在個人方面，過去二十年來高漲的離婚率已使我們對「憤怒是男人和女人強有力情緒表達的方式」這個說法潑了冷水。長期都市生活的刺激性更挑戰「與憤怒接觸是對人有好處」的信仰。

同時，醫學界已提出有關憤怒本身的冷酷的消息：「憤怒會致命！」威廉斯（Redford Williams）在他所著的書內這麼宣稱。它的內容有圖解釋隨著憤怒發作的生理學上的改變——腎上腺素流入全身系統，心跳非常快，微細的血管被洶湧的血液引伸擴張到極點，脂肪湧入血液——這些就足夠使那些最不會懊悔摔盤子的人停下來想想。威廉斯過去的研究顯示我們對憤怒的感覺正在改變中。威廉斯師承福列德門（Meyer Friedman），而福列德門正是率先提出A型性格的人最有死於心臟病的危險。當福列德門發表他的研究結果之初，他並不認爲A型人的憤怒是一個問題。A型人是易怒的，沒錯，但他們也很愛競爭，有野心，總是匆匆忙忙，福列德門認爲是整體而不是部件引起較大的死亡危險。

後來威廉斯更進一步對這觀念闡釋，他發現「只」有A型的憤怒和懷疑屬性使他們有危險。競爭性、野心、過份趕時間：這些性質顯然是良性的。所以威廉斯的書名《憤怒會致命》（*Anger Kills*）就由此而生。他發現A型人的敵意、不信任和侵略性對心臟是有眞實的危險。威廉斯甚至會想把A型人的問題縮小到只剩單純的憤怒，這可能是一個不同的文化時代思潮已來臨的反應。目前的憤怒本身比福列德門年代更是醫學上細察的目標。

最後，我們在過去二十年看到美國暴力的流行給憤怒一個新的價值。攻擊、謀殺、綁架、強暴：這些罪行不是具有鎭靜、快活心情的人所會犯的。如果我們使每一位監獄受刑犯接受精神病學的詳審，則間歇性狂怒症這種分類就會開始看起來眞有這回事了。

憤怒是精神病的一種的證據越來越多了，我們可以在法瓦（Maurizio Fava）最早有關憤怒發作的研究中看到。法瓦的有臨床憂鬱症的病人都有憤怒發作的情況，以他的描述詞句，「突然、強烈的片刻憤怒，帶有洶湧而上的自主性的激發包括……心跳過速（一個快速跳動的心）、盜汗、紅潮和一種無法控制的感覺。」發作可能是自發的——似乎不知從哪兒來的或是否被激怒的，但百分之六十六的時間發作的人有它是「沒特性的」和「不適合當時的情況的」經驗。發作過之後，幾乎全體一致有百分之九十三的人對他們發作時的行爲感覺有罪惡感和後悔。換句話說，這些經驗是眞正的「發作」就像心臟病發作的情形一樣：這些憤怒發作感覺好像某種事情發生「到」你身上，而不是你對你旁邊的人「正在做」某種事情。

但大家都很明瞭，在憤怒發作的苦痛中的人很可能對他們周圍的人有很大的影響：百分之六十三的法瓦研究對象報告對別人有口頭或人身攻擊，而百分之三十說他們扔丟或破壞東西。一般來說，憤怒發作不是那種你可以靜靜地坐在一個角落的情形。

法瓦也發現，憤怒發作在憂鬱症患中是很普遍的：幾乎半數，百分之四十八的臨床憂鬱病人報告說有過憤怒發作。另一個有趣的數據在此順道提一下，法瓦也發現百分之二十一的無憂鬱的人患有憤怒發作，你若想一下，這是一個相當高的數字。每五個正常的人中就有一個經驗憤怒發作，它們強烈得使心跳加快和皮膚出汗。每五個正常的人中就有一個人有他無法控制的兇猛的狂怒「發作」。

像這樣的數據使我們對日常生活的問題有不同角度的看法：如果每五人中有一個患了徹底的憤怒「發作」，這意指我們大多數人都經驗過憤怒發作——若不是在我們自己身上，就是在我們所愛的人身上。而法瓦的五人中就有一個的數據把憤怒處理的問題提昇到新的顯著地位。雖然市面上有關自尊和親密關係的書到處都是，但我們眞正需要的是更多像威廉斯那種如何應付憤怒的書。

在建立憤怒發作的存在之後，法瓦決定找出Prozac對它們有什麼作用。他選擇Prozac的原因是有研究顯示侵犯性與神經傳導物質血清張素的低濃度有關。在精神病專科內，精神病學家說到低血清張素徵候群時，它的理論是一個人的血清張素愈低，他愈可能會兇暴——有最低濃度的人會是縱火犯。因爲Prozac提高了血清張素的濃度，法瓦推理說它可能降低憤怒發作。

法瓦的實驗很戲劇性的證實了這一點。Prozac使用在所有的病人身上都降低了憤怒發作的事件，且有百分之七十一的病人發作「完全消失」。

這發現的涵意是極深的。當我們勃然大怒或受到別人的勃然大怒所波及時，我們很少會停下來思考是否我們的生理機制可能與這在我們身旁快速演變的情景有關。一種抗憂鬱症藥能使百分之七十一的憂鬱病人完全停止憤怒發作，意指對這些病人，他們的勃然大怒確實有一種有意義的，以腦爲根基的成分。他們的生活並未改變；他們仍然在應付他們以前面對的同樣的激發物和激怒原因。但他們的生物機制不同了。

對法瓦的病人而言，這改變有多重大呢？像Prozac這樣的藥物，不僅能改變精神病的徵狀，甚至也會改變一個病人最主要的性格，此種能力現已是一令人矚目的重大事件。雖然，什麼是「徵狀」和什麼是「性格」這種哲學問題不是我們在此能解答的，但我們可以說：法瓦的發現的確證明病人不僅心情發生變化，而且這些情緒下的機制也發生變化。

在考慮徵狀對性格時，專家們久已依賴特性和情況之間的區別來說明。情況是你目前的心情；特性是個性特徵，它不隨著心情或時刻而改變。特性就是你是什麼樣的人。

憤怒當做「情況」來講，是一個人在單一時刻所感覺的憤怒；憤怒當做「特性」來講，則是他一直對所有困擾他的事情所感覺的長期的憤怒。憤怒當做特性是一種價值系統，一種把世界看成敵對的地方，使你必須守護自己的方式。當人們說某人是易生氣的人，他們就是在說那人有憤怒的性格「特性」，而不是偶然心情不好。

像Prozac這種提高血清張素的藥可治療作爲短暫「情況」的憤怒就合乎道理了：，這是我們預料得到的。被美國聯邦食品暨藥物管理局（FDA）所准許的抗憂鬱症藥的目的是減除憂鬱，而憂鬱被認爲是一種暫時的「情況」失常，而不是永久的「性格」失常。（性格失常〔personality disorder〕在《DSM》中被歸類爲一種完全不同的診斷種類。）這確實就是法瓦所發現的：當他要求服用Prozac的病人對如下項目像「感覺憤怒」、「感覺敵意」及「對人不友善」做記號時——這些都是一種「現時的」（current）精神「情況」的敍述——他發現在暴躁和憤怒的全盤感覺上有一個戲劇性的百分之五十八的降低。很明顯地，服藥的病人改變了他們的感情的「情況」。

但他們也改變了「特性」，至少那些以科克和麥德里敵意量表（Cook and Medley Hostility Scale）可測量出來的特性。它是一種五十年代傳統的測量敵意當做性格特徵的測驗。它包括一小組從明尼蘇達多向性格測量表（Minnesota Multiphasic Personality Inventory, MMPI；直到今天仍是性格測驗的標準）裡拿出的有關敵意的項目：詞句比如：「我的確很高興把胡作非爲的惡棍打一頓。」或者「當某人對我做錯事時，我覺得原則上，如果我能夠，我應以牙還牙。」或者「我常遇到應該是專家的人卻沒比我棒。」所有這些項目都可用來測量敵意，不僅是當做短暫的心情，且也是當做一種穩定的價值系統，一種堅固的觀點。

法瓦發現，在僅短短八個星期內，服用Prozac的病人顯示百分之十五的敵意降低，這是以科克和麥德里量表來測量，在憤怒當做一生之久的性格「特性」上有百分之十五的降低。這一個發現支持了克拉馬在《神奇百憂解》的聲言，說他的某些病人對這藥的反應不僅在心情方面有所改變，而且也在心情底下的基本個性方面有所改變。這些病人確實經歷了重大的變化。

出乎意料的，當精神病學家發現Prozac對憤怒的鎮壓有效力的同時，電視上的名流訪問節目卻充斥了許多從前的病人宣稱這藥實際上使他們變得更兇暴。這些個案大半與Prozac無關。當你察看這些病人的精神病紀錄時，你會發現他們在發生兇暴的行爲時，常常同時服用好幾種其他的藥，且他們許多人過去已是兇暴的或有自殺傾向的，在他們的醫生開Prozac處方給他們以前就是這樣了。

無論如何，Prozac在某些個案內能引起精神病學家所稱的「不能靜坐」（akathisia）的情形。一個罹患不能靜坐的人會被一種內在的不安靜的、需要動來動去，和傾向於行動的感覺所占有。以我們大多數人來說，那種行動不會是致命式的，但對某些人來說它可能會。在那群不能靜坐會導致暴力的病人身上，一次Prozac引起的不能靜坐發作可能事實上會演變成重傷害的結局。

除此之外，Prozac所引起的不利反應中，有些可能只是由於精神病學家久已知曉的矛盾反應（paradoxical effect）而來。當你使用一種藥物而經驗矛盾反應時，你的反應恰好與大多數人的反應完全相反。舉個例說，絕大多數人發現Xanax是非常有效的鎮靜劑和安眠藥，但有一小群人卻在服用後變成更高昂和清醒。因爲任何精神病藥都可能在某些病人身上產生矛盾反應，以此推論可能有一小群人會對 Prozac 反應而變成更憤怒和兇暴。這些人可能就是幾年前充斥電視名流訪問節目，宣稱 Prozac 是引起暴力行為的藥物的人。

簡而言之，不管有沒有人宣稱自己因服用 Prozac 而變成兇暴或有自殺傾向，某些人將會因服用 Prozac（或因服用任何其他的抗憂鬱症藥）而變成更易狂怒，這可能性與絕大多數人將會變得較不狂怒的事實並不互相矛盾。治療腦是一種複雜的藝術，這是為何我們需要有執照的醫生來開處方和監督它的效應的原因。到處說 Prozac 激起謀殺和自殺的聲言而引起的恐懼和歇斯底里，實在是誤解了好藥能夠或甚至應該怎麼作用。

憤怒的丈夫

法瓦的研究工作是有關那種很眞實、可確認和可診斷的，我們叫做臨床憂鬱症的情況的病人。他說他不太清楚他的發現如何與經驗過憤怒發作的無憂鬱者有關。不管如何，以我們對於愛煩惱的正常人的腦裡知識來推理，「無」憂鬱者的勃然大怒可能就像憂鬱者的憤怒發作一樣是有生理原因的。

葛利・朗辛幾年前來看我，因他聽過我對成年人注意力缺失症的研究。他讀了一篇關於缺失症的文章後，認知了在他身上的一些徵狀。後來他漸漸知道，使他煩惱的問題是比組織思緒這種簡單個案更加戲劇化和更加嚴重。但葛利起先沒有告訴我這事實。

我後來發現葛利的確患有ADD，同時開了低劑量的抗憂鬱症藥desipramine來治療它。葛利不久報告說他感覺更能集中精神和有頭緒。

直到這時葛利才透露了從藥得來的意外的好處：他不再在家勃然大怒了。在治療之前，葛利說，他和他的家人已被他長期的憤怒發作嚴重地影響：他平均一個月約有四十次發作。他的婚姻正在破裂的邊緣，且他的小女兒都嚇壞了。在葛利開始服藥的幾個星期之後，他已從一個月有四十次勃然大怒減至完全沒有。這是一個驚人的、改變生命的影響，他從未想過他可以控制他的發怒。

現在葛利才對我從實招來，告訴我他的脾氣是如何有重大的破壞性，以及他如何絕望地試著去馴服它。葛利到我這裡前，他已用盡「除了」藥物之外所有的方法想要來處理他的問題。他曾是AA的積極會員，這個組織幫他保持了十年清醒未醉；他定期參加一個男性的團體來討論感覺和男女關係；他是一個慢跑者已有好幾年了；他虔誠地操練呼吸，冥想和放鬆運動，專家們推薦這些當做在強烈感情突襲之前的一種鎮靜自己的方法。他已用盡他能力所及去改變。

這些完全沒效。雖然他是未醉，但他與別人的問題一點也沒減低。他的第一任太太早已離開他好幾年了；他再婚，但這個婚姻也在他兇猛脾氣的壓力下正在瓦解。那個男性團體也幫不了忙：團體內其他的男人都在試著經驗更多的感覺，而不是較少的。

他們以前經常說他們試著把感情從他們的頭腦拿出放到他們的肚子內。但我卻把我的感情從我的肚子裡拿出，放到我的頭腦內。

他希望他「可以」多用他的頭腦來生活，希望他可以鎮靜些，在他生命中每一覺醒的時刻都能較不充滿感覺。簡單地說，他所正在掙扎去達成的情況卻是那男性團體內的團友試著去克服的。

當他去看我時，葛利絕望地想拯救他的婚姻，但他的憤怒對他孩子的影響卻更使他痛苦不已：

我女兒抓住了我的靈魂，我一生之中從未對任何事有如同我對我女兒同樣的感覺。所有我在AA內所做的，所有在男性團體內的時間，都還不夠。我仍然發脾氣，我在家什麼樣的極其無理的舉止都做得出來。而我把我女兒嚇壞了。

因為AA對於精神病藥的強烈負面觀念，使葛利拖了這麼久才轉向心理藥物學尋找幫助。對AA來說，藥就是藥，酒等於 Xanax 等於 Prozac 等於 BuSpar 。這組織認為它們沒什麼不同。因為AA把葛利從他酗酒的深淵救回來，他對這組織的感激和他對它的需要，使得他覺得他不能蔑視他們的勸導。只有在他女兒臉上的驚恐能使他與AA的教導分離。

葛利的經驗清楚地說明：一個人不需要是臨床憂鬱症者，如法瓦的病人一樣，才能罹患有生理性質的憤怒問題。葛利沒有憂鬱症，他僅是太易憤怒。這事實說明一種精神病藥，在此是抗憂鬱症藥，能突然間停止葛利的憤怒發作，這即足夠結論他的發作有腦的生理因素。

回首葛利過去的日子裡，問題的生理原因是很明顯的。當他是男孩時就極端會發牛脾氣，遠超出四歲的正常小孩會停止牛脾氣的年紀，以致他母親害怕他有一天會殺死人——在那些努力教養有腦原因而來的脾氣失常症的小孩的父母親中，這害怕是很普遍的。

葛利的父母有他們自己的嗜酒和心情的問題，這更進一步證實他們兒子的困擾有生物學的基礎。他的父親是酗酒者，他的母親在四十五歲時自殺。葛利繼承了兩倍的「憤怒基因」，酗酒和憂鬱同樣都是從憤怒的問題而引起。

最後，葛利的憤怒發作的性質更加證實他不僅與困擾的兒童時期掙扎，而且也與有缺陷的生物體鬪爭。葛利跟法瓦研究的病人所經驗的憤怒大致相同：它像無法控制的發作，感情奔洩沖過水壩瞬間把衝動從行爲分開。簡而言之，葛利「不能阻止他自己」，他形容這經驗：

它是自動導向，就這樣發生。那好像你是在你身外看著它發生，你不能阻止它。

在他多年來試著去了解在這些瞬間什麼事發生在他身上——和試著在AA會議時描述這狂暴的情況中——葛利一再述說一個寒慄的經驗。在越戰期間，葛利是一個飛行教官，這是一種危險的職業；在空中總有很多飛機，某些是學生駕駛的，而霧可能會毫無預兆就四處瀰漫。突然間，氣候陰暗下來，而沒經驗的駕駛員必須很快地從目測的飛行規則轉移到以儀器飛行。

葛利這輩子都忘不了那天，當他正向塔台報告預備降落時，一個獨自飛行的學生錯過了降落的跑道，被迫拉高再來一次。那天雲層很低，幾分鐘內，這學生就看不清一切了。

學生開始恐慌，他按下麥克風電鈕，這使駕駛員能跟控制塔台通話，他狂呼求救。但在驚恐之中他沒有放鬆電鈕，這意指控制塔台不能對他回話。沒人能告訴他如何飛下來。當這年輕的駕駛員狂叫求救時，在頻道上的每一個人都驚恐地聽著；當他的飛機跌落地面時，他們都可「聽」到他恐慌的一切。他就這樣死了。

葛利在他憤怒瞬間所發生的和在這年輕駕駛員恐慌中所發生的之間，已劃了一道平行線：

它所給予我的知覺是：這學生正在看著他的儀表板，而他的儀表板正告訴他飛機在怎麼飛，但他卻看不到，他正在看著的那時刻他頭腦已經墜落了。我敢保證，他那時正緊盯著儀表板，但卻看不到它們，而那即是我失去脾氣控制時所發生的，我在那兒，但我卻沒看到它發生。

葛利的掙扎是要發現「阻止」恐慌的方法——以他的個案來說是狂怒——在那瞬間，來看發生了什麼，看到，且阻止它，來改變過程。

但他的憤怒發作對他而言，是不可能阻止的，就像年輕的戰鬥機駕駛員的致命的恐慌發作一樣：

我已非常集中於冥想和跑步，我以跑步來試著訓練我的頭腦停留在一瞬間。我發覺到當我在一個會議內，因為某人將會說某件事情而它會使我害怕起來，然後有幾分鐘的光景我將不會在會議內。二分鐘後，我會回來且我會對那人所說的回覆，而人們會看著我而說，「你到哪兒去了？」

葛利為了要使他停留在一瞬間所做的努力，沒有一件事生效。不是冥想，不是跑步，不是深呼吸，不是AA，不是男性團體。沒一件事有效直到我開了一個藥的處方。

誰是主宰？

無疑地，某些讀者，特別是從未經驗憤怒發作的讀者，會懷疑。畢竟，你可能會爭論，葛利在工作時不會勃然大怒；至少他在那兒能處理使他的脾氣大部分控制得住。你可能會問，為何他在家裡不能控制它？

塔夫里斯，這位對以生物學來解釋壞行為的懷疑者，她對運動家的憤怒脾氣做同樣觀察——她注意到他們的憤怒脾氣近來有顯著地增加。雖然環境精神病學家可能不同意，塔夫里斯說如網球這類的運動在這十至二十年期間已變成較不斯文的運動。她結論認為易怒的運動家有生物體以外的某種因素在作祟：

> 我們在現今的運動領域中見證了憤怒和侵犯性的增加，不是由於天性，而是由於報酬。在許多情形內，憤怒的表現已變爲經營運動員的好業務和運動員成功的策略。

塔夫里斯指出：甚至是一位有名的易怒者如著名網球好手約翰‧麥肯羅（John McEnroe），知道什麼時候需阻止他的憤怒；她引述他的話，「與柏格對抗時我總會乖乖地，我必須如此。」就如塔夫里斯說道：

> 麥肯羅，簡而言之，知道如何用他的脾氣來使他占上風，以及如何控制他自己，當「那樣做」是對他有利時。

ＡＤＤ小孩的父母，他們常常——雖不是一直都如此——經驗到憤怒問題（它是ＡＤＤ徵候群的一部分），他們一定注意到他們的小孩「當他需要時就能集中注意力」。事實是，有時過度活動的小孩能像他旁邊的小孩一樣集中精神，而有時他們則不能。父母和老師推論，就像塔夫里斯一樣，認爲如果小孩有時能做到他就應該時時都能做到——就如馬克安諾有時能控制他的脾氣一樣。

不幸，這不是生物學——或自我訓練——作用的方式。陰影徵候群一個迷思的觀念是：**雖然腦有「輕微」差異的人能「控制」那差異的影響到很大的程度，但如此做需要很大的精力和很高甚至於強烈的動機**。換句話說，不發脾氣對一位易於憤怒發作的人，與對一位天生鎮靜沒有脾氣的人是完全不一樣的。對一位生物體賦予憤怒發作傾向的人，面對激怒的情況而要保持鎭靜總是一種不自然的反應。某些時候他能做到，但需要極大的努力。

把這問題應用到ＡＤＤ小孩身上，ＵＣＬＡ精神病學系臨床助理教授菲利浦斯博士（Allan Phillips）這麼說過：

ＡＤＤ小孩「能」夠集中注意力，但那小孩必須用百分之百的動機去做，而正常小孩只需百分之五十五。

困難就在這裡了。我們之中有多少人能隨時保持百分之百動機的情況？很少。爲了了解一個有生理原因的人要保持這種高程度的動機是什麼樣的情形，想想看節食吧！我們每一個想要節食的人都能控制自己的卡路里的吸收——「很完美地」控制它——持續一天、二天、三天、一星期。但二星期？三星期？三個月？一生？所有節食者都有沒節食的日子——披薩、冰淇淋和巧克力餅乾的日子——它就是爲何節食的書籍和雜誌一定會要求成功的節食者來分享他們處理失誤的策略。那就是易於憤怒發作者的問題：勃然大怒比大吃垃圾食物更糟。賦有憤怒發作傾向的人一點也承擔不起任何失誤——一次失誤對他比一次失誤對節食者有更嚴重的後果。這是有腦爲基礎的差異的人所面臨的挑戰：要每天、整天、永遠去控制他的脾氣。

這也說明，爲何有生理原因差異的人，在家裡與他們應該最善加對待的人——即那些愛他們的家人——相處時卻是傾向於最糟的。「家」的本質就是「不」必每秒鐘都得對自己警覺，不必刻意表現。家是我們放鬆的地方。問題是，當患有憤怒發作的人放鬆他的警戒時，他的脾氣就完全失去控制。

當然，爲何在家易怒的第二個理由是：我們所愛的人確實是對我們威脅最多的人，因爲他們使我們爲醜惡的行爲感覺羞恥。憤怒的人的心理學（不同於生物學）是羞恥的心理學。羞恥不可與很熟悉的低自尊觀念混爲一談；羞恥表示一種自我憎惡，或至少自我嫌惡。而羞恥要求隱匿；羞恥的人把自己藏起來不讓別人看見。

雖然大部分自我厭惡的人覺得能把羞恥的內心從同事和朋友的眼中藏起來，但要從愛人和家人的眼中藏起來是不可能的，他們知道我們太清楚了。與我們相處的人「看穿我們」，或者我們如此相信；所以僅僅一看到家人，即使他們一點也沒做什麼就能使他感覺「被揭穿」了——然後，在很短的時間內，憤怒起來（這次序在葛利與他太太的關係內是很明顯的，我們將會見到）。既然，如塔夫里斯指出，甚至最會憤怒的人也不會百分之百的時間都在憤怒（雖然有某些極端腦受損的人會如此），羞恥心理學可幫忙解釋心理上的引發因素，它們引發了憤怒者易感受的生物體。

所以像葛利這樣的一個人「能」在某種情況下控制他的脾氣，而在其他情況下則不能，這事實並不意指「在我們身上有神明」，而我們從高處施用最終的權威在我們的思想和行動上。葛利能在工作處控制一些憤怒，這並不意指只要他選擇如此做他就能在家控制他的憤怒；他是不可能的。他已試了每一種方法；他是非常有動機的。他確實不願意大發脾氣，但一旦憤怒開始發作，他不能阻止它們。

假自我

憤怒總有對象，憤怒的人是「對某種事情」生氣——這意指生物體驅使的憤怒問題「能」（即使不一定總是會成功）經過心理治療，認知治療，和傳統的心理分析（classic psychoanalysis）來加以注意。精神病學家豪爾・維希尼（Howard Wishnie）的研究是對無法控制的憤怒性質最好的討論之一，它不僅解釋憤怒如何開始，也談及爲何憤怒的成年人可能需要和重視他們的憤怒。維希尼曾在七〇年代麻省心理衛生中心輝煌的時代做過事，那時劍橋到處都是有名的精神病學家和心理分析家。他做有關藥癮和受刑犯的研究，最後寫了一本很重要的書《治療衝動的人》（*Treating the Impulsive Person*）。

從自我心理學始祖亨芝・柯赫特（Heinz Kohut）那裡，維希尼借來觀念，認爲人具有二個自我：內在和外在，或者「眞」和「假」。這是一個對我們多數人都很熟悉的觀念：明朗、有自信——但是假的——外表，包裹著確實較不引人注目——但是眞的——內心。維希尼進而推論說每種精神失常症創造了它自己特殊的內在自我。對很無頭緒而有侵犯性傾向的人，那隱藏的內在自我會是無助的懦夫：這是鴨霸的典型性格，他的威嚇外表卻藏著一個懦夫包在內心。狂躁憂鬱症者的羞恥的內在自我是一個冷淡的、沒精神去行動的靈魂；自戀慾者的內在自我是沒有、不存在之物（nonentity）。

維希尼相信我們若愈自覺和自愛，則我們的二個自我愈融合爲一：換句話說，當我們愛自己時，內在和外在、眞和假的分裂就不大。但對兇暴的犯人，二個自我之間的分歧是很深刻的。當現實「刺穿」偉大的外在自我而進入無助的內在自我時，犯人被驅使去侵略別人。某種事發生使得犯人感覺渺小和羞恥——使他突然間得面對他所藏匿的內在自我——而他恐慌了。他「分裂」（disintegrates）了：他看到他的內在自我，對他而言，它是很恐怖的，而他沒什麼選擇。他能殺死他自己，或者因恐慌而做出侵犯行爲——侵犯使他接觸他的被藐視的內在自我的人。那人可能是侮辱他的太太或愛人（或者她如果選擇去做「就能」侮辱他）；也可能是一位汽車駕駛人搶了他的車道；它可能是任何人、任何時間、任何地方。暴力起於犯人看到他眞正自我那一瞬間的恐慌，那是在他社交環境內引起他正面碰見的某種事情。

維希尼是說及兇暴的犯人。（曾經是監獄精神病醫生，也是哈佛教授的詹姆斯．吉利甘〔James Gilligan〕在他的書《暴力》〔*Violence*〕裡對維希尼的分析提出顯赫的現時代的翻譯。花二十五年在研究受刑犯心理學的事業上之後，吉利甘結論道：所有暴力行爲都是被深刻的、灼熱的羞恥感所激起的。）但與腦的嚴重生物體失常能有輕微型同樣道理，嚴重自我心理分析失常也能有它們日常的變型。事實上，葛利，前述的憤怒者，以幾乎與維希尼所用相同的詞句來描述他自己的憤怒經驗。從青春期後期開始，所有他的成年生活中，他已尖銳地察覺到一種外在和內在事實之間的冷酷分裂。這種分裂感覺無疑地在兒童時期就紮根存在了。葛利的家庭是典型的酗酒家庭，在那裡頭否認統治了日子：他父親的喝酒從未被討論過。

葛利，身爲長子的角色，是使所有事情順利進行。他父親習慣於在早晨七點以前就出門工作，而下工後就整晚在酒吧喝酒直到三更半夜才回來：

長子通常是英雄。由於我父親從未在身旁，母親就把我放在家庭的大男人角色裡。我必須完成所有這些事情，我必須給予人一切都没問題的印象。

葛利在高中的三年曾是國手級的游泳健將，大學之後他成爲有動章的戰鬪機飛行員——他實在是家庭的英雄。

但在他內心，葛利活在一種長期害怕的情況，害怕不夠好。他的害怕完全與他自己的喝酒有關，而喝酒實是一種自我服藥的形式。「喝酒使我能度過不舒服的時期，度過低自尊。」他的害怕也完全與他的憤怒有關。葛利在家裡憤怒的描述完全例證維希尼的理論：

曾有好幾次我不願意回家，因爲我覺得我不夠好，我没資格當父親。

這些不足的感覺會引發起爆炸：當他晚上走進家門時，只要一「看」到他太太，就能從起初的充滿無力感，然後，一瞬間，憤怒起來。瞥見他太太刺穿了他能幹的好父親的外在自我，讓他陷入恐慌，然後很快地轉變成狂怒。

這是一個好例子來說明性格能以「有點不同的方式」隨著生物體而變，這不同的方式是一種附屬路線，經由它使一個人的性格和生物體能合在一起成爲一個眞正悲慘的整體。葛利的性格——它的形成是由兒童時期生活於作爲酗酒父親和憂鬱母親的長子——是如此以至於他需要做個完美的父親和供給者，要能使一切都很美滿。那是他的心理；他的生物體使他傾向憤怒發作。這種混合證實是很有破壞性的。所有父母經驗過的努力和意志的正常小失敗就能把葛利變成勃然大怒，而這憤怒會變成他做爲一個丈夫和父親的落魄、失敗的更進一步證明。他的生物體，簡單地說，使他感覺比他已經感覺到的更加對自己羞恥。葛利不是因爲他的如水銀一般不可捉摸的性質而變成一個「易怒的人」；他的性格並沒像輕微憂鬱者常發展憂鬱的生活哲學的方式一樣，圍繞著生物體來使他發展一種憤怒的生活哲學。相反地，性格和生物體在葛利身上合一起來使他深信他本身基本上是不中用的。他對他自己的性格的觀點，簡而言之，被他的生物體扭曲了。

爲了更加了解葛利的生理原因和性格的特殊組合對他的壞處，我們可以想像另外一種組合：一個中年丈夫和父親有如葛利一樣的童年期，但他很幸運在出生時有天生的鎭靜和快樂性質。如此的男人也會有同樣強烈的想要家庭生活美滿的需求——但當他走入家門，「他的」生理驅使的反應可能是：雖然有信號告訴我每一件事都不美滿，但我認爲每一件事大都「是」很美滿！有很多左腦發達的人，他們的生理機制驅使他們朝向上（快樂），而不是向下（低沈）：這些是生來的快樂人，他們是引起這句話「像水掉落鴨背一樣」（water off a duck's back，意即無效果）的靈感的來源。

不幸，葛利是他們的極端相反。他是右腦發達的那種人；他的生理機制使他對每一種信號都極度敏感，不管如何微小，那些信號都說他做爲家的保護者是失敗了。然後他的憤怒的生理機制開始作用，而整個屋子就爆炸起來。他沒有任何生理上的能力來克服他兒童時期的負面影響。

由於他獨特的感受性，即使房子本身也能使他發作。幾年前他和太太買了一幢需要整修的房子，結果房子的情況比他們能應付的情況還糟。它仍是破破爛爛，於是他太太想要搬到一個較新的、較不難修理的房子。

在葛利以desipramine治療之前，他太太的態度——只要「知道」她的態度，不管她是否說了任何有關這房子的事——就會使他狂怒起來。他說：

那些總會使我發作的大事之一就是我太太要賣我們的房子，當我已投注了很多感情在它裡頭時。每次她談到賣房子我就會很氣我沒有完成修理，或沒在買這房子之前預見所有的問題，或沒了解我實際能做到的限度。她恨這房子，對我來說，這是一種失敗感。

當這失敗感刺穿到他易感受的內在自我時，葛利的憤怒就開始發作。他會恐慌，然後狂怒。在瞬間內，他會喊叫、咒罵、丟碗盤、拳擊牆壁。雖然葛利從未讀到維希尼的著作，但他所形容的狂怒發作就如同直接從維希尼的書頁裡抽出來的。

事實上，葛利的憤怒經驗是非常有心理分析性，他很有悟性地談及在丈夫和太太之間的反映關係。葛利說，對他來講，愛的要點是找一個女人能對他反映出他極需要看到的他自己的影像。他說了一則故事，是關於不久以前與他第一任太太吃午飯，但是他一點也不知道她是誰。她生命中所要的，她喜歡的和不喜歡的，她認爲可笑的——所有這些細節都在他身邊消失。對他而言，身爲她丈夫，她整個存在的理由就是要反映給他——那個用盡全力想成爲的家庭英雄。在他整個成年人生裡，他已被一種害怕和自我厭惡所吞沒，它是如此強烈，以至於他只能看到他自己的痛苦和狂怒，而不能看穿坐在屋子另一邊的人。他的感情生活完全只安排在維持家庭英雄的影像。

在此，我們再一次看到一種未診斷出的失常症能破壞一生的大災難情形。因爲不了解他的狂怒問題是由腦而來，葛利怪罪他自己，痛恨他自己是這樣子。（我們也看到，在某種激昂程度下，憤怒停止對自我共振〔ego-syntonic〕，而變成明顯地不自我共振〔ego-dystonic〕了。）葛利的生活顯示腦的差異最後如何能控制了一個人的整個生活。像葛利這樣的人常常會走向悲劇性的下坡。他開始時以經驗自己不同、有缺陷而了解某種事情「不對」。別人沒像他那樣爆發狂怒；他是怎麼了？從這兒，他轉向自我怪罪和自我處罰，而從這階段起，只差一小步就到了失去以任何眞誠的付出方式與所愛之人相處的能力。要不斷再保證使信心恢復的需求實在太大了，而不能允許這受影響的人去花時間集中在別人身上。最後，這種人發現，就像葛利一樣，他在愛人或伴侶身上唯一的要求是：她必須是他的金色的鏡子。他必須不斷地聽到他是一個好人的言論。就如葛利所發現，一個愛情關係中，若唯一必須有這關係存在的要點是要聽到你的愛人告訴你你是英雄，那它一點也不是愛情關係了。

羞恥和狂怒的心理學也透露了這種據說是「按彼此的電鈕」（push each other's buttons）的憤怒夫婦的情形。我們都知道做這種事情的夫婦，他們一定選擇去說那種最會使他們的伴侶狂怒或破壞或羞的內在自我做殘忍的接觸。

辱的事。在此發生的是：一個伴侶正刺穿另一伴侶的外在自我，迫使那伴侶進入與他希望永遠避免的內在自我做殘忍的接觸。

最後，狂怒的心理學流利地解釋為何人們常常重視他們的憤怒，甚至同時深刻地感覺對它羞恥：憤怒屬於激昂的、強有力的、和有權威的假自我。成年狂怒者可能感覺到在他憤怒底下那兒躺著一個幼小的和驚恐的小孩，一個無助的生命在粗糙和兇暴世界的掌握中。以心理動力學來說，使這種人放棄狂怒就如放棄力量，放棄安全。若說狂怒僅給予一種假力量並不使問題較容易些。

在克拉馬的《神奇百憂解》出版之後，媒體充滿了有關人們不久將可吃藥來改變他們的性格的可能性推測。這一大堆文章的矛盾處是：在急著發表這新的心理藥理學的一廂情願中，作者們失去了有關人們強烈拒絕改變的基本心理分析知覺的眼界。眞理是，大多數人都不願那麼不一樣。他們要有好的感覺，他們要朋友和家人更愛他們，要他們的上司欣賞他們的工作能力；但他們不願把他們舊的性格與新的交換。你告訴大家說你發現一種藥丸可改變他們的性格，而你將發現沒有幾個會接受。這就是心理治療的困難而緩慢的工作，它會使人能夠甚至去首先考慮服用這種藥。當提到憤怒失常症時，許多非常易怒的人並不眞正希望改變。

狂怒的生物學

在丹尼爾・高曼（Daniel Goleman）所著的《EQ》（*Emotional Intelligence*，時報文化出版）一書內，高曼給我們一個有用的方法來考慮像葛利這種人的憤怒。他用這詞句「情緒劫持」（emotional highjacking；編按：在中文譯本中譯爲「情緒失控」）來描述他們的爆發成突然狂怒。「劫持」這字的涵意在此特別適合，因爲像葛利這樣的人經驗憤怒就好像發生「到」他們身上，完全違反他們的意志。

在情緒劫持中，過份的心理噪音把較高階層的腦中心吵離線，使得較深的、更原始的構造攫取控制。更明確地說，一旦一種事件使得腦失去規律，擾亂了同步性，則腦前葉皮質的作用減低，使得較忙碌和激怒的杏仁核（amygdala）接管起任務。腦皮質是最新演進的，所以是腦的「最高」部分；它是推理的部位。杏仁核屬於進化上較老的邊緣系統，它叫做爬蟲類腦，是情緒的部位。在憤怒發作中，情緒劫持推理；杏仁核劫持皮質。

當這情況發生時，我們失去處理我們思緒的能力；我們不考慮我們行動的後果，我們只是行動。羅丹（Rodin）的《沈思者》（*The Thinker*）塑像是能合理地考慮生活沈思中的人類的一個理想化的景像。這塑像在許多方面是對這可能被認爲是我們最高的進化上的成就——我們腦最進步的能力——的一種祝賀。但是當憤怒接管之後，我們本質上失去我們思考者的作用。不能夠停下來思考，我們只是反應，很像當獵狗聞到獵物的氣味一樣。某種自動的東西開始活生起來，我們的本能接管主宰，而我們就離開了。

失去思考者腦的發生是當我們被噪音——不管是眞實世界的或象徵性的——所壓倒時。在太多心理噪音的情況下，我們較老的反抗機能驅使我們進入「不戰則逃」（fight-or-flight）的方式來反應。有許多環境理由能使這情形發生，比如太多壓力、太多物理噪音、太熱、太少血糖等等。幾乎任何過多或極端——物理，心理或社交方面——都能壓倒思考者的腦。

偉大的蘇聯神經心理學家亞力山大・魯瑞亞（Alexander Luria），描述一個作用不好或損壞了的腦前葉能使人有侵犯性和衝動的情形。今天，PET掃描已把這觀察更擴大，顯示出謀殺者和兇暴的囚犯通常有不太活動的前額皮質（frontal cortices），這種情況叫「低前額性」（hypofrontality）。兇暴囚犯的控制中心就是不像它們應該的忙碌，所以對腦的其他部分較少影響——這意指這些人很易被較深的爬蟲類腦的活動所劫持。

一個人可能在腦的這部門生來就有，或者發展出一種構造的差異。前葉不足也可能時有時無，端賴在腦和身體內有其他什麼發生。腦，就像我們身體其他部位一樣，有好和不好的日子：如果你一連好幾晚沒睡，這改變就能減低前葉的作用。因爲前葉是腦的行政主管，「任何」前葉作用不足就能有嚴重的後果。以神經心理學的語言來說，前葉是行政作用的部位。前葉考慮行動方式，禁止某些認爲不聰明的行動，而決定——且執行——其他認爲適當的行動方式。當提及憤怒，前葉主要當做一個禁止者，它是衝動控制的部位。所以前額地區是憤怒的煞車開關。在那種我們最了解的憤怒發作裡，這煞車開關作用失靈了；它不夠強且阻止不住憤怒衝動。有作用不好的前葉的人先發作，然後對他的行爲後悔。

低前額性是在一大堆導致憤怒，以及超過憤怒到侵犯和暴力的變數中最有名的弱點之一。不論如何，成年人狂怒不是一種如強迫症一樣相當簡單的生物學問題，神經學家現已分離出精確的牽涉到強迫症的腦構造。憤怒失常症無疑地將會證實有許多原因，就如馬克・喬治預測憂鬱症一樣：最後我們將提及許多種憤怒，而不是只有一種憤怒。簡而言之，經過腦的許多不同的通路最後將會被認明，所有的通路都會導致同樣結果：一個失去控制的脾氣。

低前額性不僅暗示一個人的情緒性質，且也有關他的認知能力。舉個例來說，研究謀殺犯的重大發現是兇暴的犯人典型上都有使用語言的困難。事實上，這是這類人很突出的特徵，以致赫威・克列克里（Hervey Cleckley）——這位在一九五五年出版《心智健全的面具》（*The Mask of Sanity*）的作者——宣稱：一種根深柢固的失語症（aphasia）——應用和了解字語的顯著困難——典型地存在於精神錯亂患者（psychopaths）中，這些人是我們中最有侵犯性的人。思想的口頭表現，主要是左前額的作用，而在許多狂怒失常症患身上，就是前葉作用「低」了。所以我們發現兇暴的人中有語言缺陷並不足為奇：前葉作用不足導致衝動控制和語言能力二者的不足。

很悲慘地，如果憤怒者的前葉語言作用被連累，他又缺乏另一重要的憤怒處理工具，失去了前葉區此種基本憤怒處理能力，則只能受衝動驅使去行動。語言、字句和符號，所有這些都是用來捕捉和具體化我們內在的經驗；語言可當做自然的緩衝作用，它幫我們抓住我們所經驗的以及規劃我們將要做的而不訴諸盲目的狂怒。語言缺陷剝奪掉憤怒者的腦處理憤怒的重要工具，而他可能很快地退化到武力行動。

其他研究也證實衝動控制不佳和語言不足之間有關聯。最近，在紐約市阿克曼學院有一有關性別和暴力的研究計劃，它的報告發現言辭傳達問題是配偶虐待（spouse abuse）個案內男人兇暴傾向的重要原因。統計上，易於兇暴的男人很可能有某種語言困難，或是以閱讀障礙（dyslexia）、注意力缺失（這常牽涉到語言問題）、腦損傷或失感症（alexithymia，一種不能描述感情的失常症）的形式表現出來。在阿克曼學院的治療師現正專注於訓練語言困難的人用字句表達他自己，當做控制憤怒的一種步驟。在生物學程度上，這些憤怒的配偶正試著運用語言在他們的行為中引起足夠的緩衝，使腦前葉皮質能負起某種程度的自我控制，因而突破可能的劫持。

在那些前葉作用不足的人之中，第三個吸引人的發現是：它們在腦內到處顯示不正常地低血清張素濃度。血清張素系統在腦許多區域內抑制神經元的發射，而它對調節我們感情生活的邊緣區域（limbic regions）是特別重要的。很久以來被公認血清張素濃度和侵犯性程度之間有反比的關係：具有低血清張素濃度的人和猴子比高濃度的更兇暴。事實上，血清張素已被稱為腦的「警察」。它是一種隨時應急的化學抑制系統，當它以 Prozac 或其他增高血清張素的藥物來支持時，可能達到減低暴力和侵犯的理想結果。

然後，這血清張素系統當做一種互相依賴和平行的系統來幫助前葉皮質停止，思考，和刻劃我們腦指示的最後結論或行動。很幸運地，神經傳導物質系統的互相依賴性質給予我們一個通路：我們能嘗試以間接地影響前額作用的血清張素系統爲目標，去治療前葉的作用。換句話說，當我們用血清張素再回收抑制劑（serotonin reuptake inhibitor）來治療憤怒或侵犯性時，這種藥物直接影響血清張素的濃度，然後它轉過來影響前葉的作用。像Prozac的藥不是專門發展來「治療」前葉，但它們可能有增強前葉作用的效果。

憤怒癮者

許多狂怒失常症的低前額性帶來了另外一種很有趣且反直覺的涵意。前葉功能低劣指的是有生理上的理由來說明人爲何一直要憤怒：人會「對狂怒成癮」。上癮的行爲之所以上癮因爲它如自我服藥（self-medicating）。意即，一種上癮行爲（像驅使性賭博、驅使性購物、驅使性狂怒）使做那種行爲的人感覺舒服，因爲它至少有一段時間正面地影響腦內的某些特殊情況。

憤怒可能使人感覺舒服，因爲它在一種純生物學的階層上影響腦。憤怒可能與刺激物（如Ritalin和Dexedrine）有相同方式的作用：憤怒可把腦內呆滯的地方加速起來。我們會在第五章仔細討論這理論，在此我們先說：美國國家心理衛生院的精神病學家已發現到活動性過度可能不是因腦工作太快，而是因腦工作太慢。

精神病學家久已知曉有一群病人對興奮劑的反應很好。這些人包括有ADD的人，也包括患有憂鬱症和其他失常症的人。對興奮劑有反應的人也可能以相同方式對爆發性狂怒有反應。狂怒的兇暴表現可能確實使那人的腦在短期間作用較好。

這種假設的證據是UCLA心理學家麥可・賈可布遜（Michael Jacobson）的研究發現的。在研究有情緒和身體上虐待狂的丈夫時，賈可布遜發現一小組（五十七位男人中有十二人）變成不如你想像預測的那麼「更」易於被婚姻爭吵所激動，反而「較不」激動。在狂怒爭吵當中，他們的心跳實際顯示減慢：他們在爭吵中比事前或事後身體更鎮靜。賈可布遜對一記者說：

唯一已知其他有心跳減慢的情況是當注意力集中的時候。這些男人看來好像很注意和集中。

當然這正是一個活動性過度的人當他有效地服用Ritalin後——或有效地被以狂怒做爲如自我服藥後，看起來所「應該」的樣子。（這小組人很可能也會對害怕的情緒有正面的反應。就像狂怒一樣，高度懼怕可能是腦的一部分或更多部分有不夠激動情形〔underaroused〕，害怕使呆滯的腦加速起來。這可能解釋那些虐待的或憤怒的配偶個案，當他們被失去伴侶的可能性所威脅時，還「能」夠控制他們的爆怒。）

不論如何，我們可以看見憤怒對人是如何重要，當他的腦非常混亂，以致只有當他對別人喊叫時才會感覺有頭緒和集中注意力。如果憤怒使你感覺舒服那麼你將會尋找更多的機會來生氣，你將會變成憤怒癮者。而使某人戒癮，不管癮是對酒精或賭博或狂怒，都是不簡單的。

其他憤怒

憤怒不只是一種前葉問題，雖然每一種憤怒發作都牽涉到前葉。在理論上，如果前葉正常但是大腦其他區域有問題，有狂怒發作是可能的。基本上，前葉是由任何原因引起的所有憤怒情況的最終共同通路。腦內任何嘈雜情況能產生一種挫折情形，它累積起來而成憤怒，然後變成狂怒。如果腦其他部位的過度激動夠嚴重，這些情緒能壓倒在其他情況下正常的前葉，導致劫持。在這情形裡前葉不能突破狂怒發作的攻擊，但這不是前葉自己作用失調之故，而是一個健全的前葉被從其他部位來的一大堆衝動所壓倒。

葛利的狂怒發作（它可能的確牽涉到前額葉作用的某種不足狀況）很可能有部分從腦幹（brain stem）的部位過度激發而產生。腦幹位於腦底部，下傳頸，與脊髓連接，它是腦最古老的部分。對葛利很有效的抗憂鬱症藥物desipramine，既不能治療血清張素，也不能治療前葉，反而，它主要在增高另一種神經傳導物叫副腎上腺素（noradrenaline）的濃度。所以desipramine可能可以減少隨意的、嘈雜的腦幹火花，它的過度活動性使前葉不能有機會去介入和斡旋，以使腦後部區域安靜下來；desipramine能允許前葉做它們應該做的作用。

我發覺desipramine是很有用的藥，可以用來治療有重大憤怒和侵犯性問題的ＡＤＤ成年人。

它的藥效很長，一天只需吃一顆就夠了（所以使健忘的ADD患者不致於忘記吃），而且這些病人對很低劑量即有效應。在這種低劑量下，副作用的危險性非常小，它對ADD和侵犯徵狀的藥效（onset）是在同一天就發生作用；雖然對這藥有功效的人百分比不算很高，但是對這些人來說它卻是強有力的改變了他們生活的藥。

雖然直覺上，有可能因大腦過度激發而陷入狂怒情況，但它也可能因長期激發不足而產生狂怒。這是那種被動、不夠活動的人：那種人就像有煞車機關僵在「進行」狀態。有時這些人會利用憤怒去試著激動他們自己，去喚醒自己。這些人是我們之中的惡毒的殺人犯；吉利甘發表從殺人犯得來的恐怖會談抄本，他們描述犯殺人罪是純粹爲了想得到某種感覺——「任何一種」感覺。（有一個殺人犯，他強姦且殺死一個十四歲的女孩，然後把她的屍體埋在他的後院，他告訴吉利甘：「從我當兵時起，我總是在猜想殺人究竟是什麼滋味，我要做看看。我所猜想的是，是否我會有感覺？」）

通常，不夠激動的憤怒者是那種溫和性質的人，他一年一次或二次「發大脾氣」。這種人長期不夠激動；但當他的腦最後激動起來時，它激出了界限。前葉（它平常在這種人中也是稍微不夠激動）屈服讓步，而一個全盤的狂怒發作就因而發生了。

在最近的幾年內，我們將會知道更多有關不同的憤怒以及如何治療它們的新訊息。精神病藥物中有好幾種對憤怒很有效：抗憂鬱症藥如Prozac，降血壓藥如beta抑制劑（Inderal, Corgard）和clonidine，輕微鎮靜劑如BuSpar（與Xanax和Valium無關聯，這些是屬於benzodiazepine族）——所有都能有戲劇性的效果，而沒有一種是危險的。對許多憤怒者來說，吃藥同時以「行為—認知治療」（behavioral-cognitive therapy）來幫助他，在憤怒開始之前防犯它發生是最好的方法。

我們的文化對精神病用藥有偏見，我們相信若人的生活和官能作用可被藥物改進時，則人們應該能夠得到他們需要的治療，而且受到朋友、家人和媒體的支持。很可惜的是事實經常不是如此。

在美國有喀爾文教派的情操（Calvinistic sentiment），認為快樂是要經過努力才能得到的，情緒良好不應該是靠吞一顆藥丸就可以獲得。在某種情況下，且對某些問題而言，這觀點有它的道理。但嚴重的長期憤怒是太重要的問題，不應為了道德觀念而拒絕吃藥。就像任何與成年人憤怒發作一起生活的人能告訴你，無法控制的狂怒發作是非常有破壞性的——對罹患的人有破壞性，對目擊他們狂怒的人也有破壞性。父母的狂怒發作對他們的小孩是很有破壞性的，這認知即是驅使葛利，一個完全被AA阻止服用任何種藥的男人，去反抗他自己過去所深信的所有藥物都是不好的錯誤信念。「以我女兒來說，」他說，「我能夠在她臉上看到她是多麼驚恐。」

葛利是值得讚許的，他已盡其所能去試每一件事，包括與AA教條脫離去尋求醫生的忠告和治療。他是一位為了他的家庭而努力奮鬥去做對的事的男人。

第五章　現在的囚犯

〔輕微的注意力缺失症〕

ＡＤＤ成年人被事情的新奇衝擊著，被他自己不能控制的興奮所淹沒。他對衝動、分心及坐立不安這些徵候非常清楚，但對這些徵候所引起最終情況的心態，卻不能識別：他們成了現在的囚犯，失去期望的能力。他可以去要、去嚮往、去渴望——但是他不知道他要的到底是什麼。

美國人喜歡「過動」（hyper）的人，我們屬於這個新大陸（New World）。我們的祖先就是憑著這股精神和勇氣離鄉背井、飄洋過海來美國打天下，這種精神是我們所珍惜的特質，而精力充沛又有些狂妄的行爲這就是我們所說的「注意力缺失症」中主要的部分。

雖然明顯的注意力缺失症（ＡＤＤ）會阻礙它的患者，但輕微者卻能有它的好處。正如這些移民，放棄原有的生活而重新開始新生活的能力即是一例。又如一個蘇聯猶太人後裔，在到莫斯科附近的窮鄉僻壤進行鄉間旅行後說：「我去蘇聯後學到的最重要的事，就是我很高興我的祖先當時上了船。」我們可以確定那些船上搭載了不少過動的冒險者。

目前，有許多人對注意力缺失症一般的概要是熟悉的：ＡＤＤ被認爲是注意系統的瑕疵，使得小孩或成年人很難對「指示」（command）注意。「指示」在此是非常緊要的字，因爲ADD的小孩偶爾會過度集中：他能鎖定在一個主題或活動（像電動玩具）而無法離開。注意力缺失者會從太不注意轉變到太多注意，從注意的極端（如太多）到另一個極端（太少）。所以有些專業者不滿意「注意力缺失」這種名稱，認爲是用字錯誤，因爲ADD的問題是注意力不一致而不是完全缺失。

一般大眾比較不太知道的一個事實，就是ADD小孩可以分爲至少二類：一是注意力缺失而活動性過度（attention deficit hypactivity disorder, ADHD），與另一類沒有「H」的ADD。ADHD的小孩就是公認莽撞又迷糊的小男生（當然這些小孩中也會有小女生）。這些小孩不能安靜坐著，在教室裡不經思索脫口就答話，在其他小孩前賣弄，在操場上與人扭打，成績單上得的是全「C」與「D」，而他們的雙親或老師知道他們有能力得「A」及「B」的。這些小孩沒盡全力，他們多年來的成績單實際上就可充當這些症狀的診斷手冊：「麥可如果盡力的話一定可以做得更好」「麥可很難待在他的椅子上」「麥可在上課中講話」等等。多年來如此，這就是傳統過動的小孩，沒有人會不注意到他。家長與老師們同樣的抱怨這些小孩的橫衝直撞，而他們確是如此。

但人們就會忽視也受注意力干擾的多夢的另一群——沒有H（不過動的）的ADD小孩。這些是做著白日夢，座位不可排在窗口邊的一群，他們非常安靜，不會打擾老師，也因此逃過專家們的細察，因爲他們把注意全放到隔排吵鬧的小孩頭上。

同樣的，這些小孩在校內及校外生活的能力都受到了損害，通常他們是女孩，可能沒被完全診斷出這毛病，所以ＡＤＤ男孩與女孩比例是五比一。但這些數字是根據已診斷的小孩而言，小女孩可能就從縫隙中溜過而沒被診斷出，這可由小女孩的閱讀障礙未被診斷出的事實來證明。閱讀障礙通常是與ＡＤＤ相伴的，有一些ＡＤＤ理論專家相信，由於小男孩與小女孩腦的不同，使得女孩的ＡＤＤ要到發育期才顯現。一個安靜的小女孩在青春期突然變野了，像吃得不正常，或是很隨便，或突然拒絕念書，這可能就是一個小女孩她的ＡＤＤ現在才顯現出來。如果是這樣的話，這個小孩在她小學時期一定沒被診斷出。

ＡＤＤ長期以來，都被認爲是孩童時期的毛病，是一種被認爲小孩長到青春期後終究會變好的問題，但最近這種看法改變了。我們現在知道，有至少百分之四十至六十的小孩，在長大後問題並不是不存在，只是他們的不安靜比較不明顯，他們身體雖然安靜但心思卻是狂亂的。

爲了解ＡＤＤ的陰影徵候，就應該在這種毛病盛發或是針對明顯的病例觀察比較有幫助。在明顯的ＡＤＤ成年人身上，會看到他們受三種症狀所苦：

1.衝動性（impulsivity）。在傳統的成長概念，「對衝動的控制」可能是用來區別一個小孩能否討人喜歡最重要的特性。ＡＤＤ小孩就是不能像其他小孩一樣，控制他的衝動，他門一開就會衝到街上，老師問問題，未舉手就先回答，無緣無故打鄰家的小孩；當他心裡有做或說的衝動時，他馬上就做或說了，沒有考慮。對ＡＤＤ小孩來說，生活就是先做了再說。

比較不會控制衝動的成年人，雖然學會在過馬路前要先左右觀看，但還是繼續受著「禍從口出」之苦。當他腦中有個念頭想告訴他老闆，說他老闆是個「笨蛋」時，他馬上就這麼說了。當他與太太爭論時，他腦中想到「我受不了你」這種話，他就脫口而出。鹵莽，不經思考的行爲，和一些衝動的話語很快拋出去——結果，ADD成年人迅速的開始一個新工作，不久又離開。在兩性關係上，在計劃上及承諾上都是如此。當然，在最壞的情形下，ADD成年人在表現出明顯的徵候時也可能帶有暴力。我們一般人維持正常生活需要的思考、過濾及詳察的功能，在ADD成年人身上似乎都受損了。

2.分心（distractibility）。就是這些不能坐在窗口的小男孩或小女孩們，ADD的小孩是非常容易分心的，他們很難專心在工作上，因爲每件事都可使他們分心，使他們擺脫原來的工作。

ADD成年人也爲了分心而遭受同樣強烈的痛苦。在一般正常的工作環境，有電話鈴響和旁邊有同事閒聊的情形下，ADD成年人就無法成就任何事。一個易分心的人，需要花上特別長的時間，來製造一個使他能專心的環境。有一個女人，是個有博士學位的教授，發現她自己被迫要在沈寂的夜晚，當整個城市都睡著時才能寫作，即使如此，她也發現，冰箱的嗡嗡聲，都會使她忍不住的分心。

保羅，是一個三十八歲的房地產開發商，在成年後才診斷出ADD，他敍述著ADD這種疏疏落落的思想過程：

就像在一個百貨公司的電視部門，你被周圍三十六吋的電視螢幕包圍著，每一個螢幕都放著不同的節目，都有著過高的音量。然後，想像著有個螢幕上，正談論被企圖刺殺的總統的生命，他們不能確定他是否能活下來，另一個螢幕上演著無聊的喜劇。你有一種無法控制的感覺，就是你的心思在兩個螢幕上來來回回。雖然你試著要集中心思在有意義的事上，但是你卻集中注意那些不重要的事。我覺得完全無法專心在那些重要的事情上。

這種事，可能每天每時每刻都發生在像保羅這樣的人身上，當他們與情人或配偶正討論生死攸關的事情時，可能突然發現他們正想著自己得去洗車。這種經常的興趣流失現象，對於長期忍受的配偶會造成婚姻不諧這是可想而知的。

注意力缺失的成年人他們嚴重的分心，是造成另外兩種徵候的原因。一是ADD成年人很難把事情條理化，二是他很容易忘記幾分鐘前正在做、正在想或正在說的事，他總是快速地從一個活動、一個人或一種想法跳到另一種，使他的努力沒有成果。結果他做事總是有頭無尾，有始無終。

3. 身體上或精神上的過動（physical or mental hyperactivity）。對於身體上的過動，我們都很容易可以認出，就是像成年人走來走去，不停搖晃著腿，或經常的胡寫亂畫，或咬指甲。精神上的過動就等於腳不停的在腦中擺動著，這是個吵鬧、呼呼出聲的腦，這個人經常打斷別人；在談話中，別人還未準備好時他就已改變話題；晚上時，又因腦的攪動無法入睡。

最後一點，ADD不太讓人了解的一面就是，有些患者（不過不是全部患者）會現出社交技巧的特別缺失。ADD小孩常因他們不能準確的看出其他小孩的心意，或是完全不能領會，以致很難交上朋友或繼續做朋友。比如，有個ADD小男孩，參與了一場假裝的打鬥，卻因沒能看出他的朋友表示打夠了的提示，而不知道在該停的時候停，結果他的朋友很憤怒，終於眞的打起來，這段友誼也就陷於危險了。

爲什麼ADD患者在領會社交生活上的提示顯得有困難，這個問題還不清楚，雖然許多人認爲是呼呼地響的腦造成的另一種後果。因爲他們不能持續夠長的時間來觀察肢體語言，結果就無法理解肢體語言。依這個理論來看，ADD成年人在童年時期，就在腦中有許多活動下度過了，結果沒能像我們一樣，接受到同樣的校園訓練，學會去理解別人。

然而，ADD患者在社交技巧的缺失可能是基本的而不是附屬的缺失。也就是說社交智慧（social intelligence）的問題是這種徵候的主要部分。這種想法主要是來自認知心理學家豪爾・迦納（Howard Gardner）的研究，在他所著的《心智架構》（*Frames of Mind: The Theory of Multiple Intelligences*）書中說人們並不是只擁有一種一般性的智慧，而是擁有許多種不同的智慧。依迦納的說法，社交智慧，一種解釋及了解我們自己及我們周圍的人的能力，是至少八種智慧中的一種。一個人可能在社交智慧相對的「低」，然而在其他智慧上，像數學及音樂爲主的智慧上卻是極佳的。由生理機制所引起的社交能力的缺失，可能牽涉到憂鬱症，當然也牽涉到自閉症的陰影形式，也可能注意力缺失症的有些形式，同樣牽涉到腦部處理社會生活的能力的不同。

輕微型

在ＡＤＤ成年人明顯的例子中，由以上這些核心徵候群可以明白他們的生活。嚴重的ＡＤＤ成年人就像他們孩童時期一樣，不能充分發揮他們的潛能，當情形嚴重時，患者似乎永遠等不到那種時候，總覺得很困惑不知何時才能發揮他的能力。一個盛發ＡＤＤ的典型例子就是，一個很聰明的人，不能控制自己的生活，隨著年歲而變得愈來愈沒紀律、更不安及沮喪。

輕微的ＡＤＤ者，看來就大不相同了；比起他那嚴重受困擾的弟兄，他就不單是個比較不混亂的雙胞弟兄而已。乍看之下，ＡＤＤ輕微患者，似乎一點也不像個四十多歲的Mensa成員還在試著實際運用他的智慧。過動確有它的好處：充滿活力、熱心，又很能集中，這些都能在特定領域上，把人帶到極高點。急診室醫師，高風險的期貨交易員，影界鉅子，這些都顯示輕微過動的症狀，許多事實上可能有隱約的失常。當有一個職業，需要它的從事者能從一個極度緊張的情形閃電式的馬上轉變到另一種境況時，如果能有點過動性可能是一件好事。他的喜好風險，使他在需要承擔高風險的事業上能大有成就，例如企業家或投機資本家。在過去幾個世紀，這些人可能已成為軍事冒險者或探險家。因此這些輕微的ＡＤＤ者，當他的工作能與他輕易跳躍的心思相配時，他可以有令人讚賞的成功生活。他可能是個一流的推銷員但是不會寫報告，或是個財務總裁但是不會自己報稅。當然，他一定是雜亂無章的。但是，這些短處對輕微ADD者並不會削弱他的能力。

輕微ADD成年人，除了照定義上有輕微的問題這個事實之外，他享受著嚴重型患者所沒有的好處。首先，他有能力察覺及評估那些問題。像ADD這種毛病，會影響思想及情緒，它打擊著基本認知的過程。一個ADD成年人如果想要接受他自己的不正常，他思考的紊亂性會使得他所看到的是一個一無是處的人，這就是「鏡中的雜音」，一個使他無法合理的看到自我的噪音。相對的，輕度過動的成年人，能享受能衡量自己的幸運，看事情更精確、更眞實。像一個努力工作者，他錯過了截止期限，他需要想辦法來補救這個缺陷。換句話說，輕微的ADD患者，能形成一個連貫性、整體性的自我形象，它有著連貫性的優點與缺點。但嚴重的過動者，他的思想及觀察能力如此的模糊，以致很難策劃任何事，包括他的自我意識。

因此一個輕微ADD成年人，這個不太有條理的人，可以買本能讓他策劃他生活的書，然後眞正使用它來使他的生活條理化，這就能補救他的短處。而嚴重的ADD者則無法得到外力的補救。輕微者由於能比較好的控制他的「注意機制」，他能注意他的弱點，及應用自我改善的策略，而使他的生活就緒。如此，輕微的ADD執行總裁，可能有心地培養對他的行事曆的強迫性依賴，在一天中反覆檢查，再核對。雖然這些輕微ADD患者，很難記住所有該做的，但他們注意力缺失的輕微性，使他們可以「記住要去記住」（remember to remember）；他們的記憶程度還夠好到讓他們知道要去找「記憶幫助」的東西來幫忙記憶，如沒有這些，他就可能迷失了。

一個治療師的故事

雖然輕微ＡＤＤ者對工作通常能勝任，但他們的私生活卻是另外一回事。他們有多種輕微候群，眞正的麻煩則表現在社交圈上。下面就是個例子。黛比，五十歲，以前是個治療師，就是最能完全表現這種「出外一條龍，在家一條蟲」兩相矛盾的例子。這是許多輕微ＡＤＤ專業人士常面對的。

多年來，黛比是個了不起的治療師，她在學校受到良好的訓練，她一開始執業，馬上成爲這個行業的寵兒，她是那個城市的治療圈中一個新起之星。促使她成功的一個原因，是她能集中注意在他人的問題上，就如她自己所說，她不只是個好的聆聽者，而且是個有深度的聽眾，她能完全地感興趣的專心在她病人的生活。對她的朋友，她也是如此全神貫注，她花了很多年的時間處理她朋友的問題和參與朋友的麻煩上。

不幸的是，她這種全然融入他人生活的能力，對她的病人是有益的，但對她自己是具破壞性的。她說，「當他們變好而我變壞了。」」這問題在於她這種聆聽的能力是出於她尚未被診斷出的ＡＤＤ。黛比就像大部分的ＡＤＤ患者，不論輕微與否，都是容易依賴環境的，就像教科書上所謂的「刺激引發」（stimulus-bound）型病人，在羅夏墨跡中，他們只看到紅色墨跡一樣。對黛比來說，病人及朋友的問題就是紅色墨跡，她被這些問題吸引，她別無他法，只有看著這些問題，想著它們，與這些問題活在一起。她說：

我們這些有ＡＤＤ者，發現其他人是很有傳染性的。我會與病人坐下來，以一種我並不知道的程度，看待病人的問題。然後，我變成了我的病人，如同我們變成我們的小孩一樣。

至於黛比的生活，她從一個生活危機急跳入另一個，並不是因爲治療是她所選擇的職業，而是因爲人們生活中的危機，如此有力的使她的注意陷入其中。基本上，黛比無法停止介入他人的生活，當她很想把寫作發展成她的第二事業時，她卻無法在病人與朋友的療程間所空出來的時間裡寫作。生活上的刺激太具有強迫性，使她對於「注意機制」的控制就太弱了，她不能隨她意志來集中注意。她不能在白天當治療師的工作開始前的早上，坐在書桌前，寫下一篇優雅的散文。黛比由於不可抗拒的被拉到他人生活的這種「刺激物」，結果她就變得愈來愈沒規律，終究演變成嚴重憂鬱症。

隨著時間的過去，黛比私人的生活品質逐漸變差了。在她終於停止看病人，以便能全時間投入寫作後不久，她遇上一個男人，與他結婚了。以她現在來看，當時他本身就正受著ＡＤＤ之苦而且是盛發型，他是個在最好及最壞兩方面看來都極強烈的ＡＤＤ。炫耀的，精力充沛的，又極爲風趣，但也完全沒有責任感，任何計劃都沒法做到結束。他總是懷著計劃，但事實上，他就是在屋裡坐著，吸大麻（大麻對許多過動症是特效藥，但是特別具破壞性）。〔一般來說，當ＡＤＤ者吸毒時，他們選擇大麻使他們安靜，或選擇興奮劑如古柯鹼〔cocaine〕或安非他命〔amphetamine〕，這些會使腦部代謝較慢的部分加快速度。

這三種毒品都能給予暫時紓解，但結果產生的問題比解決的更多。」結果，他的大夢想沒有一樣能達成，黛比的儲蓄就用來維持兩人的生活。

這樣的婚姻行不通是一點不會讓人驚奇的。在婚姻狀況不好的那幾年中，黛比陷入蟄伏狀態中。技術上她被診斷爲臨床憂鬱症，她是如此不快樂，以致幾乎到達阻礙性憂鬱（retarded depression），也就是說一個人簡直就是不動的。她今天說，「我對整個婚姻沒能做點什麼。」她過了六年非常消極的婚姻生活，六年中她最多的活動就是躺在床上看書，寫作是更不用說了。當她最後被介紹給我時，我看到的是一個女人坐在椅子上，看起來就像死了一樣。

把注意放在注意上

我是第一個建議對黛比做ＡＤＤ診斷的人，這看來是跳了一大步，因爲黛比是很明顯的憂鬱，但是黛比以前的醫師，也是我的朋友，曾經試著去治療她的憂鬱，只是沒有一樣見效。抗憂鬱症藥物應該是最好的選擇，卻對她的痛苦一點也沒作用，事實似乎還變得更糟。她的醫師把她介紹給我，因爲他也開始想知道是否應該以另一種角度來觀察她的認知或思考過程。

從這個角度看來，ＡＤＤ並不單純只是書上增加的一種診斷而已，它是一種新的診斷，是依通常精神病學的情緒等級爲先，其餘都是次要的診斷。在「把注意放在注意上」這個議題中，ＡＤＤ的研究者挑戰現代精神病學一種最基本的正統看法：情緒最優先，其餘殿後。

對大多數的精神病學家，情緒是評估病人的首要類別；當一個新病人到達他辦公室時，這個精神病學家就會很自動的先去尋找病人是否有情緒上的問題，因爲他在學校受的訓練是這樣教他的，他根本不會去想是腦部思想與感覺器官的問題。但是對ＡＤＤ有豐富工作知識的精神病學家就不同：他們會找尋基本心理思考能力的瑕疵，這些瑕疵可能引起次要的，痛苦的情感。

這兩種不同的說法引起的後果是很深切的，對黛比就是如此。對我來說，現在問題就變成是否在黛比很明顯的憂鬱症之下，存在著注意力的問題，這個注意力的缺失使她有情緒問題，而情緒問題又造成了她的憂鬱症。而黛比的確是個輕度過動的成年人，即使只是輕微的毛病也足夠阻礙她多年的寫作雄心，及造成她過度陷入他人的問題中。書桌上擺著毫無生氣的寫作，而作者正全心向著電話那頭被痛苦控制的同志，這樣的組合是致命的，也確定會使她演變到嚴重憂鬱症。

由於我診斷出黛比是ＡＤＤ，使得黛比對她的問題有了非常不同的解釋。黛比也像大多數在治療中的病人一樣，總是單純的假定她的憂鬱症是起源於她的孩童時期，她把問題歸因於她與母親之間不良的關係，她母親是個嚴厲、有控制性的婦人，她盡力要把她正值青春期喧鬧女兒的精神消滅掉。這種分析似乎很合邏輯，因爲與母親的不良關係確實導致許多人變成憂鬱的女兒。

黛比在遇到我之前，已經在這樣的關係下做了二十多年的治療師，這樣的工作過程是一點也不輕鬆。對我來說，診斷黛比是ＡＤＤ的一個很有意義的指標，就是黛比到目前爲止沒有完成任何一個計畫，她始終是有頭無尾。她沒有設立一些合理的目標再去達成它們，反而，她會雙腳一蹬就跳入一個寫作計劃，卻只發現她的精力及熱誠都已失去，就這樣另一個主意或寫作計劃也放棄了。她對環境的依賴性對這方面更是沒有助益，因爲治療師是她的正規工作，而所有她的寫作是要自動自發的。（這並不表示如果你有ADD的話就不能當作家，但如果你有ADD而想要寫作，你最好可能由編輯訂下嚴格的期限，一個你可以對環境有強烈需求的情況。）黛比因爲大部分的時間沒照規劃進行，所以就變得非常無聊又很沮喪。也就是說，她沒能充分地運用她的智力；她沒有把對工作的那種投入放在她對生活的野心，而一般有她這樣能力的人，都辦得到的。

當我與黛比繼續談話，我發現黛比在身體上似乎是很安靜，甚至可說不愛動，但精神上卻是狂亂的。從外表看來，她表現出來的就像是患有阻礙性憂鬱症，但內在的，她的腦部不停的攪動，繼續尋找著焦點。除非當她過份注意在她的病人與朋友們生活上的故事時，她的腦子是一刻也靜不下的。

把黛比無法完成一個計劃及她體內的過動這兩件事合在一起，就足夠對她做出ADD的診斷。對黛比來說，她自己是個受過心理分析訓練的治療師，而以這種方式來看她自己的生活和她的問題，實在不能不說是太具革命性了。在她四十多年生命中，她第一次去做治療而沒談到她母親。她現在開始重新看待她自己的生活——她的工作問題，她的婚姻，及她的幼年時期——經由她腦的基本思想過程來看。當她把對她母親那種深刻的影響暫且擱置時，她開始對她的憂鬱症有不同的了解。

當她開始清楚的看到她注意力的缺失，是如何的阻礙她當作家的野心，她也開始了解她的憂鬱症是對潛在的缺陷的一種合理的反應。就像一個盲人會為看不見而沮喪，黛比現在了解到，她是因為她的腦部難於維持專心而變得憂鬱。

除此之外，她開始理解到她自己對憂鬱的經驗與一般典型的憂鬱症的經驗不同。一般臨床的憂鬱症憂鬱的情緒是遍佈、不能紓解的；這種臨床上憂鬱症的病人，不管環境如何，總是停留在憂鬱心態，它是不會因環境而有反應。

但由注意力缺失引起的憂鬱，會對環境有高度反應，只要環境中有事情可以吸引他的興趣，這個有ADD的憂鬱病人會忘了幾分鐘前他還是沮喪的。ADD者情緒會有巨大的變化，黛比就是如此，當她不去想她的壞情緒是由何而來，而開始去思考她的壞情緒如何影響她時，她發現事實上她的憂鬱很容易在適當情形下消散。她是如此受環境所左右，她可以在惡劣環境下陷入完全絕望，在好的環境下又好轉。就像她解釋的：

ADD的毛病有一部分是受場所影響的，也就是你會融入環境裡。我開始發現我的憂鬱並不是像感覺得這麼嚴重，因為假如你把我放進一個不同的環境，我可能不會是憂鬱的。

黛比是一個對愛的環境依賴的女人，當被鎖在一個不好的婚姻中，她在每一方面都深深的受到這個婚姻的影響。這個有缺陷的婚姻，使她比沒有ADD的女人，在同樣的婚姻情境時更憂鬱：因為她在精神上或情緒上無法獨立，無法不被周圍發生的大事所影響，她沒有任何方法能把她自己與她的婚姻分開來，結果她陷入嚴重的憂鬱症。

更糟的是，她又受ADD者的過度集中傾向所害，她全心集中在她自己的憂鬱上，也就是說，她對她的絕望上癮了。她不能想別的事，她的心思完全被她的憂鬱佔住，這不只是因爲痛苦使她不能不想，而是ADD者渙散的注意力問題使強烈的憂鬱症變成一個獨特的注意力集中點，使她去集中注意，這個現象至少在黛比身上是如此。

因此，不管她的幼年時期在她成長的痛苦中佔有什麼角色，黛比的思想過程遠比她的童年經驗更能驅使她走向崩潰。而也就是這些思想過程需要治療師的注意。

黛比被說服了，她接受一種處方藥 Cylert 。這是一種興奮劑，就像 Ritalin 一樣，治療ADD是非常有效的：

剛開始這藥並没發生作用。我覺得完全被綁住了，我的腦筋凍結得更嚴重，我想這種藥在某些方面使ADD更惡化；我更没秩序，我的房間也較凌亂。但在服用了二個月後，我能在早晨坐下來，持續寫作五小時，我能有專心的時段。

然後，幾乎是奇蹟似的，她的憂鬱症也消失了：

這處方藥的確提起我的精神，雖然我不能確定是它提起我的精神，或是因爲它讓我能夠寫作而因此提高我的興緻，但我相當確定是因爲它讓我能寫作而提昇我的精神。

最使她吃驚的是：黛比的童年時期並沒有改變，而這童年時期是我在治療時不鼓勵她多談的。但現在她成了一個新的女人，這是因爲改變她專心注意的能力，情緒也隨著思想過程而來。在開始服用Cylert一段短時間後，又學習以不同方法來應付ADD，她終於變成一個高知名度、成功的新聞記者，這是一個使人吃驚又高興的附帶結果（second act）。

我們可以順道一提，黛比所從事的事業是ADD的最好榜樣：她飛過半個地球，來到戰區開始她的新生活的工作，從事自由業，成爲戰區特派員。ADD的腦要找尋刺激，而沒有多少人類經驗比戰爭更具刺激性。

今天，在接受ADD的診斷三年後，黛比對發生在她身上的奇蹟有許多的想法：

我是個過動者的一個不尋常的版本，因爲我曾做過許多的心理分析，而在這心理分析中，有自我審察的觀念，就是治療師與病人合作一起建立這種自我審察。我從十九歲開始做分析到二十九歲結束，我也眞的建立了這樣的自我。所以我認爲對我而言，心理分析也是對ADD的一種治療，雖然這不是我們原來的目的。我想有許多ADD的人並不像我這麼自覺，我是因爲這種心理分析，這種深度的訓練，使我如此，使我能審察自我。如果沒有那十年的訓練，今天的我看來會十分不同。沒有那些訓練，我也會是一團糟，會比較不自覺，不善於觀察，更容易受情緒所左右。

但這種分析同時也是不好的，因爲這種自我反省使我沮喪。我很容易被生活中黑暗的一面所左右，這就叫做憂鬱。現在我相信，我對黑暗面的念念不忘，事實上是一種認知的問題。它是我的注意力過度集中的問題的一部分。所以對我而言，自我審察是一把雙刃劍。

今天，在經過診斷後，有了處方藥及分析，我得到前所未有的情緒智慧。我第一次有一種上下銜接的感覺。如果我今天在鄉間，有一種空曠荒涼的感覺，我不會就說「我是個可怕的人」而開始反覆思索著所有在我身上發生過的壞事，現在我能就說「這是一個灰色的日子」，然後我知道我需要更多的刺激來使我高興起來。

黛比也開始思考輕微ＡＤＤ的特質。那是一種與造成她前夫不在常軌生活的明顯ＡＤＤ例子相反的。

我想大部分有明顯ＡＤＤ的人是不能做決定的，於是生活就替他們做決定。他們是與刺激物緊緊相連的，像問題小孩或難以應付的丈夫就是他們生活的全部，他們不會對抗它。而輕微ＡＤＤ者，自己可以決定哪些事情才是重點。

我也想到有關構想（form）的事。我知道嚴重ＡＤＤ的人不能達到他們的構想。他們在工作上、在生活中，無法不被負面的刺激所影響。而你知道你可以控制你的生活，你的情緒，你的生命，甚至你寫在紙頭上的字，這個自信心是所有事情中最重要的，它是你的一切。

女人到底要什麼

當想到ADD輕微型時，一個很快浮出的主題就是女性的問題。當你與一些診斷出這種毛病的女性談話時，早晚你會經歷到一種似曾相識的震驚：她們描述的許多注意力缺失引起的問題，看來都如此熟悉。像一個只愛已婚男人的女人，一個工作上出色卻在戀愛上很不幸的女人，一個瘋了似的家庭主婦——所有這些文明型態有時可能是由於未被診斷出或沒被猜想過的輕微ADD發展而來的。

首先是ADD在羅曼史上的效應，輕微的ADD女人（當然嚴重型的女人也在內）她的戀愛生活就是充滿著困難，沒有其他辦法。雖然比起同樣情況下的男性，她還是比較有利。因爲小女孩的左腦比較有活力，她們比較能補救ADD的基本毛病，特別是社交智力的缺失。（一些毛病當它們發生在女性身上情況比較輕微，而發生在男性身上就相當嚴重，這種現象也可以在其他毛病上發現，例如fragile-X徵候群就是顯著的例子。）

因此對輕微ADD的女人，她的問題可能不是得罪她想要吸引的人，她自孩童起，就已經知道如何結交朋友及保持朋友。她不會在社交上笨手笨腳，她會因ADD的精力及熱情使她看來充滿活力，吸引人。她的社交問題是在不能決定誰可以交往而誰又不能交往。她可能選錯了男人去愛，而且重複著同樣的錯誤，她可能沒學到一些社交上的含蓄提示，而這是其他女性一開始就會的。

在ADD群中另有一類型，就是可能看到太多提示。她在過濾資料上有困難，結果她對遇到的人無法作取捨。她沒有分析重要性的技巧，而這是一般非ADD女人都有的能力。當你對一個未來的約會友伴有成堆的資料，裡面有好的，也有一些是不好的，如果沒有分析資料的能力和技巧，她就淹沒在這堆好壞兼有的訊息中，無從取捨了。

除了面對因社交方面引起的問題以外，ADD女人可能在選擇伴侶時遇上麻煩。ADD女人因極度需要刺激物可能非常容易陷入激情。爲什麼一個稍微過動的女人會選上那些對她而言是「不好」的男人，一個最可能的重要原因就是壞男人維持她的興趣遠比「無趣」的好男人久。有些女人也了解她們這項特點，她們會說她們需要一個有「個性」（edge）的男人。依不同女人，「個性」可能表示一個搖滾歌手或是娛樂界大亨或憂鬱的詩人，但不管是哪一類型的，這些女人明確知道什麼是她們所不要的：她們不要歐塞・尼爾森（Ozzie Nelson，譯註：四十年代的廣播劇主角，是個標準丈夫），她們就是不要出現在眼前的總是安靜與穩定的丈夫，來讓她感覺渴望著刺激。

受到美國大量自助性出版品的幫忙與影響，這種女人可能相信她們的寧願選擇「不好」，是由於她們有過「不好」的幼年時期，或由於有太大野心與創造力，以致不能安於好男人，或是聰明的女人們總做愚昧的選擇。她們所沒猜想過的就是她們這種愛情的選擇是根源於生理機制，也就是她們腦中注意機制的缺陷所引起。

我有一個病人，是一個非常成功的職業婦女，她浪費了二十年的時間愛上錯誤的男人，當她終於能愛上一個好男人時，卻發現自己正在疏遠他，所以她來找我幫忙。她說到最近與這個男人在一起的一個不愉快的晚上，而這樣的晚上，在她身上發生得比大多數的女人還頻繁。

在她好不容易熬過工作壓力很大的一個禮拜後，她的情人為她準備了令人羨慕的晚餐：酒、美食及燭光，接著又按摩。這是個幻想的傑作，是大多數女人只能夢想著的晚上。當然這也是她的夢想，所以當她發現她自己正微妙的，固執的故意破壞這個氣氛時，她感到害怕，她不能放鬆，不能紓解，對這個男人明顯的愛她不能感到滿意。很快的，她開始挑剔他，質問他所說的小事，對他善意的評語反應尖銳，對一些其他的又完全沒反應，她就如此彆扭直到引起了一場吵架，整個晚上也就被破壞了。

她來找我幫忙。因為她很難在一段愛情關係中放鬆，而她也不願回到她以往的那種洶湧的愛情生活，她想要在愛情中穩定下來。她知道如果她破壞這段關係，這個最近離婚的單身漢沒再打電話來，這個男人會很快的退卻，她也知道威脅著她目前的關係的這些麻煩是她攪動起來的。

診斷出ADD對她是一種驚奇，雖然她對ADD的症狀一點也不陌生：她總認為她自己的過動是這個名詞的通常意義，但她從沒聯想過愛上對她並不合適的男人會與她的過動有關。她所知道的是，對她以及許多輕微ADD女人，「壞」男人在各方面，包括她的腦的生化學（biochemistry）都是非常有刺激性的。簡單的說，她就是這麼一個女人，不以古柯鹼或安非他命來自我醫療，而是以不好的男女關係這種「藥」來醫治。這就是為什麼有ADD的人會與其他ADD的人結婚：他們選擇對方是因爲ADD的人能夠可靠的供給對方高度的刺激。就像黛比一樣。

一旦她接受診斷然後開始治療後，她的生活有了根本的改變。現在，她第一次可以靜靜坐著：她可以在溫煦的愛情下度過寧靜的一天，她現在不但能與一個好男人有和睦的關係，而且還能享受這種愛中的寧靜時光。這樣的不同是如此使她驚奇，她甚至把這種處方藥稱爲「愛情魔藥」（love potion）。如果沒有這種藥，她無法去愛一個值得愛的男人。

瘋狂的家庭主婦

由約會的階段轉入結婚生活，在生活中同時扮演妻子與母親的角色，即使是非常輕微的ADD者，也都對她們的生活有嚴重的影響。過動的女人可能發現奶瓶與尿布這種生活太沒有刺激，度日如年是極爲難過的。不只被限制在家中時會變得厭倦，她同時也發現她的情緒及體內精神敏銳度衰退。這是因爲輕度ADD女人她留在家中與小孩在一起時，基本上是放棄了外面廣大世界中具有的高度刺激這良藥。而一個沒有服藥的ADD者不能好好集中精神，注意力溜掉了，造成了混亂，混亂造成焦慮，這些造成懷疑，最後是整天惴惴不安。

同時，全職的母親角色所必備的一心多用能力對一個即使只是輕微ADD的女人，也是極端的困難。從一個ADD者的觀點在看，小孩就是百分之百的注意力轉移機器：他們的需要是從來不能預料的，而且他們生活中一個最重要的任務就是打斷父母親正在做的事。

沒有注意力問題的人們可以順利捱過這樣的父母親時期，因爲他們會記得被打斷前他們正在做的事。但是ADD母親就發現她自己完全記不得在被打斷前她正在做什麼事，正要去什麼地方，或是她正在想什麼事。更糟的是家庭主婦需要極好的組織能力。當你有注意力缺失問題時，一間房子可以變成像大穀倉似的，許多明明在裡面的東西都會在當中不見了。玩具、帳單、遙控器等，對ADD的腦筋來說，要記住的東西數量實在是太多了。當ADD的母親發現她自己不停的找著夏令營的申請表格，或找著原以爲已經放回醫藥櫥的咳嗽糖漿，或是她以爲已經放回皮包的鑰匙，這些都使她大發脾氣。而即使輕微ADD者都帶有的易怒個性更是火上加油，使她無法忍受料理家事。

最後一點就是，輕微ADD者全職家庭主婦如果對環境有依賴性時，她們的生活很痛苦。每當她踏入一個雜亂的房間，裡面有孩子、貓、狗（有時也有丈夫在內），她就像被帶到一堆刺激物前，無法專心做完一件事，而屋子總是雜亂的。就像一個女人描述著以下的現象：

> 我會在走進廚房時，看到髒碗碟時想著：「喔，我必須洗這些碗碟。」但是當我到車庫去拿洗碗精時，擦身經過洗衣籃時就想：「喔，我應該洗這些衣服。」然後當我開始把衣服分類時，我會看到破襪子然後又想：「喔，我應該修補這隻襪子。」……然後因爲我什麼事都沒做成，我就覺得自己糟透了。

這個女人正遭受著嚴重的ＡＤＤ症，眞正地深受房子之苦，每次提到總是不由得哭著。輕微ＡＤＤ者雖不至於由於周圍環境的需要而哭泣，但是她每次在屋子內走動時總無法不被「這些需要做的事」所砲轟。對ＡＤＤ女人來說，當某人的情人是比當某人的妻子或某人的母親容易多了。最後，對ＡＤＤ的已婚婦女而言，照料家庭很容易消耗掉她所有清醒著的時刻，就像黛比在當治療師那些年一樣。另有一個我的女病人，一直到她四十多歲時都沒被診斷出ＡＤＤ（後來是由於她的兩個小孩都在接受這種病的治療她才被診斷出），她這樣寫著：

我與生俱來就是照顧他人犧牲自己的女性角色，加上被訓練，被灌輸著女性應該照顧他人犧牲自己，我的那些思想開放的朋友總是說我爲丈夫爲小孩及爲母親做得太多了。即使我那些上班的朋友也能爲他們自己留點空間，但是我卻一點也沒有。

結果在我一口氣看完一百多本自助的書，包括從布雷蕭（John Bradshaw）到皮爾（Norman Vincent Peale），我並沒覺得快樂些或是把我的生活打理得更順暢。諮商與心理治療完全不發生作用，基本上只是順利度過當前的風暴而已。我像上了癮一樣，瘋狂的想要回到照顧別人這個第一要務上面去。

像許多ＡＤＤ者，這個女人是受她周圍環境的提示所控制，被她的環境所驅使而不是他自己內在的自我意識。因她的周圍充滿了別人的問題，她總是優先安排這些人及他們的需要。她的朋友們是對的：她是做得太多了，但並不（全）是由於她在「女性得犧牲」這種教條下長大。就像她的朋友注意到的，她們也在同樣的教育下長大但都能設法幫自己找出給自己的時間。不只如此，她的朋友們過的是她們自己的生活，而不是爲別人生活或是活在他人生活中。

因此就像這個病人所說，母性的「給予」特性對患有ADD的母親就會是個問題，因爲她很容易對他人的刺激事件上癮，就像所有使人上癮的東西一樣。對他人的問題上癮也給了她樂趣：ADD母親過份的參與整個家庭的生活可能也使得她更安靜更有條理。簡單的說，她對環境的依賴可以說是她的毛病的主要症狀，同時也是她對完全無秩序的一種防衛，這正是我的病人在她終於接受診斷而開始治療時發現的。如她所寫的：

> 在接受治療後，我理解到我當妻子與母親的角色使我能集中精力，而不至於無聊，使我能把我豐富的精力放在他人的計劃及每日發生的緊急事件上。

她完全沈浸在照顧他人的角色而有自我醫療的作用，等於化學藥品一樣。如同對古柯鹼上癮能使過動者安靜及變得有條理一樣，對所喜愛的人的問題上癮能使過動的母親安靜及有條理。

行動緩慢的腦

對大部分的人來說，像古柯鹼這種藥物或是過份介入他人的問題當然並不能發揮安靜作用。對一般正常人而言，古柯鹼及家庭問題使人激動而不是使人鎮靜。

ADD者腦的生理機制是不同的。目前有關ADD的神經生物學（neurobiology）上最有名的研究是國家心理衛生院的研究者薩麥特金（Alan J. Zametkin）發現，ADD者的問題在於腦的新陳代謝。比較有趣的是，他的結果與我們可能預期的相反：在腦的前葉（與牽涉到狂怒症同一地區），過動者腦的新陳代謝並非比他人快，反而是慢。也就是說ADD者腦前葉的新陳代謝是緩慢的。在薩麥特金的研究中發現有許多成人過動者，在他們腦中專門控制注意力、運動衝動（motor impulse）及抑制衝動的能力的區域，對糖的新陳代謝的速度比正常人慢百分之十到百分之十二，而糖對腦就像是汽油對汽車的關係一樣，腦需要能量來維持心理與身體集中，沒有這種能量，思想與行爲就轉得失控了。

由薩麥特金的發現，可解釋爲什麼像 Ritalin 這樣的刺激性藥物能用來控制ADD的症狀。可能是 Ritalin、Dexedrine 及 Cylert 的作用可加速腦的新陳代謝，而這些藥物之所以有這樣的作用，是因爲它們能提高神經傳導物質的濃度，像多巴胺及正腎上腺素，這就可以解釋爲什麼有些抗憂鬱症藥物也能治療ADD。一些像 Norpramin、Effexor 及 Wellbutrin 這些抗憂鬱症藥物，當它們影響多巴胺及正腎上腺素濃度時，同時也可用來治療ADD。所以街頭販賣的毒品像古柯鹼，因它能提高多巴胺濃度，也會有同樣作用。UCLA神經精神研究院小兒與青春期心理藥理學的主任及ADD權威謝金博士（Dr. Walid Shekim）認爲古柯鹼的鎮靜作用可以當做ADD診斷的檢驗標記。有個年輕人告訴他：「當我的朋友們服用古柯鹼，他們變興奮了，而我卻變得慎重了。」（當然古柯鹼不能作爲長期治療ADD之用，除了因爲它不合法之外，它對腦的作用遠超過多巴胺類的作用，它的作用太大了，而且有極大成癮性；就像尼古丁（nicotine）一樣的成癮性，而尼古丁也是治療ADD的良藥。調查顯示ADD群的吸菸比率是非ADD群的三倍。相對的，雖然Ritalin是被美國聯邦政府列爲管制藥品，實際上它是不會使人上癮的。）

同樣的理由，輕微的ADD者很可能經由刺激性行爲來自我醫療。明顯的ADD成人們是以喜愛冒險出名的，任何能使大腦震驚的狀況都會吸引他們，不論是賽車的駕駛，公司的交易或是與情人大聲對喊。我們當中強烈的ADD患者總是在那些高危險情況下感覺最鎭靜及最有條理；而輕微ADD者，可能就以輕微的刺激性事物來自我醫療。在婚姻中，就每日處理家人的需要與麻煩這類小事；而在婚姻生活外，就找不合適的人當情人。任何一種生活的選擇都將爲ADD成人帶來必要的震盪，卻也是一種生理上紓解作用的生活。兩種生活的重點都在ADD的腦。

男人、愛情及ADD

在這本書所提所有的陰影徵候群中，ADD可能是在兩性之間引起最多麻煩的。ADD與戀愛問題的關聯在幾年前我第一次遇到。當時有個男性病人一看到我就說，他看過所有有關男人不能親密的書，然後他告訴我說，「我就是那個男人，」他對無法與女人或小孩維持親密關係感到極大的愧疚，他說，「我不能讓人信任，我不能發展親密關係。」為此他來找尋治療方法。

事實上他真正的問題就是一個過動成人的明顯例子。他不能有親密關係是因為他無法靜坐到親密的感覺自己發生出來。他不能忍受室內安靜的時刻，他受不了與他的小孩或妻子這樣坐著，他就是做不到，就像過動小孩無法靜坐著做學校功課一樣。這個男人在個人生活上的失敗就與過動小孩可能在學校表現不好是同樣的理由：他無法集中注意。

ADD男性一些基本上的缺失或許可以單純的歸因於他是個男人：不注意傾聽，不察覺感情，不記得把碗碟放入洗碗機。但是並不是所有男人都有這些問題，如果一個男人有這些問題他可能需要重新觀察。因為這問題可能不在於他的「男人的本質」（maleness），而是由於他的腦的作用。事實上，當一個男人有神經系統上的注意力問題時，他在愛情及婚姻上並不會比他還是小男孩時對學校的功課上更留心。如果他的毛病沒被診斷出，這個ADD成人的缺乏注意看來就像是缺少愛與體貼。這看來就像是個性上的缺點：特別的「男性」個性的缺點。

這並非說ADD男人沒察覺到這個問題。大衛是一個在四十多歲才被診斷出ADD的藥廠行銷部經理，他深深感受到他自己對親密關係的問題，他說：

就像說當我在辦公室時，我可能正想著我的家庭生活，因為在那時刻我想要與我太太分享我的領悟。然而當我回到家中與她在床上時，我卻可能想到在辦公室發生的事情，所以對我太太來說，現在躺在她身邊，她所嫁的這個男人，是個冷酷沒感覺的男人，她正在與我說話而我卻沒聽進去。

在ADD男人難以達成親密關係的問題上，再加上他的健忘毛病，你就很快會發現一群徹底被激怒的太太。大衛說：

我會告訴我太太說我正準備去店裡買些東西，然後她就說順便帶些乳酪、一條麪包及一瓶牛奶。可能就在我走出門時我已經忘了一樣，而在我到達店裡時我已經把三樣全都忘了。你就是一定要靠便條紙過日子。

不用說，不能專心、煩躁不安及衝動性是婚姻的致命傷，而在約會時這些特性更可以是終結者。不論結婚與否，當他們還未被診斷出ADD時，兩人很容易陷入互相責備與產生罪惡感的惡性循環中，而這樣對整個情況一點好處都沒有。如果對驅使他們有這種行爲的病症沒有眞正的理解時，兩方都沒有辦法踏出那必要的一步來解決它。

有高貴心腸的摩托車騎士

陰影徵候（或是盛發型）表現的方式多少與個人的成長背景有相當的關係。藍領階級的ADD男孩，不論輕微型或嚴重型的，都與同樣毛病的中上階層男孩看來不一樣。因為他們生長的文化會使得他們的問題與精力朝不同的方向發展。結果藍領階級的ADD男孩與白領階級的ADD男孩長大後將成為不同「類型」的成人。

瑞克・渥克是個住在紐澤西州的電工，他是在藍領工人家庭成長的輕微型ADD小孩。如同許多有ADD的成年人，特別是比較輕微型的，他的ADD是在他的一個小孩被診斷出後他才被診斷出。這小孩是他的第二個女兒，她是在瑞克及他太太派駐在德國時早產的小女孩。他記得，「她出生時才一千三百公克，在她小時候我們必須一直帶她去做物理治療，然後她開始上學了。她在幼稚園及一年級就有問題了，她非常容易分心，她是活在她的小世界中。」她的女兒妮可非常聰明：她的語言分數很高而且IQ測試達到一四八，但她在學校成績很差以致她的老師建議她該重讀一年級。瑞克雖然能爭取到讓她上二年級，但是她的問題變糟了：

因此學校的心理輔導人員建議我們帶她到波士頓的兒童醫院去看，因為在那裡他們有情緒問題兒童和早產兒的門診。當醫院中的人員正與我女兒談到她的問題時，有許多這些小事進入我的腦中，我發現這些事在我幼年時也發生過。

妮可被診斷為ADD，從那時起，瑞克就懷疑ADD這個標記是否也可用在他身上。他能看出來這個診斷對她女兒的行事爲人非常重要。他說：

我們讓她服用 Ritalin ，第一個晚上她似乎像被綁住一樣，她的兩眼放大，我整晚陪她坐著，就是看著她的眼睛。我太太覺得很緊張，但我說讓我們姑且一試吧！在兩星期內她似乎習慣了，她的分數開始有改善。現在她的成績簡直難以置信，而如果沒有這個藥物，老師說她亂衝亂撞，還會低聲哼唱或是傻笑。然後我自己思索著，其實我現在還做著這些事！所以我去找我的醫師，他與我總是有衝突。我有高血壓，他總是替我抽血而我很恨這個，他叫我要停止抽菸我卻不聽。我告訴他我的女兒已被診斷有ADD毛病，而我想我可能也有。對我來說，對任何人承認這種事簡直是不可思議。

瑞克要求介紹一個對ADD有專門研究的人，終於找到我的辦公室，在這裡我也確實診斷出他是輕微ADD的例子（他女兒的嚴重早產可能使她的症狀更嚴重）。而瑞克的問題是比較輕微，所以不至於使他不能就業或不能結婚生小孩。雖然學校生活是經過一番掙扎（「我一直被說是具有潛能但成就不足」），但他還是度過了，從高中畢業然後在十八歲時從軍。

大部分的時候他都能避開麻煩沒有犯法。雖然他的父親在他七歲時就過世，他上班的母親根本控制不住他，他還是儘量設法避免犯法。然而，他的行爲還是印證了即使是輕微ADD者仍是喜歡犯規的說法：

在小學五年級時，我逃學兩個星期留在家裡做一些大樓的鑰匙；我可以用銼刀磨鑰匙使它能開鎖，我做了整個燕麥罐的鑰匙。

但是瑞克對這種行爲的喜愛也使他失去一些朋友，他說：

我從來不能與較聰明的小孩在一起，因爲我做的事太幼稚所以他們把我當小孩看。一般正常小孩會避開我，所以我就與不正常小孩混在一起，而我跟他們合得來，因爲他們總是有些點子。像去取個假身份證，去買些啤酒那類事情，他們會自己打電話給警察這樣他們就會被追，然後再告訴警察他們正在鬧事（raising hell）。

瑞克也是個好鬪者是一點也不足爲奇的。「我可以跟任何人打起來，」他記得，「我經常把注意力集中於打架，因爲我喜歡打架的興奮感。」對瑞克來說，打架並不是爲了報復或在爭取青少年群中的地位，而是精神上的刺激，它是一種高峰。

在瑞克的生活中我們可以看到文化背景的影響：雖然瑞克放學後的生活可能使許多中上階層的父母親震驚，但是在他的生活中他並沒眞正越界。他所做的煽動行爲，也不過是玩弄法律。基本上，他一直是被認爲是個好的孩子。由於是個好孩子，他也得到他所需要的幫忙。有位小學老師他很相信瑞克，「他能讓我去做些事」；有位校長坐下跟他好好的談了一下前途，勸他不要在十八歲以前入伍。

（「他以前是海軍陸戰隊，」瑞克笑說，「他告訴我，『你發神經了——你不會想看到你的朋友被殺。』而我心裡正說著，是的我是要這樣，它聽起來像個冒險的經歷。」），另外有位老師辦個STEP的學習課程，讓瑞克能半工半讀。瑞克說到這個課程，「這些小孩都像我一樣，都是些暴徒，總想做點什麼事，我喜歡極了。這老師總是護衛著我們。」

在高中畢業後瑞克如願了。他說，「那是一九七二年，我認為如果我加緊些我仍趕得上越戰。」所以他從軍了。當然，當這麼多人想盡辦法避免去越南而瑞克卻想要去這個事實，可能足夠做為ADD的診斷：瑞克是受到ADD者需要看到「行動」的驅使。

他在軍中的經歷是典型輕微ADD的份子。他總是在高度緊張、極度刺激下做得最好。他在德國的任務時期是他陸軍生涯的顚峰就是這個道理：

> 在德國與在美國有很大的不同，因為在那裡你是眞的有任務在身——柏林圍牆就在那裡。我是適逢其時：殺蘇聯人。隨時待命。有時在清晨兩點接到緊急令，我喜歡極了。當我們接到緊急令時，他們以電話通知並給密碼，我會放著《現代啓示錄》（*Apocalypse Now*）的錄音帶陪伴著朶斯（Doors）的歌唱。莫里森（Jim Morrison）的一聲令下使我精神大振。我太愛我的工作了。

瑞克的工作包含戰場問題的解決：

戰場問題是一種挑戰，看我們能把大砲推多遠而沒有損壞。因爲如果你有四門大砲而有兩門壞了，這樣就不夠了。所以我們規定說如果一門大砲壞了，必須在二十四小時内修好。結果我們加入戰場問題時我們有四門大砲，出來時我們還是有四門因爲我很快就修理好了。但如果在德國時期是瑞克陸軍生涯的顚峰，則在美國德州那段思想停滯期就是最低點了。

我結束了海外的任務，接到命令要調回美國德州的虎德堡（Fort Hood），但我不想去。我開始聽到有關這個本土的任務：你不會想要這種任務，因爲它全是表面工作。當我一到德州見到上士，他立刻説，「這兒不是德國，忘記德國的一切！這兒是虎德堡，把制服穿戴整齊，頭髮理乾淨。人們會來參觀，要確定把槍枝排好。」都是這些雜事。其他人會説，「如果你離開時的官階與進來時一樣，你就是做得很好了。」

然而安份守己的過日子是ADD者最不能忍受的一件事。瑞克就像磁鐵般地吸引了無數的麻煩上身。

我不適合那種環境，他們在那裡就像是拍馬屁一樣，他們會説，「讓我們到上士的辦公室去拍馬屁，對他説的每件事都説『是』。」而我不喜歡這樣，我覺得我應該能以實際做事而不是拍馬屁來混過。

我能感覺到有事要發生在我身上，當你升級到E-7時，他們要你去拍大頭照，然後他們以顯微鏡來看這相片，看你的鬍鬚是否剛好，勳章是否掛直。我從來不符合規定。我開始收到忠告書。就是如果你做錯事就會被記錄下來，你必須表示同意或不同意這份記錄，這份記錄就放入你的檔案中，一輩子跟著你。一位西點軍校來的軍官說，「我可以毀了你的前途，」我就說，「眞的嗎？」然後他說，「對的。」我知道有人要找我麻煩。我想要像我在德國一樣，當個強硬士官完成任務，然而在這裡我好像又回到高中時期，我必須能配合他們。

我們有門大砲壞了，依照命令我應該由救難車來拉這機械，但我沒服從命令因爲我知道那樣做不安全。我就用A型框架車來拖，它雖然要多花點時間，但是它是確定能夠負荷這種重量的。這就是我的態度：要照我的方式去做。結果我的指揮官把我帶到一邊，然後他說這些人做得晚都是我的錯，那已是晚上因此我們拿著手電筒工作，所以他說要警告我。我就說，「隨你怎麼做好了！」於是我拿到警告書。在德國全部時間中我從沒拿過警告書，當時我是個好軍人。

事情變得更糟了。由於一份警告書他幾乎向一位中尉揮拳，還好後來由於一位喜歡他的老士官的阻止，他才被救了。

我營中管機械的士官很喜歡我，他是個服務已二十八年的老士官，正等著退役，所以他不想有什麼問題發生。他從窗口喊著，「渥克，我能與你談談嗎？」當我進到裡面時，他說，「你剛剛正想要打那個人，你瘋了。」

不論是否有這個管機械的老士官，瑞克知道他的脾氣不適合這種本土的任務。他沒耐性，他靜不下來，他總是在期待著行動。在德國時，戰場經驗能夠控制並引導著他ADD的衝動，但在虎德堡，他的挫折使他對西班牙裔的士官長脫口就說出「我們這裡唯一的任務就是不讓墨西哥人越過邊界」：

我其實不想這麼說，但我還是說了。結果我們就有了我這個不聽任何人指示的叛徒渥克士官。雖然這是真的，但在其他單位我也這樣做而他們喜歡這樣。所以我就說，「我服役滿就退伍。」所以我沒有重新登記入伍。人們說，「你真是瘋了，你有了十二年的現服役。」通常你必須要二十年才能退役，但我還是離開了。我應該忍耐到底，但我受不了。人們到今天仍不能相信這事。

瑞克的婚姻生活也遭遇同樣的問題：性急、沒耐性、衝動。但他與瑪莉相遇時，他正同時做著軍中每日固定的工作及高薪的市府工作，而這工作是欽佩他軍中服務表現的鄰居們幫他找到的，晚上他就耗在當地摩托車騎士酒吧。

我不敢相信瑪莉會喜歡我。她是正派的好女孩，而我是屬於另外那一邊的。我深深的愛上了她；我經常採花放在啤酒罐給她。她很喜歡這樣。我們約會一年多，然後我要她嫁給我，我從我的機車上跳下來然後一腳跪下向她求婚。這是一個願意接納我本性的人。她的母親不喜歡也不願與我有任何瓜葛——她要我把哈雷（我的重型機車）停在房子後面。

結婚後他們發現，「接納一個人的本性」在約會期間比在婚姻中容易多了：

在我去見瑞提醫生（Dr. Ratey）前，我太太和我去見婚姻顧問，因為我好像總是在自己的小世界中，我做任何決定都沒把太太加入。當我們買這間房子時，我想我們需要陽台，我就說，「我們需要陽台。」我做的下一件事就是裝了十二呎長二十四呎寬的陽台，完全沒跟她談過。我畫了設計圖，然後就建了陽台。而我也改了所有的暖氣系統。一般正常人是會先坐下來討論的。

這種行為是由ADD所驅使的：憑一時衝動而做決定（衝動性），與周圍其他事物沒有聯繫（分心），在家事決定上沒有想到要讓太太參與（社交缺失）。雖然突然建起陽台會激怒太太，但其他ADD的腦所做出來的行為更有傷害性。像他二女兒的出生對於整個家庭是一個難忘的創傷，因為瑞克處理不當。

我太太有前置胎盤的問題但沒被診斷出來。我們當時駐軍在德國，而只有軍官的太太才能去見醫生。瑪莉告訴助產士們她有腹部絞痛及血斑，而助產士們總說，「不用擔心。」最後出血得很嚴重，我們必須以救護車送她到德國醫院，醫師說，「小孩要出來了，子宮口也張開了，但我們還是要用藥試著讓小孩留在裡頭久一點。」就這樣我太太在德國醫院中，她不會說德語，開始進入分娩階段。

二十四小時後，德國醫生告訴我小孩看起來不太好，她有百分之五十的存活率，而我太太則有可能會死去。這樣，我太太經過了二十四小時，二十六小時；我非常擔心她，她絞痛得厲害，全身顫抖著，完全無法控制。所以他們準備幫她作剖腹生產，但是德國醫師的想法是把小孩儘量留在肚中久些！但是在二十四小時後醫師說，「看，現在是時候了，我將盡力而為。」他必須先破羊水，它又很難破，而妮可兩腳先出來了……我受盡了煎熬，我需要逃離那裡。妮可一出來就哭了，而我淚流滿面，我退回到窗簾後不要任何人看到我。我想著我得離開這裡，我無法忍受了，我的情緒已到達極點。我買了一箱啤酒回家，幾乎把整箱喝完。而我讓我太太獨自一個人留在醫院。

早晨我醒過來後，我回到醫院去，我太太到今天仍舊生我的氣。我離開她，因為我無法應付當時的情況，我必須離開那裡。

在太太掙扎分娩與生產後就從醫院消失不見，不管是哪一種的陰影徵候都不能作為藉口，但事實上即使是輕微的ＡＤＤ都會「迫使他有這種行動」。幾乎任何男人當處於瑞克的情形，目睹一場苦難的生產，然後生出才一千三百公克的小嬰兒時他的情緒達到極點後，可能會有想要逃離的衝動。如果一個男人沒有一點點的ＡＤＤ腦的作用，就會比較容易強迫他自己留下來。這就是**爲什麼陰影徵候群的知識是重要的：做對事情最重要的途徑就是了解什麼會讓你做錯事**。一旦你自己知道你有控制衝動的問題，就像瑞克現在知道一樣，你就比較有機會貫徹到底不放棄，因爲你知道敵人是誰。

雖然瑞克對符合當丈夫這角色有困難，但經過早產兒在醫院的住院時期後，他很容易的把自己與當父親角色的需要和責任緊緊的聯結起來。他的ＡＤＤ是部分原因：對瑞克來說，父親角色就像回到德國一樣，當父親給他一種使命。當父母親的要求及危險對他都是有刺激性的，並使他有條理，對他的女兒來說，他是個非常好的父親。

當然在他女兒小的時候，有一些健康問題得擔心。瑞克面對所有這些挑戰：

> 妮可回家三個月或五個月後，她有呼吸上的問題但醫生們說沒有任何問題。我整晚抱著她踱著走著，二十四小時抱著她，我輕拍著她的背，這是她能舒服的呼吸的唯一方法。但第二天她可能又變青了，她不能呼吸。再次的，美國人又沒診斷出，所以我就威脅上尉；我說她必須去德國醫院。結果她是嚴重肺炎。

現在瑞克的ＡＤＤ讓他去打一場不一樣的仗，一種爲他小孩的生命而戰的仗。後來又爲了他女兒的學校問題而戰，爲她的醫療問題而爭；他是他女兒最熱烈的擁護者。從前這個爲了喜歡刺激而打架的高中男孩，現在爲了他的小孩而有眞實而重要的事要堅持。

除了對他小孩的保護外，他與小孩之間單純的互動也很好：

> 在我第一個女兒出生後，突然間，我發現我與小孩相處得很好。我能坐下來與小孩玩積木玩上幾個小時，我從未想過我與小孩之間的關係會很好。在家庭聚會上我總是與小孩混在一起，我無法參與那些政治議題的談話，因爲我聽不下去。

在這方面，瑞克是有他特殊的作風。在沒有ＡＤＤ的人看來，ＡＤＤ的個性通常被看做是不成熟：ＡＤＤ患者通常有年輕人那種無止境的熱誠與天眞無邪，一部分的原因是他們充沛的精力，部分是因爲他們是如此健忘以致他們每一次的經驗都是全新的。瑞克是因爲他的毛病，他得到正面的效果：與小孩的關係很好。對小孩來說，當然生活上的經歷照定義來說都是由第一次發生而造成，而瑞克由於他的ＡＤＤ，使他能接觸到這些經驗對小孩的意義。

瑞克是個成功的父親就是他的ＡＤＤ是輕微的一個證明——像我們也看過，更嚴重的ＡＤＤ雙親無法集中注意到他們小孩身上——同時也證明毛病有時也有他的好處。瑞克的精力，他的深度及他需要有任務的過日子，所有這些都使他成爲這樣一個好父親。

如果瑞克是由中上階層的專業人士養育的，他的生活無疑會有很大的不同。不同的不只是他們會有更多的錢及更多的機會，而是由於另一種事實：白領階級對於一些男孩的行爲比較不能原諒——而這些行爲在藍領階級的社會中認爲是做一個「男孩」的正常活動。醫師、律師、教師的兒子從沒被教去使用拳頭，也不准玩任何種類的玩具武器，因此ADD的小男孩如果是中上階層的孩子就會比不是這種階層的小孩受到更多的阻擾。他可能學會把他的過動牽引出不同的結果。幾年前，在一個有關侵略性的新聞報導中（侵略性在一些小孩身上是與ADD有密切關聯），有人建議說，一個非常有侵略性的小男孩，依他們的成長環境，可長大成爲足球運動員、一個罪犯或是公司總裁。以ADD來說這種說法是很可能發生的。

羅伯，一個三十多歲的創業家，是個在專業人士家中長大的輕微ADD者。他像許多輕微ADD者一樣，過的是傳統的事業與愛情分歧的生活；他的事業非常興旺但他與女人的關係只能說是未充分發展。比較通俗的說法，羅伯是小飛俠併發症活生生的例子，是內心像小孩一樣的成年人。比較重要的是，他能成功的做生意，以及他不能成功的當丈夫與父親，這兩種都是由於腦的作用造成的。

在商界中，由於他的活力、熱心及ADD造成的創造力，再加上天生的聰明智慧，使得他創造的事業在多年來非常興旺：像電腦軟體顧問公司，對勞動階級的法律顧問服務以及房地產的評估服務，陸續獲得了豐厚的政府合同。才三十四歲的年紀，他已在最近把他的第三個事業賣得幾百萬美元。在創業領域中，他不停的開始新的事業，建立它，推動它，就這樣繼續著，幫他帶來了財富與地位。以文化觀點來說，他是一九八〇年代華爾街牛仔的親戚。是花十年時間從一個交易的高潮跳到另外一個的併吞藝術家。在那幾年中像羅伯一樣的交易者總是社論家的常談話題，交易者對於買公司再賣這種快速的賺錢方式比較有興趣，至少比要經過長時間、緩慢的建立公司來得有興趣，而羅伯的事業更確定符合這些。他總是行動得太快了，以致不能對任何事有長期的承諾——包括人或生意。

然而他能看到一個計劃完成——至少時間夠長到能出售的程度——這就顯示他的ADD是輕微的。同時在羅伯的情形，由於他有強迫症，一旦他集中在一個目標上，他的頑固超越他的分心。頑固的思想與行為在ADD群中是很普遍的：ADD的專家謝金博士估計所有ADD患者中有三分之一顯示出強迫症，雖然頑固性會很難忍受，但對輕微ADD者它卻能是有益的。謝金說：

「沒有達到一個人的潛力」雖然是對ADD成年人的一種很標準的描述，但他們中有不少人是非常成功的，尤其是那些具有強迫性者，因為他們會成為工作狂。如果有個人是過動者又非常固執的要賺錢而強迫著去做，他就會做得很好。但這通常是會付出很大的代價的，他必須犧牲其他的事。

「其他的事」一般指的就是愛情與家庭。而這就是羅伯的故事，理論上他是要在生活上有愛情與承諾的男人，想要「安頓下來」。但他除了有一個短暫的婚約在大學畢業後不久就解除外，他沒有對任何一個生活的伴侶作過承諾。他在二十歲之前的戀愛史都是如此的紛擾，以致他後來由「性」的領域中完全退出，在過去兩年中他只跟一個女人有過「性的關係」，而他是在朋友的婚禮上第一次見到她，他說：

我開車送她回旅館，而當我們到達時我們決定到酒吧去喝點酒。我們談了好幾個小時。這是我跟任何人最親密的一次談話；我們告訴對方一些我們從未與任何人談過的事情。我們像是精神的夥伴，我們就是感覺到我們完全彼此相關聯。

在清晨時候他們做愛了，而當羅伯飛回紐約後，他們繼續以電話保持聯絡。但他們沒發展出什麼關係。對這次的相遇，羅伯所能說的就是「她對我而言將永遠是個獨一無二的人」。他自己對這事也不了解。

從過動的小孩到終生不變的單身漢（女人也可能有同樣過程）這個路程是很複雜的。ADD者結婚後會遭遇的問題是夠容易理解的：ADD者的問題、健忘、分心及衝動性，早晚，可能是早些，都會成爲他被圍困著的配偶的問題。但ADD者爲什麼會先堵住結婚這條路就比較不明顯了。

當然，ADD者由追求愛情引起的問題中，有些問題會比另外一些顯而易見。簡單的說，ADD

成年人在遇到戀愛問題時可能就預期會失敗。由於社交技巧的缺乏，加上過去一直對他人世界不了解，使得他來到約會場所時，就帶著這麼難得的一點自信，想在這一次能有點了解。更甚的是，他在童年時間經歷無數次的責罵與處罰都留下記號。如同UCLA醫學院精神病學系臨床助理教授菲利浦斯博士記下的：

> 如果你跟著這些小孩過一天，你會發現他們所聽到的nos（不）、stops（停止）及donts（不要）的次數是非常驚人的。

對這些ADD男性，孩童時期責罵的聲音常常都是女性的（因爲他有許多時間是在母親與女性小學教師的陪伴）這種事實更是於事無補。而如果一個男人開始一段感情關係就已經預期會不受贊成的話，這種關係會很快就失敗這是不用解釋的。

最後，我們都已經看到，單身的ADD男性必須設法應付他隨時隨地都會發生的障礙：就是他腦部對經常刺激的需要。對ADD的腦來說，愛上新人的興奮，比起二十年婚姻的日常生活，能使他更有條理、更安靜。

把上述的問題綜合起來就造成了終生不會結婚的單身漢。但是一年到頭都是單身的ADD者的問題可能比這更嚴重，羅伯說出這使他煩惱的感覺：

我就是那種人們談到「要與你的內心接觸」時所指的人。當我遇到一個新的女人，我不知道我要的是什麼，我不覺得有一個內在的我可以來引導著我的一舉一動，我覺得在我內心深處某個地方有一個眞正的我；眞正的我送信息給表面上的我然後引導我，但我不覺得我愛情的伴侶能夠比我更能接觸到內心眞正的我。

對羅伯及許多ADD患者，不管輕微或嚴重的，這種毛病不只影響到他的思想、他的情緒、他的行爲，它也改變了他的自我意識（sense of identify）。簡單說來，ADD小孩不管是輕微或嚴重型的，當他們長大到成年時期會比正常小孩長成後有較薄弱的自我意識。由此也使他們難以找到人去愛。一個脆弱的自我意識不一定會阻礙生意或事業的成功，因爲在工作環境中可以永遠「假裝」下去；但是薄弱的自我卻能使婚姻或甚至半承諾的同居關係變成不可行。羅伯就經常覺得他是在表演：

在工作上我總是鼓足精神，我就像是在群衆中工作的喜劇演員。我每秒鐘都注意著，評估觀衆，總是想著在適當的時間，以合適的語調，想出要說的每一句話。但工作之外，我就眞的會橫過馬路去避免與同事或相識者說話。我很怕遇到熟人，因爲我對要理解他們、要理解自己這些覺得很厭倦。對要這樣繼續表演太厭倦了。

對羅伯來說，部分的問題是他體內的聲音：他被體內許多聲音的大合唱所包圍著。他說，「總是有許多的聲音出現著，如判斷、指導、評估及疑問。」當然這是很累人的。對我們其他人來說，社交上的接觸是不太會如此受思想控制。當我們遇到某人，不管我們喜歡他與否，我們還是談話，然後決定要不要再繼續交往，就是這麼簡單。要能享受這種社交經驗，我們必須能跟內心的我們意見一致；我們需要內在的寧靜。

羅伯的內心很難安靜，這些雜音使他把注意力自內在的自己轉移。更糟的是，這些聲音一開始就是發展內在自我的致命干擾！結果他的形成自我沒有發展完成，至少對他自己或別人來說都是沒有建構完成的。由ADD的毛病引起的極大量的精神感受及衝動很難結合成單一的心理；在一個人大部分醒著的時間都被內心的聲音包圍時，更是確定對任何人自我意識的形成有反作用。

除此之外，健忘與對環境的依賴這兩種力量也可能徹底地干擾著自我意識的形成。即使輕微的ADD者也會忘了許多事：不只忘了下班後要去雜貨店買的東西，也忘了幾分鐘前他正在想的事，以及今早他太太早餐時告訴他的事。所以一點不難理解嚴重健忘會無法讓事情完成，無法使所愛的人快樂及受到好好的照顧。更深一層，健忘也影響自我。ADD的嚴重健忘使得每次新的經驗都是「新」的。太新了。基本上，我們是經由識別，經由了解我們以前曾看過、聽過和做過的經驗，以及記得我們對這些事情的感覺來建立我們的自我意識，智慧是經由記憶而產生。

但是當我們不斷地忘記，生活就變成沒有紀錄；每一件事都是新鮮亮麗的。我們過著沒有過去的生活。ADD成年人被事情的新奇衝擊著，被他自己不能控制的興奮所淹沒。他不能成爲完全單一的自我，因爲以其他觀點來看，他仍保留有著大圓眼的小孩那種自我，世界上的東西對他都是第一次看到。

假如他有依賴環境的毛病，他就會受到全新環境所帶給他的強烈吸引，這種巨大的吸引力足以使他忘記自我，所以羅伯在參加婚禮的那天戀愛了一個晚上。每一個他遇到的女人都是很新的，在婚禮的背景下，他發現他被帶到新人交換誓約的興奮中。在新娘抛擲花束後，在婚禮的氣氛環繞下，他在旅館的酒吧有這麼一次他一生中最親密的邂逅。

他對自己的過去如此健忘，他無助的被帶到一個環境，重新被環境所塑造，羅伯存在於此時此地；他就活在這一刻。並不是因爲他想要這樣，而是他必須這樣。ADD成年人對衝動、分心及坐立不安這些徵候非常清楚，但對這些徵候所引起最終情況的心態，ADD成年人卻不能識別：他們成了現在的囚犯。

由於是現在的囚犯，ADD成年人失去了期望的能力。期望總是需要假定有未來式，而一個沒有過去的人是不能計劃未來到的日子。羅伯，一個典型的現在的囚犯，他並不能眞正的期望。他可以去要、去嚮往、去渴望，但是他不知道他要的到底是什麼；又因爲不知道他自己眞正要什麼，他成了只戀愛了一天的男人。

第六章 社交場合中的怪人（自閉症的回聲）

自閉症患者的剛強不屈，興趣的狹窄，對同一的需求：這些相同的性質能夠造成一個可憐的、不快樂的、心智遲鈍的孩子，或者是一個與世隔絕的天才。自閉症患者眞正的問題，主要是對與人同理心有問題——察覺和體會別人的感受，他們好像活在他們自己的小天地裡。

雖然所有的陰影徵候群都會打擊到患者社交生活的核心，但是大多數的人因爲在工作環境內比在愛情與友情的關係容易有協商的餘地，所以對工作的影響比較不明顯。有組織的僱佣關係提供的是固定的結構：預定計畫表、例行公事、期限等等；工作環境給予我們一定的節奏和韻律，而每天規規矩矩、早睡早起的循環對靜不下的腦子有安撫作用。有效率的精神病院都得靠著固定結構作爲對嚴重的住院病人的基本治療。精神病人出院時，醫生常常要他們的病人出院後遵守嚴格的時間表。生活有規律對病人的幫助很大。在現實社會裡是有薪津的職業，而不是愛情，才是給予我們生活結構的主要來源。因此工作是一帖滋補藥。

因此，怪癖常在我們私人關係的空間裡繁榮成長：諸如輕微的憂鬱症、狂躁症或ＡＤＤ都可能會嚴重地傷害愛情和友情的密切關係。但是自閉症則是不同的一回事。不管是輕微的，還是嚴重性的自閉症，我們所謂的社交關係困難就是病的本身，而不是由於其他的陰影徵候群，如浮躁、憂鬱、焦慮或過度警覺等等所引起的副作用。自閉症患者最主要的缺陷就是沒有能力與任何人交往以及維持人際關係，不管是朋友或同事、愛人或伴侶都有困難。自閉症患者對陌生人、過路人、超市裡的計帳員或巡警都一視同仁。他常常因對警官的命令沒有反應被誤爲吸毒犯而挨揍。一個沒有社交能力的人生活在這個社交頻繁的世界裡是很不利的；有時候甚至會有生命危險。

研究自閉症兒童三十年的UCLA心理學教授羅瓦士（Ivar Lovaas）說：「社交笨拙是自閉症的定義。所有自閉症的兒童都有這個通病。雖然他們的智商不同，情緒依附的問題也不同；他們都同樣有社交發育遲緩的症狀。」所以社交笨拙的缺陷即使在輕微的自閉症的腦子裡也已根深柢固，它是基本的、頑固的、沒有妥協的餘地。

一直到最近，所有的人——不管是老師、父母、朋友、鄰居、配偶或同事——都認爲社交笨拙完全是性格的關係，而且大家都以爲性格不好是因爲從小沒有好的教養。我們都以爲社交手腕優雅就像騎自行車或駕車一樣：任何人輕而易舉就可以學到的簡單的能力。

不過對自閉症患者而言，就完全不是那麼回事了。他不是父母不好造成的，也不是從小沒有好教養造成的。自閉症兒童生來素質不良，在這到處都有人的世界裡寸步難行。要與人溝通，困難重重。「問」與「答」都是難題，連用「是」這個字都有困難。即使他有語言能力（有一種高官能的自閉症兒童叫亞斯勃格症〔Asperger syndrome〕，說話很流利），他幾乎不能了解談話是有脈絡、有前言後語。他不會應對，只會自言自語或像石頭一樣沈默地坐著聽別人對他講。他不會察言觀色，即使會一點，也比其他同齡的兒童差很多。除非有人不厭其煩地一點一點教他。他也不會玩遊戲。

有一位高官能自閉症的小女孩的母親告訴我們這個故事：這個小女孩很聰明也很會講話，所以一直到八歲時還沒有被診斷爲亞斯勃格症。她的母親讓她加入足球隊。小女孩親切地與其他小孩一起走進球場，然後就一直站在那裡。她不去追球，也不跟著其他小孩一起跑。這種奇怪的行爲看起來像是不合作或遲鈍的小孩。事實上，這個在家已會讀超越她年級程度的長篇小說的小女孩根本搞不懂她應該去搶球。球場上其他的小孩都在搶球並沒有給她任何啓示。當她的母親問她爲什麼在球賽中動都不動地站著，她回答說她以爲她應該等球跑到她這兒她才踢。

自閉症有著「不知其所以然」的特性。自閉症兒童即使學會了要怎麼玩捉迷藏之類的遊戲，他也不了解爲什麼他應該這麼玩。別的小孩爲什麼玩得很起勁，對他是個謎；他搞不清楚。諸如此類，對社交的無心之事比比皆是。舉個例子：有自閉症的孩子對「共享」的概念完全不能了解。他既不能理解別人會期望他能與人共享，如果有人拒絕與他分享他也不覺得有任何痛苦。一個正常的孩子可以毫無顧忌地從一個自閉症兒童手中拿走他的玩具，自閉症兒童不會有什麼反應。可能最令人吃驚的是，自閉症患者不論年紀大小都沒有與生俱來的自衛本能。他們的父母有種種令人心疼的故事可以告訴你。當別的小孩拉他的頭髮，擰他的手臂時，他不會反擊。他的父母跑去幫他時，常常發現他們的孩子只會被動地站著掉眼淚。

在社交能力方面，有自閉症的孩子與其他智能上有問題的孩子不同。沒有自閉症的輕微智障兒童社交能力高明多了。心理學家豪爾・迦納就曾指出，有唐氏症（Down's syndrome）的兒童實際上在社交方面蠻有能力的。其他的學者認爲自閉症兒童與威廉士徵候群（Williams syndrome）兒童形成對比；威廉士孩子智能雖然低卻有社交能力，會察言觀色。人類的基因組能夠產生認知能力遲鈍而社交手腕高明的兒童，也能製造認知能力很強（譬如有些博學多才的自閉症患者）而缺乏交際手腕的人。這個表示社交的智慧是一種個別的（單獨的）智慧，與腦的構造及其化學成分有相當程度的關聯。

當然，自閉症已不再被視爲一種精神病。現在我們知道自閉症是一種成長階段的殘障，一種發育過程中的缺陷（低智能或精神遲鈍就是一般人最熟悉的成長階段的殘障）。在某些兒童發育階段所應該會做的行爲（譬如招手問好或說再見，共享注意力，參與「扮家家酒」的遊戲等等），有的自閉症兒童沒有按時成長，有的甚至根本沒有發育。因此，以往的觀念認爲自閉症即使是很輕微也不可能看不出來：就好像智能不足症，不管是任何程度應該是非常明顯而不會沒被注意到的。

但是，事實上，很輕微的自閉症的例子是有的，雖然是最近十年來研究才發現這個事實。UCLA的雷特佛（Edward Ritvo）是第一位發表有關輕微型自閉症文章的人。在他寫給《自閉症與成長障礙期刊》（*Journal of Autism and Developmental Disorders*）編輯的一封信，題目是「十一位可能有自閉症的父母」，雷特佛提到輕型自閉症眞正存在的可能性。他寫道：「雖然所有我們診斷爲自閉症的病人長大成人後都無法獨立生存，但是我們印象中，有些自閉症患者的父母也有早期成長階段的遲緩以及成年後一直帶有自閉症的特徵。」換句話說，有些他所診斷爲嚴重的自閉症兒童，他們的父母本身看來也有點自閉症的氣質。（由此引起一個有趣的可能性：早期研究自閉症的學者，詳述有些自閉症患者的父母很冷淡的態度，實際上表示的不是一種「性格的缺陷」而是一種「輕型的自閉症」存在於自閉症患者的父母。貝特漢出名的所謂「冰箱母親」不就是很輕微的自閉症女人嗎？）從這些自閉症患者的父母裡，雷特佛首次認出有些帶有輕型自閉症氣質的人也像正常人一樣或至少半正常地工作和過日子。

在一九八〇年代，雷特佛和他的同事布拉德斯（Anne M. Brothers）、費利曼（B. J. Freeman）及平瑞（Carmen Pingree）在猶他州進行一個流行病學的研究，調查每個在猶他州的自閉症患者。這個研究的目的在找出可能引起自閉症的因素，譬如產前的影響、出生時受傷的影響等等，以便估計有一個自閉症小孩的家庭，再有第二個或第三個自閉症患者的危險性有多大。

但是，當他們與自閉症兒童的父母談話時，卻看到了一個預想不到的結果：這些父母中，有些自己也看起來像個自閉症患者。有些會拍拍手、前後搖動和踮腳尖走路；有些是與世隔絕者；其中有兩位說他們也有自閉症。結果他們眞的是。再由別的診斷醫師個別檢查，證實有十一位父母（九位父親和兩位母親）被診斷爲自閉症。雖然今天說有自閉症的父母已不算太不尋常，但在數年前這種觀念卻是革命性的。就像雷特佛發表文章後不久還說：「如果十年前，你告訴我有自閉症患者結婚生子的例子，我可能說：『你發瘋了，自閉症患者都住在療養院裡，怎麼可能結婚生子呢？』」但是，現在從猶他州的研究結果，他已改變觀念。他寫道，「就像大多數的疾病，好像有輕微型的自閉症患者也有能力結婚，養兒育女，有滿意的異性關係並能做事賺錢。」

誰是隱藏型的自閉症患者呢？他就是所謂的「怪人」。他與「常人」的不同是很明顯的。我們都知道他有點「與眾不同」。只是我們沒有注意到他也與典型的自閉症患者「雨人」有相似之處。我們須加註用「他」而不用「她」大致是正確的；雖然低能的自閉症患者性別發病率（男比女）是二比一，但是高官能的則男比女爲五比一。這只是有診斷的統計病例，當然，當我們統計很輕微型的自閉症男女差別很可能就更大了。輕微的自閉症可能大多數是男性患者。

從另一方面看來，在最高官能的一端，可以料想到，如果我們認眞地觀察我們終究會發現更多的女性患者。說不定有些女性雖有與生俱來的自閉症的基因，但因爲女性在語言和社交方面的智能較占優勢，而超出高官能自閉症的診斷分類之外，成爲不能辨識的陰影徵候群。或許輕微型自閉症的女性患者就像輕微型ＡＤＤ一樣，被其他的能力遮蓋住也未可知。

目前，典型的自閉症陰影徵候群無疑地是男性患者占絕大多數。而且，除了社交定型之外，最爲人所知的自閉症陰影徵候群的化身就是書呆子（nerd）。有的電腦程式設計師不分晝夜都待在電腦螢幕前。有的是一毛不拔，不請客，永遠穿著同一件皺皺的襯衫，很少有朋友或根本沒有朋友。大多數是單身漢。人人當他是個怪人。

人們叫他怪人或書呆子，只因爲他笨拙的外交，對事情不知其所以然。高科技型的人很早就知道他們自己有這種特質；譬如，麻省理工學院就眞的開了一門課教授「社交技巧」，學生們稱爲「禮儀訓練班」。有一年還請禮貌小姐在期末演講呢！人們早就注意到自閉症與電腦專家有關聯。《時代週刊》（*Time*）有一回刊登一則比較微軟（Microsoft）創辦人比爾‧蓋茲（Bill Gates）和著名的自閉症學者葛蘭汀（Temple Grandin）的文章〔傳說蓋茲有自閉症的特徵，包括不停地前後搖動，跳彈簧床，交談時眼睛不與人交接，沒有小組討論所需的交際技巧等等〕。卡普蘭（Douglas Coupland）所寫的小說《微奴》（*Microserfs*）裡有一群微軟的職員離開公司，因爲他們想要追尋自己的生活，其中有一段對自閉症的詳細敘述如下：

午飯時母親搶先開始討論邁克。她面露羞慚地說，「有時候，我覺得邁克是……嗯……自閉症患者；喔，當然，我的意思是說……你有沒有注意到？」

「邁克是與衆不同，」我說，「他有時候好幾天都沈溺在自己的世界裡，沒有人知道他是怎麼回事兒。數月前，他把自己鎖在個人工作室裡，我們必須把食物從門下面滑進去給他。從此他就不吃任何不能從門縫下滑過去的食物。」

「喔，原來是這樣才會有整箱的Kraft牌起司片。」

由於流行性感冒而無精打采的卡拉插嘴說，「安德沃太太，您是知道的，我想所有高科技的人才都帶點自閉症的氣質……」

沒有人知道為什麼帶輕微型自閉症的人都對電腦特別感興趣，而且如此精通此道。無疑地，有些是心理因素。因為有任何程度的自閉症體質的人都對刺激特別敏感，而不能忍受變化或自然現象。電腦程式設計的工作可以有最適當的、完全受控制的環境。這種活動可以讓輕微型自閉症患者完全掌握每個鈴聲和汽笛聲。除此之外，很可能輕微型自閉症患者眞的對電腦程式及其相關事務有特殊的天才。他們是右腦型的，視覺空間的智力很強，能看出東西如何合併在一起。他們可以很自然地把創造電腦程式的無數訊號組合在一起。

我們可以說《微奴》書中的書呆子就是不解人事、不通人情的輕微型自閉症患者的最好的例子。他們超越典型自閉症患者愚鈍的一面，成為與眾不同的、陌生的怪人。輕微的ADD患者是各地女性雜誌的敵人，而輕型的自閉症患者只是一張拼圖，像謎一樣，他是超出常人的想像。

自閉症的回聲

亞倫是一位三十四歲的處男，任何主流派的診斷專家絕不會認為他有自閉症。首先，他在事業上太成功了，怎麼看也不像有認知智能障礙。他在三十歲左右就已經是新設立電腦公司電腦程式設計的顧問，並且賺了很多錢。再者，他待人的態度太正常了；他不害羞，而且很健談。他與人對話的風度不錯，說話的音調也很正確。（高官能作用的自閉症患者常常講話有些與衆不同，他們用詞很拘泥，而感情有點平淡。有個高官能作用自閉症患者說，他的同事有時候叫他史巴克先生，就是《星艦迷航記》影集中李納．尼模〔Leonard Nimoy〕的角色。）但是亞倫是一個在事業上很成功，卻無法建立社交生活的人。許多年來，他陸續接受治療，嘗試去了解他自己的性傾向和他爲什麼不能與別人溝通。他的一生是一個謎。

大多數的人對亞倫的社交生涯，可能會下常見的結論。有些人會像亞倫多年來一樣，歸咎於他的童年。亞倫最小的哥哥比他大十五歲，他是父母年紀較大時才生的，他的父母在他出生幾年後就分居了。父母都是非常霸道的人，他的母親常把她自己的東西放在亞倫的衣櫥裡。有一次，母親和他一起旅行到愛爾蘭，她要亞倫把三包衛生棉放進他的皮箱裡。甚至在亞倫長成青少年時，他的父親有時候也沒有先敲門，就闖進他的房間，常常正好是亞倫剛從浴室出來。他的父母離婚以後，亞倫在平日都跟母親，週末時隨父親，幾乎完全沒有自己的社交活動。亞倫是個父母離異的寂寞小孩。他很少交朋友，在他看來，他的父母也不在意：每次他問母親，爲什麼他沒有很多朋友，她會告訴他，如果他一生中有一位好朋友就夠了。雖然，這種說法也算有理，但是，對小孩子而言這就都錯了，一個不能與其他小孩交往的孩子是有問題的。

因此，對亞倫的社交不靈光，最爲人接受的典型解釋是：他的父母沒有好好地撫養他。另一個同樣令人信服的解釋是，從亞倫對性有困難的觀點看，我們可能簡單地下結論說：亞倫是個無法接受自己性別的同性戀者。同時也有足夠的根據來支持這個解釋：亞倫在十幾歲時，與其他男孩子有過同性之交的經驗。而當他有性慾時，他所注意的對象是男的。

我只能說男人可以感到比較放縱；與男人性交是一種身體上的樂趣，但是不能得到感情上的滿足。對我而言，在情感的感覺上，女人似乎是比較和諧的，但是男女之間卻有很大的障礙。

讀了這段亞倫的自述，有些人將會有「啊哈！」的經驗：原來亞倫是個關在櫥子裡不敢見人的同性戀者，他有個不尊重他的父母！

但是，兩種解釋法都不太合適。第一點，亞倫的社交問題不只是童年時與其他小孩隔離而已：他不會察言觀色。他童年的問題，不只是因爲他大多數的時間都和大人在一起；即使他與同年齡的小孩在一起時，他也是格格不入，與別的孩子們玩不起來。也不是因爲他像一些同性戀者一樣柔弱或娘娘腔。眞正的困難是，他不懂如何交朋友。別的孩子們會譏笑他，他們覺得他很怪。正常的孩子不會發生這種問題，即使是太受寵愛的獨生子也能在運動場輕易地學到社交的技巧。正常的孩子可以嗅出別的小孩想做什麼及有何動機，就像呼吸空氣一樣的自然。但亞倫卻沒有這種能力。

他有同性戀的可能性，但是這不能解釋亞倫爲什麼到今天還不會與人閒聊。同性戀甚或是嚴重受壓抑的同性戀者也不會不能在雞尾酒會中與別人談笑聊天。關在櫥子裡不敢告訴別人的同性戀並不會使人難以察言觀色或應付自如，而亞倫最大的問題就是與別人接觸時不知所措。

從他在我的辦公室時提到的某件事，我們找到了亞倫的問題的線索。亞倫不會跳舞。他說：

我不會跳舞，我就是不會跳舞。我小時候，有一次參加露營，在那裡大家在跳土風舞。他們教跳舞的方法是要你走三步告訴你這個舞步的名字，再跳三步又告訴你這種舞步叫什麼名字等等。然後，在跳舞中，他們叫出舞步的名字，你就需要依照舞步名字變換脚步。而我永遠跟不上他們的叫聲，我完全搞不清。

最近，當在預演一場話劇時，亞倫又經歷了相同的問題。在劇中，他和其他的演員將跳一個簡單的舞。亞倫發現他就是學不會。

我們再過幾天就要正式預演了，其他每個人都已學會舞步，而我還是不會跳。我一直說：「再做一遍，再一遍。」最後，我說：「請你遷就我，好嗎？」我要導演站在那裡，我的前胸靠著她的後背，膝蓋對她的膝蓋，我跟著她的步伐，整個舞走遍，而我終於學會了。

這種教法，對有自閉症孩子的父母一定很熟悉，這叫做「帶動通過」（motoring through）。當父母教自閉症孩子開門，他首先告訴這孩子去開門，然後他牽著這孩子的手，放在門把上，轉門把，再開門，這就叫他帶動這小孩通過。爲了要學會一個簡單的舞步，亞倫直覺到他必須要別人帶動他通過所有的動作才能學會。

對我而言，這些似乎無足輕重的特徵給了我啓示。動作協調是小腦的功能，而小腦則是自閉症患者腦中主要的罹病部位之一。因此，當我聽到亞倫小腦有毛病的故事，就想到亞倫的問題可能也是來自生理的問題，這使他有先天的社交技巧不足，而不是由於不客氣的父母或受壓制的同性戀。亞倫頭腦的生理狀況，注定他交朋友有困難，即使他生長在最快樂的家庭，而且是個無疑的異性戀者，他也會有問題。亞倫也可能像嚴重的自閉症患者一樣有相同的小腦受損的症狀，他的動作不靈活。

當然，對自閉症兒童與其父母想交換經驗卻無法溝通的意念，亞倫有強烈的反應，他自述如下：

瑞提醫師向我說起，社交技巧以及父母如何與嬰兒溝通、他們注視同一個東西，當嬰兒跟著父母的視線，他們共享那個東西，由此得以溝通。但是，如果父母視線轉向，而孩子搞不清楚，那孩子會想，爲什麼我的爸媽不理我呢？

當他跟我談到這類的話題，我彷彿看到一幅圖像，有個母親抱著小孩，母親注視一個玩具之類的東西，因爲她想誘使這嬰兒也去看這玩具，如此他們可以共享那個景象，成爲共有的經驗。但是這嬰兒卻看著媽媽，而媽媽正轉向別的地方，這嬰兒，只見媽媽看向別處，卻不知道他應該也注意看這玩具，結果變成這嬰兒開始感覺與他的母親愈離愈遠，而且可能覺得被遺棄了，哇！那就是我個人的寫照。」

亞倫是個有成就的業餘攝影師，他拍下孩子與周遭成人隔離的狀態。有一張照片是照一個小男孩向上看著一堆成人，想知道他們在做什麼。但是我們看不見他們在做什麼，這個小男孩也看不見。另一張照片是照一個小女孩坐在她媽媽旁邊的階梯上，這母親背向照相機，只有一半在相片裡。而這些孩子看起來是獨立、分離的，好像在比喻他們都是自閉症的。

有趣的是，當亞倫還小的時候，他的母親發明一種模仿圖畫的遊戲，聽起來像是行爲學派爲自閉症兒童設計的模仿建造（imitation-building）的練習。

> 小時候，我的媽媽和爸爸分居，她會玩一種她叫做「圖畫遊戲」。在她的臥房裡有一張畢卡索圖畫的複印本，畫中是一位母親和小孩。這遊戲就是叫媽媽和我兩個人嘗試去模仿這張圖畫。兩個人一起做出畫中母親和小孩相同位置的姿勢。

當然，典型的精神分析對這樣的一幕，定會解釋爲象徵希臘傳說中弒父戀母亂倫的性質，事實上，亞倫多年來也都有這種看法。

> 當我回想起來，覺得這影像眞的很有侵犯性，她要這樣做的理由是因爲她要得到我對她在情感上的支持。藉口説這是一種遊戲，其實並不是遊戲。這是她的生命力，她的能源。

我們正處於美國傳統的精神分析領域：佔有慾很強的母親，受抑制的兒子長成同性戀者。其實，對自閉症最有效的父母教養方式是高度侵略性的。因此帕克（Clara Claiborne Park）把她教養自閉症女兒潔西的報告取名「圍城」（siege）〔此報告今日已成爲典型的自閉症兒童教養方針〕。帕克詳述如何包圍她女兒那外人到達不了的自我，強迫她眼神接觸，強迫她有所反應，強迫她與你聯繫，換句話說，就是要非常有侵略性。亞倫的媽媽可能是有侵略性的、令人窒息的，或者她可能是想盡辦法要與她的孩子聯繫。因爲亞倫是個不同的、令人困惑不解的孩子，不能像他的兩個兄弟一樣與她溝通。「圖畫遊戲」使人注意到自閉症患者的許多極限，使人很想知道這母親對其子的經驗到底是怎麼回事。從自閉症患者的眼光看來，她的圖畫遊戲很明顯地是合而爲一的方法。它既可以練習「模仿」（「模仿」是眞正自閉症的大弱點；但無疑地，對自閉症陰影徵候群，影響較輕微），又能訓練人與人之間的接觸（常常這也是自閉症患者的難題），也可以學習社交關係。圖畫遊戲是母權專制的表現，還是好的治療方法呢？還是兩者兼俱？不管如何不完全，來自亞倫自己的印象，事實證明它乃是出於治療的動機。

> 當我回想起來，這影像眞的使我感到很受侵犯。在那時候，我想我感覺很溫暖，眞的很好。當我們這麼做的時候，我可以分享這張圖畫，母親和我可以共享這份經歷。

亞倫社交技巧的缺失很輕微，足以使大多數的人不會懷疑到有什麼不對勁。他最明顯的症狀是自言自語，亞倫記得有一次爲此被一位集體治療（group therapy）的主持人責備：

> 我正在述說一個高中時代的故事；她打斷我的話題，並告訴我她眞的覺得我只顧說我的故事，完全不理會她。我問她這是什麼意思，她說她要與那故事中的我牽上一點關係，所以

她一直想插進我的話題，但我不讓她插嘴，我不許她有回饋的餘地。

換句話說，他是在自言自語，不許任何其他的人插嘴——對他來說，這是完全莫名其妙的。而且與許多自閉症或類似自閉症者信任別人的本質一樣，亞倫對這個批評完全沒有自衛的意念，他只是很單純地認爲這是很有用的知識。

我認爲她那樣說是最好的事。因爲如果有人如此告訴我，我可以說，「噢！我眞抱歉，你如果會感覺不安，請一定要讓我知道。」或者我會說，「請幫幫我的忙，如果你需要說什麼話，不要客氣，儘管單刀直入地打斷我的話。」

大多數的人會覺得自尊心受傷——至少剛開始時——對如此公開聲明，讓所有的人都聽到的批評。亞倫樂意接受批評，只把它當做有用的回饋，這就反應出一個高官能作用自閉症患信任別人的本性。這種人（除了「害羞的大猩猩」外）一般不會直覺到隱藏著的動機。亞倫是一個渴望上進的學生，他擁有自閉症可愛的、開朗的靈魂。

亞倫難以體會言外之意，其實也不算奇怪。他提到有一次他的哥哥對他說「隨你便」，事實上，在生活中常常變成是「不是你想要怎麼做就可怎麼做」的意思。但是，亞倫不能體會言外之意，就很爽快地照他認爲適當的去做，結果引起他和哥哥面對面的爭執。他的哥哥最後很氣憤的對他說，「如果我要你做什麼，我就必須直截了當地告訴你囉！」對哥哥而言，一想到亞倫已是這麼大的男人，還必須事事都交代得一清二楚，眞叫人生氣。但從亞倫看來，這似乎是適當且正確的：他覺得交談應該直截了當，不應有暗示。

如果兄弟間的暗示亞倫都無法體會，與任何其他的人閒聊當然是一團糟了。他說：「我無法處理任何閒言閒語。」他不去參加雞尾酒宴會，他不會徘徊在飲水機旁與同事閒聊。事實上，亞倫在任何情況下，都不會與人聊天。而且，他認爲這個特點是他的長處，在他看來，說閒話不是件好事：

> 聊天使我覺得很不舒服；因爲那是虛僞的話，不是眞心話。這種無聊的談話，很沒有意思，浪費時間與精力。當然，因爲我不了解閒話，感覺被排斥在外，所以這些可能是自圓其說的說法。

無疑地，以上皆是亞倫的藉口。和別人聊天的能力是社交上基本的需要；閒聊是一群人維繫感情的黏劑。沒有閒談，社交生活將會瓦解成關在自我的兩個人，只有一對一的夥伴在談心。事實上，亞倫寧可用這種溝通的方式。

> 我與朋友在一起最快樂的時光是當我能夠與他們坐在一起，讓我可以告訴他們一些我心中的感受和經驗。

有趣的是，研究者發現這種嗜好是高官能自閉症成人患者的特徵：英國的研究者塔格—佛魯斯堡（Helen Tager-Flusberg）發現他們很會談論「願望和感情」，但講到「信仰和主意」就不靈光了。當然，對許多人來講，這項評論有點奇怪，因爲自閉症患者的大腦似乎對感情和同理心有困難。事實上，當他們形容他們自己內在的狀況和症狀時，高官能作用的自閉症患者常常是很會咬文嚼字的；自閉症患者所寫的許多生動活潑的自傳，就是最好的證明。自閉症患者談到「理想」會有困難並不稀奇，因爲自閉症對抽象觀念能力的缺乏乃是公認的。自閉症患者是有名的「實際的頭腦」；他們通常用最實在的感覺來解釋一個問題或評論。

有些自閉症患者，很會描寫他們自己的感受。這個事實使自閉症傳統的形象，看起來有點複雜。就像「多元智慧」（multiple-intelligence）理論家豪爾・迦納提出，在「知己」與「知彼」之間有一種生理基礎的分界。自閉症患者眞正的問題，可能在「感情」方面不大，主要是對與人同理心有問題——察覺和體會別人的感受。誠然，自閉症患者不能體會旁人之意，這是他們的父母、醫生學者乃至患者本人所公認的。

不管自閉症患者爲何要將他的私事表白，但是實際上，沒有自閉症的常人，寧可聽更廣泛的話題。不只一次，亞倫因爲在初次約會的夜晚，就馬上把他在精神科的病歷告訴她，而這女孩子成爲伴侶的可能也就吹了。

在話劇團裡，有個女孩子對我有興趣，有幾次我們一起去吃晚飯，但是我最後還是把它搞吹了。我把自己形容得像個 Bellevue 精神病院的逃犯，話題一直集中在 Zoloft（鎮靜劑藥）。她因而失去所有的興趣。

雖然亞倫的對話內容明顯地是有問題，不過更糟的是，他的節奏也不對。著名的自閉症學者葛蘭汀也說，她自己的社交節奏有問題。第一次約會通常必須有些簡短的、來來去去的話題。一篇有關 Zoloft 的冗長談論，當然會破壞了預期的情調。一個人以他在接受精神科醫生的照顧，做爲第一次晚餐約會的開場白，不管從哪方面來看都是不恰當的。

亞倫的難題不止於討厭閒話聊天；這個事實更顯出他的難題根源自一種與生俱來社交能力的不足。雖然一個人不去參加雞尾酒會也能夠相當完整地活下去，但是一個沒有任何成年人性行爲的生活卻是另一回事。沒有性行爲使亞倫失去太多的可能性：親密，配偶，生兒育女的可能性。而且至今，他在這方面還是毫無進展。他的性別混亂是如此深切、瀰漫，以致他連自己是否感覺到別人對他有吸引力都搞不清楚。他不知道自己是否曾經眞正地迷戀上任何人。

他第一次想突破處男的企圖，更進一步證明他有不能與人溝通的基本社交問題。不久前，他忽然計劃去拉斯維加斯旅遊，企圖在那裡召妓。雖然他沒有勇氣叫應召女郎到他的旅館房間，但他眞的設法在一張宣傳單的地圖上找到一家妓女戶：

我能夠騙自己做自己不想做的事，我告訴自己，如果我不能打電話叫性交服務，那麼，我可以在地圖上找個目的地，開車到那裡。我知道，如果我到了那裡，我就不會折返回去。

這妓女戶原來是在沙漠深處活動屋內紮營，前面展示的哈雷重型摩托車在紅色絨布的支柱繩索後隱約閃爍。這情景在一般有點正常社交常識的人的眼光看來，至少是怪異的；但亞倫卻全然不會辨識。

鴇母說女孩子們一會兒就來，然後，一整排的女人穿著名牌的內衣褲走出來。她說：「好啦，選一個吧！」而我說「啊？怎麼選呢？」

亞倫莫名其妙地就走錯了第一步：他選了一位看起來最有個性的妓女。從此就一直走下坡了。

她問我覺得如何，我說我眞的很害怕。我告訴她，我吃 Zoloft 這種藥的事，她說，「我不吃藥。」

再一次，亞倫又是與女人第一次碰面就把它搞成精神治療的授課時間；雖然，在一般人看來，邂逅妓女而使自己困窘不安，幾乎是不可能的事，但是亞倫卻會搞成這樣。不用說，談話沒有持續多久，亞倫所選的妓女很快地開始她的工作。

她說她要替我作準備。她替我搓背搓了二十秒，然後，把我翻身過去，就像在醫生診所一樣。她叫我脫掉衣服，然後她用消毒水 Lysol 洗淨我的外陰部。我幾乎不能勃起，根本沒有辦法硬起來，於是她眞的好生氣。

雖然亞倫事先計劃周詳，整個情況還是像另一個首次約會一樣的糟糕。不管妓女本身有什麼心理上的問題，但是無疑地，她擁有這類情況下所需的社交技巧。她可以很快地、很有效率地去做她應該做的，不需討論你在精神科的經驗。

亞倫的性格有自閉症的或類似自閉症的本質，使他幾乎不可能建立愛情生活。但是，像他嘗試與異性接觸所遇到的種種問題，除非你對嚴重的自閉症很熟悉，否則也不會想到他的問題與自閉症有關聯。這段有關亞倫最近與人發生親密關係的敍述，將會感動任何曾與自閉症患者在一起生活過的人：

最近，我與一個女人有幾次約會，我是在一個教會的團契認識她的；她打電話約我到海濱遊樂場去玩。我們玩得很開心。我不知道怎麼發生的，但後來我們就開始接吻，所有的事都很奇怪，對我很陌生。我眞正回想起來，也只是有陌生感。她也說覺得怪怪的。

我在業務技術協助部門工作，我們達到了每年工作成長的目標，因此得到一個到百慕達旅遊的機會，我就問她要不要跟我一起去。她居然答應了，我完全被嚇倒。我不知道自己是應該撫摸她，還是不應該碰她，我完全不知所措。

我終究沒有和她有性交，最多只有撫摸等類似手淫的動作而已。

我不能整夜和她睡在一起。我的一個大問題就是我無法在別人面前隱藏任何事情，我覺得如果有人問我一個問題，我有義務回答他。別人只要看著我，就知道我心裡在想什麼。

這就是自閉症最微妙之處，從某些角度看來，也是他最可愛的地方：亞倫是個不會說謊的男人。更甚者，他是身受自閉症缺乏體會旁人之意的人。所以，他總以為別人能知道他在想什麼。他覺得自己是一本一覽無遺的書。所以對別人，他只能說實話，沒有其他的選擇。就是這點，用心理動力學的看法來解釋亞倫的心理，就顯得很勉強。由侵犯性的父母撫養長大的孩子，如果社交上機伶的，一定學會說謊，一再地說謊；面對母親會把衛生棉放在他的皮箱，或父親會沒敲門，就在他洗澡剛出來時，走進他的房間，這樣的小孩很小就學會欺騙，而且學得很精。但是亞倫卻因為缺乏這麼一點社交的理解能力，從來沒有學會人情世故所需的詭辯。也因為他不懂矯飾，不會說謊，他不能陷入愛情的漩渦。他覺得自己對所有的人都太開放了。

在這方面他可能是正確的。葛蘭汀告訴神經科醫師薩克斯（Oliver Sacks）說，她所有的思想與記憶都是完全有意識的，可以隨意追憶回來；她不會也不能抑制不好的想法。她自己也是一個胸無城府的人。

哈培（Francesca Happé）有名的《自閉症》（*Autism: An Introduction to Psychological Theory*）一書中有一段精華，她寫道，「自閉症是一種使人著迷的病徵，因為它是作為一個人最重要的基本條件失調的病徵。」在亞倫的生涯中，我們可以找到她所說的意思。自閉症是一面破碎的鏡子，對我們反映出最高貴的感情眞相。說謊與愛情，欺騙及親熱，閒聊和眞實感情的聯繫，那些精於其一者，一定也精於其二，或至少可以勝任其二。（而事實上，研究者發現那些最能體會別人在想什麼的孩子，也是最會撒謊和詐騙的。一個不能體會別人內心的孩子——不了解不同的人有不同的想法——不會企圖說謊或欺騙；因為他根本不知道有說謊和欺騙的可能。）

心理分析學家佛洛依德曾寫道：「人與人之間有一層障礙，沒有人想知道眞正存在別人心中的幻想和衝動。」在他看來，我們一看見有個無知覺的裸體人就退縮了。亞倫卻活在這洞察力的另一面。亞倫覺得他自己像裸體人一樣，好像全世界的人都可以看到他的內心，因爲他對別人的心裡想什麼沒什麼概念。他自覺赤裸裸的，所有的人都看得見，他沒有能力保護自己。當他需要時，他也不會說謊。所以他也不能愛上別人。

從另一方面看來，亞倫也學會了掩飾他自己的與眾不同。雖然他外表看來還是有點怪癖，但他努力使自己不成爲外星人的例子，設法加入大家的活動。大多數時候，他做得很成功；從行爲上，他的主要策略（這也是一般高智能自閉症患者都會用的策略）就是把這問題掩蓋起來。亞倫的照相技術在這方面就非常有用：「我用我的照相機來避免與人接觸。當家庭親友聚會時，我帶著我的照相機到處走來走去。」這是個很聰明的策略：這樣亞倫看來像個很忙的照相師，而不像個與人交談時總是接不上話的怪人。他把自己在社交方面的不足，轉換成社交場合上可以爲人所接受的畫面。

但是，最後一點，亞倫之所以只成爲自閉症患者的「回聲」，而不是帶有極高官能作用的眞正的自閉症患者，可能是歸功於他能夠改正他的行爲，他確實有本事，可以看見別人所看到的他自己。

當集體討論的主持人告訴我，她覺得我不理她，說眞的，我不認爲這是惡意的批評。我很感激有人告訴我什麼地方不對，因爲只要人們讓我知道他們感覺如何不適當，我就能把它修補好。

因此，在亞倫看來，這大千世界雖然很難理解，但不是完全不可知的。他需要事事列出來、句句拼出來，他需要別人對他直截了當。當別人直截了當地告訴他，他就懂了，情況就完全改觀了。

小腦與自閉症的關係

現在已經知道，自閉症是因爲神經有損傷所引起的。相信在不久的將來會發現我們在一些書呆子或怪人身上，所見到的輕微的社交不足，也可能是較輕微的同一種神經損傷所引起。雖然神經學還沒有完全爲人所了解，但是由麻省綜合醫院和哈佛大學醫學院的鮑曼（Margaret Bauman）及加州大學聖地牙哥分校的考屈森（Eric Courchesne）都指向腦的兩個主要部位：海馬迴（hippocampus）和小腦（cerebellum）。其中，發現小腦與自閉症有關聯最令人驚奇。因爲，傳統觀念裡小腦是與身體動作

（海馬迴則是邊緣系統或「爬蟲類腦」的一部分，有管理某種記憶的功能，自閉症患在這方面的功能顯然有受影響。）

考屈森用核磁共振掃描研究自閉症患者的頭腦，發現百分之八十八的病人小腦發育不全；他們的小腦比正常人小得多。其餘的百分之十二則小腦發育過度；這些小腦過大。考屈森解釋這項發現奇怪的地方：

兩百多年來，在醫學上，小腦一直不變地被看做是人腦中控制動作的系統。嬰幼兒自閉症，被認為是人類精神功能最高層次的一種病症。在近五十年來，所有關於嬰幼兒自閉症的理論中，最出人意料之外的，莫過於聯繫小腦與自閉症的關係。

問題是，在腦裡專管動作協調的部門有毛病時，怎麼會引起種種令人難以置信的社交、溝通和想像力的複雜缺失呢？（社交、溝通和想像力的缺失統稱「韋恩的三個一組」〔Wing's triad〕，是以英國的自閉症權威韋恩〔Lorna Wing〕而命名的，亦是自閉症患者的三大病徵。）況且，中風的病人小腦受損時，並不會造成自閉症。他們會發生「小腦徵候群」（cerebeller syndrome）；在他們的餘生裡，會為一個簡單的上下樓梯的動作而掙扎。因為不能自動地把腳放在樓梯上每一步適當的位置，他們每走一步都得有意識地想怎麼把腳放對地方。小腦受損後，生活中種種動作，都必須非常吃力。但是，一個在後半生才發生小腦受損的人，不會成為自閉症患的「雨人」。

雖然如此，考屈森發現小腦受損的病人與自閉症患者至少有一點共同點：那就是缺乏急速轉移注意力的機能。考屈森設計了一種測驗：電腦螢幕上的兩個正方形中間有個十字，他叫受試者注意看著十字，要他們一看到正方形裡有燈亮了就按一個按鈕。結果他發現自閉症患者和小腦受損的病人都比正常人慢很多。正常人能夠像閃電一般快地注意到一個新的刺激，而這種能力的控制就在小腦。正常人能夠輕輕鬆鬆不用想，就把腳放在適當的位置邁出下一步；其實這個簡單的動作需要更多的協調能力。我們能不用仔細想就馬上轉移注意力的本能，顯然也是靠小腦的協調。自閉症患與小腦受損的病人一樣，注意力通暢的流動，很嚴重地中斷了。

考屈森聰明之舉就是問：這些來到世間時小腦就已受損的嬰兒，當他們用著笨拙的注意力，去學習世人的種種時，會發生什麼事呢？因爲百分之四十的自閉症患者在大腦頂葉也受到相當的損傷，所以，在這方面，自閉症的嬰兒比小腦因中風受損的病人受到更嚴重的挑戰。對於集中注意力這問題，自閉症的兒童比ADD的孩子更糟糕。自閉症患的注意力欠缺非常嚴重。因爲從解剖自閉症者的腦所得到的證據顯示，自閉症患腦部的損傷，在胎兒發育的早期就已經發生。所以自閉症的嬰兒在他誕生到這世上的開始，就已經有很大的困難去適應他周遭的環境。

考屈森解釋說，天生不會體察的嬰兒，對了解他周圍的事物將有幾乎無法克服的困難。自閉症的嬰兒不像正常的嬰兒一樣，很快就融入生活圈子，一如愛他們的親人們常說的，他們好像活在他們自己的小天地裡。但是那不是他自己造成的小天地；而是一個監牢。它不是像心理分析學家們如貝特漢所相信的自閉症者孤立的世界。它是自閉症者被人推進去的世界。眞正發生的是，自閉症的嬰兒所看見的世界是片段不全的。考屈森發現正常的嬰兒在不到一秒內，就可以把他的注意力由鼻子轉到眼睛再到嘴巴，而自閉症的嬰兒可能需要五、六秒才能做到注意力的轉移。（可能比五、六秒還長久：考屈森用五、六秒這數字，是經由他以很小心控制有限的刺激，所做的實驗得來的結果。）他指出一個有這種毛病的嬰兒嘗試去辨識眞實世界複雜的色彩、形狀和陰影可能會有更多的困難。當我們想像自己在自閉症嬰兒的位置上時，自閉症的種種異樣就可以得到較合理的解釋。如果你從看父親的鼻子到看他的眼睛需要五、六秒的時間，那麼你將不能看到你父親的臉。你將會看到臉的某些部分，而這些部分在記憶中不能連貫成爲整張有意思的臉。被收入記憶中的，僅是臉的片片段段而已。

一些高官能作用的自閉症患者本身的說詞都支持考屈森的推測。許多患者提到「視覺脫落」（visual dropouts），不能看見整棵樹，或不能把一棵樹看做一個整體。自閉症的成人可能只看見一根樹枝、一片葉子或一隻鳥棲息在樹枝上，但這棵樹是一個相關聯的整體則不會從他的記憶中跳出來。

考屈森認爲，在社交能力方面不能及時轉移注意力，會造成很嚴重的後果。人與人接觸的信息，就看著母親的臉部表情、聽她的聲調，這些都是瞬息萬變的。自閉症的嬰兒一旦鎖住他注目的刺激，就不能馬上轉眼去看他母親的臉，看她對那個東西有什麼想法。如果這嬰兒正注視著一隻小狗，他媽媽對他微笑，他將不會注意到她的微笑。等他轉移注意力去看她的臉時，她的表情已經變了。如果他拉這小狗的尾巴，他沒有時間看見他媽媽在皺眉頭。她的「不」和他拉小狗的尾巴這動作，沒有在這孩子的記憶裡連貫起來。它們成爲片段的現實，生活中的碎片不能湊合起來。於是他得不到教訓。

因此自閉症嬰兒沒有抓住發育成長中與生命有關的第一步：他未能開發與人共有的社交注意力，兩個人同時注意同一件事物。正常的十五個月大的嬰兒，會看她媽媽正在看的東西，也會要求他媽媽看他正在看的東西；他會與母親共享同一個事物。但自閉症的嬰兒不會，他不會指，也不會被拉去看別人正在看的東西。結果，他極痛苦地難以侍候。如果他媽媽說「看這小貓！」他不看，而他也不會叫他媽媽跟他一起看小貓。

還有，正常的嬰兒會應用社交的暗示：他會觀察大人的臉色，看看他對正發生的事情是什麼想法。如果你仔細觀察一個只有八個月大正常的幼兒，坐在他爸爸的膝上，在晚餐桌前，你會看見他注意他爸爸盤中的麵條，然後再注視爸爸的臉，看他爸爸對這盤麵條是什麼想法。八個月大的小嬰兒處於群居的環境，已學會察言觀色，找尋端倪線索。

自閉症的嬰兒，因慢吞吞的小腦障礙，不能察言觀色。而且因爲這種缺失在他生命的最開始就發生了，所以他的成長過程受到影響。他不能學習他必須學的東西，因這些東西是斷斷續續地進入他的腦中；他也不能學習他必須學的人事，因這些人也是一點一滴地進入他的腦海。當然，同樣的破壞過程可能發生在不同形式的注意力，如聽覺、觸覺和視覺等等。考屈森相信自閉症的許多特徵都可能源自這一個毛病：要求一成不變的例行公事、有限的興趣和重複的行爲等等。所有的這些策略大概是要這世界停著不動，直到有足夠的時間，讓自閉症患者可以有連貫的影像。由一個完整注意力的器官所產生成長過程的幸福，有能力可以模仿別人，輪流玩假裝的遊戲，辦家家酒共享等等，都不會發生在自閉症的幼兒身上。這個不會與人共享注意力的十五個月大的嬰兒，長到四歲時，自然不能讀出他玩伴臉上所寫的意向。

處於人群中的自閉症患者，外界的事物沒有一件來得順利，由他們做出來的事也沒有一件是流暢的：帶有自閉症的人都是笨拙的。由於小腦的異常，我們可預料到他們的動作常常很笨拙（雖然他們對某種活動或運動有特殊的天才），而在社交方面他們一定是很不靈活的。他們缺乏韻律感。葛蘭汀在她寫的書《用圖畫思想》（*Thinking in Pictures*）中，對沒能跟上周遭的節奏，給了這個很渴望的形容：

近兩年來，我變得比較知道人與人之間有比明顯的發脾氣、高興或害怕更微妙的電流溝通。我觀察到當一群人快樂地在一起時，他們的說話聲和笑聲有一定的韻律。他們會一起笑，然後靜靜地說話，一直到另一笑聲的循環。我經常有困難加入這個韻律，我常常會插入別人的交談而不了解我的過失。問題出在我不懂如何跟上這韻律。

像葛蘭汀對社交韻律的困難就是自閉症患者的通病。這種社交不靈活的人，可以從小腦缺損的觀點來看：不協調，跟不上步伐，沒有社交的優雅姿態。我們的語言中，充滿了成語和術語，指向社交與動作協調的關聯。

這種關聯是精神醫學一直都忽視的。在現代的精神科診所，當一個病人說他有社交上的困難時，醫師會蒐集了種種常見的可能：不幸的童年、受損傷的情緒病變、邊緣型人格或任何一個能夠破壞愛情和友誼的精神病徵，只是他不會去找小腦缺損的毛病。

但是事實上，有相當多有社交問題的病人，只要你注意到，都有動作協調的問題。一旦我讀了考屈森的研究報告，開始用小腦的功能來考慮社交的殘障時，在我的開業中就有種模型出現了。很快地，我開始注意到一些以前我所忽略的事。一個病人說他從小就不會輕輕地單腳跳躍，或跟著音樂打節拍，或用左腳平衡等等。以前這些話對我都沒有什麼特殊的意義；但是由於考屈森的喚醒，它們就在我眼前跳出來。一次又一次地，我發現一些社交上有困難的病人，好像不是有情緒問題或不幸的童年，卻有韻律與平衡問題的歷史，甚至在運動上有很好表現的病人也包括在內。經常社交上的不自在連帶有動作上的不靈活。這些社交上的怪人、書呆子，實際上可能是最輕微的輕微型自閉症：他可能屬於最高官能作用的自閉症者。

因為他的社交彆扭深植在他腦中的網路裡，他唯一的救兵就是招募大腦較高層的中心來補助。他必須用他的大腦皮質來執行小腦（和海馬迴）的工作——就像小腦徵候群的患者必須用他的大腦皮質來告訴他把腳放在什麼地方一樣。

當然，這結果就導致一連串須很努力才能做到的社交技巧，和自自然然的表現相去很遠。葛蘭汀曾寫了很多吸引人的故事，述說她如何設法教自己模仿正常人的做法。多年來，她習慣用滑動的玻璃門的心像來提醒她自己不要與人太接近。她讀《紐約時報》（*New York Times*）所刊登比金—沙達特

（Begin-Sadat）談判的對話，以便學習會話的藝術。她把這些對話都記下來，然後在腦海裡再三地重複演習這兩位世界級領袖的錄影帶。

對葛蘭汀而言，這些策略相當有用，雖然她的態度和聲調有明顯的不同。其他的自閉症患者有寫到關於如何學習更難以捉摸的社交技巧，譬如幽默感。在《這裡有一位男孩》（*There is a Boy Here*）這本教人如何引人注目的書裡，一位有自閉症的年輕人和他的母親用「他說─她說」（He-Said-She-Said）的回憶錄方式，各自述說「他的童年」；其中有一段文字，是祥恩•巴倫的母親形容她兒子如何吃力地學習風趣：

> 他放棄想要了解書中笑話的努力，而開始在每天放學後，看電視節目「吉利根之島」（Gilligan's Island）。除了有閃光燈和重複鬧聲的遊戲節目他會看以外，這是唯一他愛看的電視節目。「但是，天啊！爲什麼他要選上『吉利根之島』呢？」我們都覺得奇怪。他會記住片中的整段對話，然後對著他的妹妹梅根一次又一次地重複，直到她生氣地大叫。我告訴他不可以再這麼做。
>
> 「她不肯笑。」
>
> 「祥恩，如果他們不覺得很好笑，你不可能叫人家笑呀！當你再重複它，她覺得更不可笑了。」

他從那個電視節目隨便選擇其中的一段話學著說，如果我們聽了不大笑，他就很生氣；如果梅根沒有反應，他就毫不留情地取笑她。我告訴他不可以再取笑她，否則他就不能再看那個電視節目。他還是一直重複對梅根和對我說同一段話。

「好了！夠了！你再也不可以看那個電視節目了。」

他很強烈的爭辯……我說，「我已經警告你許多次了，我再也不要聽到這件事。」

第二天，他從學校回來，到了下午四點「吉利根之島」電視節目上演的時候，他就坐在電視機前有半個小時，沒有開電視。下午四點半時，他站起來，走過我面前時，他說：「哈，今天的電視節目眞是有趣!!」

之後，茱蒂．巴倫寫道，祥恩的儀式性抗議持續了一個月。他每天放學回家就坐在電視機前，假裝在看「吉利根之島」。最後這場母親與兒子的冷戰終告落幕。祥恩還是沒有學到他一直想要令人發笑的能力。

有個祕密的男人

當雷特佛第一次提到「世間有結過婚的自閉症患者」，大多數的醫生學者都不相信，大家都以為不可能的。但是，自從雷特佛在《自閉症與成長障礙期刊》裡發表了有關他的「十一位可能有自閉症的父母」後，被認出有自閉症而結過婚的人的行列一直在增加。這些人一直都存在的，只是他們從來都沒有被正式診斷有自閉症而已。如今，活到中年才第一次被診斷爲有自閉症的也有。這可能令許多人震驚。

南加州的蘇珊和丹在結婚二十三年後，才意外地發現丹有自閉症。婚後的生活一直很難相處。對於她先生的社交不靈光，蘇珊說，「丹經常生活在焦慮之中。他隨時都覺得很害怕。」丹害怕在社交場合中出差錯而得罪不想得罪的人，讓自己在想結交的朋友面前出醜。丹痛苦地形容他所面對的左右爲難的情況：

> 我很害怕，因爲我連自己是不是聽錯了話都不知道。我有時候被反覆地警告，有時候卻受褒獎。不管別人怎麼說，我自己知道，我兩次都用完全相同的做法。在我內心裡，我完全不能預測這次我做對了，那次我做錯了。甚至如果有人向我保證我做對了，也幫不了忙。因爲我害怕的內心說：我只是現在很好，下次我很可能又搞錯。我有個朋友在海軍做事，他說，在軍中，你可以用同樣的方法做同樣的事，但是，有時候你可以與艦長一同喝咖啡，也有時候你得到受禁閉的處罰。我覺得我好像在軍中服務一樣戰戰兢兢。

這是丹的問題中最痛苦的一面：不只是因爲他的自閉症使他用錯誤的方式做事，更糟糕的是，他沒有能力分辨他什麼時候做對了、什麼時候做錯了。他的自閉症雖然只是很輕微的，卻從他身上剝奪了其他人所依賴的自我調整的技巧。他看不見，他就像盲女人上脂粉；就他所知，他今天和昨天一樣，明天也相同。但事實上，在旁人的眼中，他每次看起來都不一樣。丹沒有能力使他自己從這一天到那一天都得到同樣的結果。

這就表示，自閉症病徵不只是滲透到他的基本的個性，也影響到他觀察自己個性的能力。在其他所有的陰影徵候群，大多數的人，如果有足夠的好教養，都可以建立一個自省的自我，那個自我就與其原來的本性不同，例如不是ADD或強迫症或情緒不良等等。這就是好父母所能做到的許多事中之一。好父母幫助他們的孩子與他們的自我保持距離，學習如何適當地把他們的內在反映在其感情和行動上。聰明的父母教子女如何反省自己。因此這孩子不僅能養成堅強的、有目標的性格，而且他也會強烈地監視自己的性格。有點憂鬱的人如有好教養，雖有點憂鬱，但還是維持她頭腦的一部分不要憂鬱，而能夠合理地評估前途有什麼障礙，應當如何來應付。而且，如果我們不曾擁有高效率的父母，我們成年人也可以找治療師來幫忙自己開發監視自我的內在。

但是自閉症患者——即使是非常輕微的自閉症——自省的能力是眞的很有限。心理學家用「心盲」（mind blindness）爲其隱喩倒是很適合的：自閉症患大多對別人的心理盲目無知，對一般人的社交世界盲目無知。就如同再好父母也不可能教他們的失明的孩子分辨顏色，有自閉症患者的父母也不可能教他們的自閉症的子女分辨社會的現實。這種社交的缺乏太強烈、太器質性了。

在他們的婚姻治療中，丹和蘇珊爲這個問題不斷掙扎。丹實實在在地能有多少改變呢？蘇珊沒有抱多大的希望：

丹會和他的治療師花上一整段的時間，談論一些像如何對我表示同情之類的事。然後他回到家時會拍拍我像對待狗一樣，或扯扯我的頭髮。他這麼做是學昨晚的電影《蝙蝠俠》（*Batman*）。有一次我因爲爲了没有得到自己一直很想要做的工作而很傷心，有兩個鐘頭之久，丹就坐在那裡，猛拉我的一束頭髮，這是在他的治療師給他上了一課討論如何表示同情的細節之後所發生的。

雖然丹的治療師還蠻樂觀的，但是蘇珊二十三年與丹在一起的經驗告訴她，要改變自閉症的病徵是不可靠的。自閉症患者是會有變化的，但不是永久性的；他有循環性的變化。有些時候，他們的自閉症狀較明顯，有些時候又好一點。（這就是自閉症的特徵之一，因此這毛病看起來比較像精神病，不太像發育時期的疾病，所以一直被當做精神病。）蘇珊觀察這種現象已有多年，她說丹有時候「貫通」有時就「不通」。蘇珊已經學到，自閉症有「上去」的時候，就一定有「下來」的時候。這種自閉症的循環，使患者的父母及親人感到很挫折，因爲常常剛覺得他們學到了什麼而有進步，結果卻只是雲霄飛車在高處久一點而已。蘇珊總結她的無助感：

那是自閉症的要點，反正那天在他腦中的化學組合如何，他就如何地表現，而不是從以前他學到的經驗。

換句話說，丹不能「學習」。一些好的、貫通的日子無可避免地會被壞的、不通的日子所取代。他沒有能力保持好的日子，他甚至也無法分辨好的與不好的日子。在通暢的日子，他可能為他太太帶回花園裡剛剪下來的鮮花（他從治療師那兒學到太太們欣賞這種的行為）；在不順的日子，帶給他太太已經乾掉、枯萎的玫瑰。這之間的差異，對他太太意義重大，但他卻看不出來。

教堂祝福的婚姻

二十四年前丹和蘇珊在一個教會青年團契相遇。他們屬於聖靈會的，而在聖靈教會的組織裡，丹並不顯得特別奇怪。

丹：當我是小孩的時候，有兩種小孩對我有興趣，摩門教的和聖靈會的。那時候聖靈會的小孩較多，因此我交的朋友以聖靈會居多。聖靈會做禮拜時摻雜了許多別人會皺眉的感情、感覺和右腦的活動。他們做禮拜時會在走廊上跳舞跳上三個鐘頭，有很多活動在別的社交場合中是不能為人所接受的。他們會揮手，吵吵鬧鬧地用舌頭發出各種沒有意義、沒有人聽得懂的聲音。它是天堂的語言，有很多重複的單音節的字，再三地發出聲音。

在聖靈降臨的另一個世界裡（一種信仰，自知有異於較普遍的自由新教），丹的怪癖被接受了。由丹的眼光看來，在一個火與硫黃的信仰領域裡，他可以用社交上爲人所接受的態度滿足許多他那自閉症的衝動。

我在一個黑人福音合唱團裡唱歌。我們有個特別的聚會——星期六晚上，我們會去洛杉磯一個租來的戲院裡唱歌，再由廣播電台播出。句子都是重複的，因爲獨唱的人會唱所有複雜的句子，合唱團只唱重複的東西。連續唱兩三個鐘頭，過後我會覺得很舒服。

從一個未被診斷爲自閉症的年輕人的觀點，這聖歌合唱團的活動一定是一個極樂境界：一種完美的刺激！許多自閉症的幼童會花好幾個鐘頭再三地哼同一個字或一個句子。這被認爲是一種言語的自我刺激，他們的父母或專家把這種行爲叫做「stimming」。雖然，丹在其記憶所及，小時候並不會不自覺地模仿別人的言語（echolalia），但在合唱團裡，他沈迷於重複語言的快樂。（echolalia 是形容小孩子模仿他剛剛才聽到的話，毫無目的地或不知不覺地發出回音。）

不過，跟平常一樣，丹沒有注意到在聖靈會生活的社交處境。今天回憶他在合唱團的經歷，他大笑著說：

我根本沒有想到我是在一個危險的處境。我爸爸媽媽大概會殺了我，因爲我跑到洛杉磯的中南區（譯註：此區向以治安紊亂聞名於世）。我從來沒有想到跟黑人們一起出去是不對的，但在那時代，我的鄰居認爲這是不對的。

這就是自閉症甜蜜的一面：雖然當她遭遇挫折時，這個自閉症的丈夫沒有應該來安慰她的概念；但是他同樣的也不知道應該因爲膚色不同去恨另一個人種。自閉症帶給這世界它本身的純眞。

在蘇珊和丹的室友邁可的暴風雨式的關係結束之後，丹和蘇珊才開始在一起。如今回溯起來，這是個充滿自閉症的傾向與特點的故事。但是當時，在一個很強烈的基本教義教會青年團契的領域中，這配對是很合情合理的：

蘇珊：當時，邁可和我有很多性交上的緊張狀況，因爲我們倆都不認同婚前可以同床。所以我們有很大的爭執，而丹總是替我們補起來。他從未加入爭辯；他沒有同感，因爲他不能體會的。他只說，「蘇珊，閉嘴，妳坐過去那邊。邁可，你也閉嘴，坐過去另一邊。」

丹的智慧很高，而我在智慧這個層面上很孤單。因爲我的ＩＱ是一六二，我主修物理，而教會認爲我違反上帝的旨意，因爲智慧高又研究物理不像個女人。教會請了一位心理學家來對女孩子講課。他的課程叫做「溫柔，親切，忍讓」，他告訴我們說，如果妳站起來，關掉電視，那麼妳就是從妳先生搶走了權威。我叫這課程「熱情，嚴謹，放縱」我不接受它。

在基本教義的教會裡，不允許有熱情。

在這種環境裡，丹像個正常人。他不懂性感論，他也不會用那種現實的判斷把蘇珊的IQ歸納爲過高，或認爲她主修物理是違反上帝的旨意。他是一個朋友。當蘇珊骨折時，還熬夜替邁可寫期末報告，但是只有丹在那兒幫她。這種表現使他更令人心動。當蘇珊發現邁可那天晚上和另一個女孩約會時，她和邁可鬧翻，憤而與他那通情達理的室友交往。

蘇珊：我告訴自己，在所有瘋狂的人群中，我發現了一個正常的人，他和我有相類似的想法。他不會特別注重我的外表——在丹面前，我的確可以帶著髮卷和泥巴敷臉，他也不介意——而且我熱愛電腦。丹就像從天下掉下來的天才能夠眞的作程式設計。我們會一起談論電腦，當我有困難做程式設計時，丹可以只看一遍就說，「問題就在這裡。」或者我可以跟他討論男朋友；他給我一種安全感，中立的領域。他認爲我IQ高，很積極準備自己謀生的技能，不會講法語，這些都是正常的。在教會裡所有的女孩子都很美，而且學會講法語；知道如何說法語被認爲是有女性的魅力。丹對這些都不介意。

事實上，丹的完全不注意同儕對性別的標準和胃口就是一個危險訊號。但是，對蘇珊，一個有天才的年輕女人，掙扎著從一個對女性的智慧與野心都不認同的基本教義教會走出來，丹是一股新鮮的空氣。在充滿了聖經至上的牧師、青年團契的領袖和基督徒的心理學家的人海中，丹是惟一頭腦淸楚的，他根本不了解，更不用提贊同「溫柔，親切和忍讓」的觀念了。

隨著蘇珊與邁可鬧翻之後，她和丹更接近了。他們並沒有約會；在一次友誼性的旅遊相處後——因爲教會中長老們的閒言閒語——丹沒有再約蘇珊外出了。他只是在那裡，永遠是「安靜的、正經的、甜心的男人」。不久，丹向蘇珊求婚。

蘇珊：那次旅遊過後三、四個月，丹說：「我想我們應該結婚了。」我大笑著說，「眞可笑的說法！」但是丹說，「最好的朋友結成最好的姻緣。」而且他說我們應該去找婚姻顧問。（教會規定所有配偶在婚前都需要的。）

我並不太在意。教會的心理學家告訴我們，他贊成像日本風俗的媒妁之言的婚姻。他說性交是自動的，結婚後就會來了；上帝會把一切安排妥當。我說，「喔，如果那是眞的，那麼丹和我適合那模型。」而且丹說，他之所以從來沒有撫摸我是因爲他對我如此尊重，所以他一點都不能撫摸我，因爲如果他開始摸我，他會不能停止。我就告訴他，「但是我的女友們訂了婚，他們的男朋友都會送玫瑰花。」而丹會說，「我將不會是那樣子。」婚姻顧問覺得不送玫瑰沒什麼關係。最重要的是共同的目標和價値觀。

因此，我就心甘情願地做丹的太太。我以前的男女關係一直都是很熱烈的、浪漫的、美麗動人的。我嫁給了丹。

對蘇珊而言，這個婚姻結果是異常的困難。

心盲

有句婚姻顧問的格言是：「不要奢求你的配偶經常能夠知心解意。」妻子通常是婚姻顧問講道的對象。老實說，丈夫們常常在知心的部門考不及格。女人要求她們的男伴能直覺到什麼是她們需要的，期望他不用問或不用她告訴他就可以了解她們的感受。根據婚姻顧問的信條，這是完全不合理的要求。

但是當我們從自閉症的觀點來看愛情與婚姻，我們開始有不同的看法。事實上，預期你的伴侶了解你的心意，並不是不合理的，而且在日常生活裡「了解心意」（英國人稱之爲 mentalizing）是所有正常的頭腦都具備的本能。我們必須不斷地觀測別人的心意，才能勝任生活在這社會的任何角色：必須知道什麼時候別人能接受，什麼時候他們不能，什麼時候別人喜歡我們，什麼時候他們不喜歡，誰是朋友誰是敵人。即使只是隨便與人說說話，我們也得觀測對方的心意：有一位非常高官能作用的自閉症患者（他的自閉症是如此輕微，甚至能夠自己正確地診斷出這種徵候群），自己說他至今還不能判斷什麼時候該輪到他講話。雖然他的智能足以在一所有名的大學主修數學，他不知道什麼時候別人準備好了要讓步。他有「心盲」，他不會體會別人的心意。

說謊和欺騙的人也必須解人心意：如果對欺騙的對象將會如何反應沒有一些概念，根本不可能去欺騙他。而且，說眞的，有自閉症的孩子不會說謊。最近較吸引人的實驗之一，是叫自閉症兒童設法不讓一個邪惡的木偶取到一塊糖果。實驗者給了他們兩種方法去做：他們可以故意指著空盒子騙木偶（他們知道糖果一直都放在另一個盒子），或者他們乾脆就把放糖果的盒子鎖起來使木偶拿不到。這些自閉症的小孩會把裝糖果的盒子鎖起來，但說謊就做不來。實驗的結論是說，這些小孩雖然完全有能力可以操縱木偶的行爲，但是他們不懂如何用欺騙的方法去操縱木偶的想法。

「每個人是獨立的，對宇宙萬物有其獨立的想法」這個概念使他們迷惑不解。如果一件事是眞的（這盒子是空的），而且這自閉症兒童知道這個事實，他就不能想像別人會有別的看法。所以他不能引導那個人走入迷途，因爲他不能了解那個人怎麼可能被引入迷途，怎麼會不知道眞相。所以說，不管是屠夫還是麵包師，是騙子還是小偷，是愛人還是被愛的人，能夠看見對方的心靈是很重要的。如哈培所說：「解人心意的能力在進化過程中是如此重要，所以是由頭腦中一個特殊的、與生俱來的部分來主宰。」從自閉症的生物學研究，可能未來的一天會告訴我們這個部位在哪裡。

有關自閉症的心盲的研究叫做「心意論」（theory of mind）。心意論主要是一種用精細的最新研究方法，探討自閉症患者缺乏同理心的實情。「雪莉—安」（Sally-Anne）實驗就是心意論研究者的起點。這個實驗已被自閉症心理學的研究期刊公認爲有權威性的。在這「雪莉－安」的試驗裡，自閉症的小孩看一幕木偶戲，戲中兩個洋娃娃，雪莉和安同在一個房間裡。雪莉有一個籃子，安有個盒子。雪莉把她的玻璃珠放在她的籃子裡，然後走出去。當她不在的時候，安把玻璃珠從籃子裡拿到她的盒子裡。

自閉症兒童的問題要點出在當雪莉回來時，「雪莉會去哪裡找她的玻璃珠呢？」正確的答案當然是「去籃子裡找」。雪莉把玻璃珠放在她的籃子裡，她並不知道當她不在的時候，玻璃珠已經被移動過了。所有正常的小孩在四歲大的時候就能了解雪莉一定會找錯地方。他們能夠體會到別人可以有錯誤的觀念，與現實不同的觀念，以及與他們自己不同的觀念。簡單的說，沒有自閉症的小孩年紀很小的時候，就會考慮種種不同的想法。

但是自閉症的兒童好像不會這麼想：一個有四歲智力的自閉症兒童會告訴做實驗的人「雪莉會去盒子裡找」。他看見安把玻璃珠拿去放在盒子裡，玻璃珠是眞的在盒子裡，所以他下結論說雪莉會去盒子裡找。他不能想像雪莉心裡怎麼想。有意思的是，這方面的無能不是出於一般簡單的「智力遲鈍」（低能）（雖然許多自閉症兒童也有智力遲鈍的毛病）：這個研究的作者巴倫－柯漢（Simon Baron-Cohen）發現，來做實驗的百分之八十的唐氏症兒童可以正確地回答這個問題（而唐氏症兒童整體平均智商稍低於自閉症兒童）。同等智力的唐氏症兒童、普通的低能兒童，能夠猜想別人的想法；但是，自閉症的兒童卻不會。

雖然心意論的觀念在研究自閉症的圈子裡雖然很熱門，但是當然也有持異議者。有些人認爲基本的問題不在解人意的能力，而是在頭腦執行的機能：從事活動的能力，保持活動，堅持到問題解決爲止。簡單的說，就是促使事情發生的推動力。這觀念是來自前額葉（大腦的前部）的研究。大腦前額葉受傷的病人失去執行任務的能力，他們變得很冷淡，無動於衷。他們的家人會埋怨說他們失去自動自發的能力。他們不再扮演做自己的主人翁（如前所述，狂怒症和ADD也有這種毛病）。因爲自閉症患者真的會表現缺乏執行的機能，所以一些理論學家覺得這可能是毛病的中心。進一步的研究將更詳細地審視及衡量自閉症患者種種心裡缺失的輕重。但是，不管我們對這種毛病的觀念如何改變，不管重點如何轉移，自閉症在社交方面的缺失都將被視爲這毛病的中心。是使患者成了殘障的主因。

愛情與婚姻

沒有「了解心意」的婚姻，從沒有自閉症的配偶的觀點看來，根本很勉強可以叫做婚姻。這就是蘇珊的感覺。在她與丹婚後二十三年裡，她一直生活在「隔離」的狀況中。蘇珊常常覺得非常的孤單，沒有保障。當然，每逢她遭遇壞消息時，這種感覺更嚴重地壓倒她：

蘇珊：每當感傷的消息或不幸的事情發生時，丹就會有不恰當的反應。昨天，我發現我沒有得到我申請的工作，我眞的很傷心地哭了；我傷心得只好取消我整天的工作回家來。而丹用小男孩的聲調說，「喔，下一次運氣會好一點。」然後就轉到別的話題。有一次，當我剛受了一個很大的打擊時，丹說，「喔，要不要去游泳？」

困難的是，丹根本沒注意到。他不是那種典型的自戀狂者；他並不自私。事實上，他是受到他在理解人情事故的基本缺陷之累。他愛他的妻子；他終身是屬於她的。他是一個好的供養者，穩定的心靈。可是他連用最起碼的方式來體會她的心意都做不到。他不會看她的臉色、她的表情、她的聲調。他對他的終身伴侶一無所知；他根本不了解她。

發現丹的自閉症，只在十八個月前，對他們兩個人都是一大打擊。此一發現乃是完全沒有預料到的結果。這是在一連串的混亂的事件後發現的，這個發現始於蘇珊：

我崩潰了，我自己以爲是工作太忙和壓力太大引起的。我一直試著從工作的成就來滿足我的需要，所以搞得我自己又焦慮又恐慌。我得了市場恐懼症，丹必須握著我的手臂帶我走進超級市場。我會想要自殺。我不得不停止工作，我非常地害怕，因爲我覺得如果我失去了工作，那麼一切都完了。

在心理治療過程中，我只談到工作；我很肯定地表示家中一切都還好，所以這方面的問題一直都沒有討論過。丹總是和我一起去心理治療會談，他是個沈默的支持者。我是如此地害怕丹會遺棄我或和我離婚。

但是這聯合陣線並不能持久。事實上，她的婚姻以及親身經歷丹自閉症的行爲經常圍繞著蘇珊：

> 丹會跑圈圈、跳跳和拍手；多年來，他有一大堆令我心灰意冷的舉動，尤其是當我們去旅行時。他也可以在我面前手淫，而且當我們性交時，他會突然地叫出奇怪的詞句。我會說，「丹！」他就說，「我正想到一個電腦的問題。」他是在掩飾他的怪動作。
>
> 我不能向我的家人求助，我娘家的人不能和我溝通。而我也沒有告訴我的朋友。我覺得把他的那些舉動講出去很羞恥，有罪惡感。

但是，不可避免地，時間久了，有關婚姻的問題就出現了。當心理治療開始在丹和他的問題圍繞打轉，他就退縮了。他不再參加心理治療的會談，並且告訴蘇珊說，不管什麼事發生在她身上都是她自己的個人問題，與他無關。

到此爲止，丹是個不承認他在暗中與眞相掙扎的男人。他不要發現有什麼大毛病在他身上；他不相信自己有什麼不對勁。但是，事實上，他曾在他生命的一個緊要關頭聽過「自閉症」這個名詞。

> 大學時代，我媽媽曾經向我提過「自閉症」這個名詞。我總是奇怪爲什麼我進大學時比別人大兩歲；我在高中時成績很好，但我離家上大學後，在學業上和社交上卻不大順利，我

有點自我懷疑。有一次在媽媽和兒子的談話中，我說，「妳看我有什麼不對勁嗎？」她說我在小學時慢了兩年，而我小學二年級的老師幫了我很大的忙。那時候，類似「自閉症的行為」這名詞就是這個老師提出的。從與母親的談話中，我覺得她並不了解自閉症是什麼。她說有些人認為她虐待我，她說，「我們知道那不是事實，所以，我們認定不可能是自閉症。」

這是在「冰箱母親」的年代。那時候，有關自閉症的理論就是把自閉症兒童的殘障歸罪於冷漠或會虐待小孩的母親。當時認為自閉症的兒童是被不愛他的母親推進一種悲慘的退縮狀況。雖然，這種看法毀了許多受過教育的中產階級的母親，可是，丹的勞工階級的父母只單純地拒絕去相信它。

我的爸爸不是精明能幹的人。他對醫師、專業人員和那一類的事物都很不信任。他認為他們發明了像「自閉症」這些名詞是用來唬人的，他對那些名詞一點都沒有信心。

因此，這家人就緊密地結合在一起。他們拒絕這種標誌，他們盡其所能來解決兒子的怪癖。丹的父親在軍中服務，他想盡辦法來影響他兒子的自閉症的故事很感人：

如果我的父親是個有野心、好鑽營的人，我可能已經被遺棄了。但是，他不介意那些（閒言閒語），他只要把事情關在家中，在家中解決。由於在軍中許多年，他趨向於有條件的訓練以適應環境：如果有些人有問題，你就再三地訓練他們，用環境因素去改造他們。我習慣做的事中，有一件是會在後院周圍繞著跑好幾個鐘頭。所以，他寧願不阻止我，有一天，我父親就決定「好，我就跟你一起跑。」他說：「我要你每天至少有五分鐘照我的方法跑步，然後，你才可以照你自己的方法跑。」我的跑法是完全枯燥的，但他要教我的是有節奏的行軍步伐，用簡單的行軍歌，改不同歌就換不同的速度。他認爲他可以將我那種完全枯燥的跑步改造成比較有建設性的活動。

當她的丈夫和兒子在後院繞圈子跑的時候，丹的母親就著手把他們的家變成鄰近人家的社交中心，其他的小孩都來這裡玩。如果她兒子很難出去找別的小孩玩，她就把別家的孩子們帶回來跟他玩。如此這般，雖然處於一九五〇年代那種心理分析風尚盛行時，但是他們不管診斷，也沒有策略，只是設法讓他度過他的童年並把他撫養成人。可惜的是，這種教養方式留給丹很少可以比照他有與眾不同的地方。因此，在大學時，他知道卻又不太清楚他與其他同學有什麼不同，他發現心理學的課程對他有吸引力。其中的一個課程，他到卡馬利諾州立醫院見習時，他碰到一些住在療養院裡很嚴重的自閉症兒童，但他說這些兒童的形象並沒有引起任何似曾相識的暗示。至今，丹聽到「自閉症」這個字加到他身上，他都像他父母當初一樣斷然地拒絕承認他有這個毛病。所以當他的婚姻開始有問題時，他一點都不覺得會和他那異於常人的笨拙社交有任何關聯。

蘇珊不知道他丈夫的歷史，她自己有她的結論，由於她在心理治療過程中重新提起她被壓抑的亂倫和受虐待的記憶，現在開始猜想丹一定是與她有類似的遭遇。她想，很明顯地，有一個秘密造成他們婚姻的困擾。最後，她面對面質問他。

六至八個月的心理治療後，我終於回家向丹說：我要你和我站在同一陣線上。有些事情不對，我需要一個解答。

她預期終究會有個突破，她料想她的丈夫會招認有和她類似受虐待的經驗。出乎她意料之外，在被她逼得無可退避時，丹的反應與他母親多年前被問到她兒子在大學時的問題一樣；他提到自閉症是一個可能，提到它，卻又覺得它不屑一提。他不相信他有與那些在州立醫院的嚴重殘廢兒童屬於同一類型的病症；看起來不可能。

到這時候，這個主題是逃不掉了。幾個月內，有個完全偶然像掘寶似的新發現：有一位在一起工作的同事給丹一本《科學的美國人》（*Scientific American*）期刊，其中有一篇佛禮斯（Uta Frith）所寫的有關自閉症的文章。佛禮斯是英國學者，是她最先在一九九一年把亞斯勃格（Hans Asperger）有關自閉症的原文從德文翻譯成英文，由此終於開始調查高官能作用自閉症——我們現在就稱之爲亞斯勃格症。亞斯勃格症主要是指有語言能力的自閉症；被診斷爲此病症的兒童說話流暢，在臨床上他們的語言能力沒有顯著的遲鈍。他們的問題主要在社交方面。（雖然他們可能也有輕微的學習障礙。）在這方面，自閉症的歷史是很有趣的，因爲這病症同時在美國被肯納（Leo Kanner，他在一九四三年發表文章）和在德國被亞斯勃格（他在一九四四年發表他的研究工作）所鑑定。

值得一提的是，兩位學者都把這種病徵歸納為自閉症。但是在他們的研究論文中所形容的兒童有不同之處。肯納的兒童是典型的嚴重殘障的自閉症；亞斯勃格的年輕的病人則才能太多了。因此亞斯勃格的研究工作提出一種可能性，是不是一個人可能只有輕微的自閉症。不過因為他的研究工作一直只在德國發表，所以肯納對嚴重自閉症的形容乃居重要地位。一旦亞斯勃格的原文翻成英文，變得隨處可見，這個典範就開始轉移。（今天，對亞斯勃格症是否為單純的高官能作用自閉症，或者是一種完全不同的病而有很類似的症狀，有著不同的看法。沿用現行的習慣，在本章中，我們把這兩個名詞交替使用。）

丹的同事對他的私人生活一無所知，他送丹這本雜誌只是因為裡面有一篇有關電腦的文章（丹是一位很成功的資深程式設計師）。丹讀了佛禮斯的文章後，這次他認清自己；他再也不能逃避現實。他拿了這本雜誌去找他工作單位的心理顧問，問她，以她專業的看法，他是不是可能有自閉症。不用說，她斷然地告訴丹，他的困惑與她平日經常接觸的雇員們問題相去太遠了。不過，她做了一件有助於丹的事：她介紹他去看一位心理學家。這位心理學家就是現在他和蘇珊還在看的這一位。

謝天謝地，這位心理治療師他自己雖然只有在丹曾做過短期義工的州立療養院看過自閉症的小孩，而且他也沒聽過有輕微型自閉症這個概念；但是，當丹來請教他的時候，他並不退縮。因為他受過心理動力學的訓練，所以馬上就看出丹所提出的挑戰。

我是從正統訓練出身的：佛洛伊德、榮格和克林。在那個時代裡，認爲自閉症是由於嬰兒從出生到三個月大的最初階段，沒有得到生命中最重要的某些東西，所以，這個孩子沒有被邀請到這世界來。那就是爲什麼貝特漢有「自閉症來自壞母親」的原理，說是這被激怒的嬰兒就跑進他自己的世界，從此不再出來了。

用那個模式來治療一個自閉症的病人，其理念即在於建立一個安全的地方，使病人覺得表現他的情緒沒有什麼不好。不過，生物醫學的模式提出的理念卻認爲自閉症並不是在嬰兒初期受傷引起的。不管如何，在你開始治療病人之前，你一定得先搞清楚這病人有多大的能耐。關於丹，我不大明白他的毛病是屬於社會心理學的，還是有種種生物化學的因素，而叫他去經歷十五年心理動力學的治療未免太過分了。我初遇丹時，對這問題就分辨不清，至今我還是搞不懂。

每星期丹與他的治療師都面臨這個難題：什麼是丹可以改變的，什麼是他改不了的；什麼樣的「行爲」算是自閉症引起的，哪些只是典型的男人方式，諸如不能體會妻子感受之類的事。多年來，每逢蘇珊忍不住向她的家人埋怨她丈夫，她的家人總是回答說，丹只是像一般男人的作風。事實上，如果有人聽了蘇珊一整套的問題，這些表面上聽起來的確很像許多做妻子的怨言。眞的，這些問題是如此熟悉，使得蘇珊的故事無可避免地提供這種可能性——至少對任何人與他倆坐在一起，聽他們講

——可能問題在於，不只是男人比女人較可能有自閉症，而且，正常的男人比正常的女人較多自閉症的傾向或氣質。整體看來，可能正常的女人眞的在社交方面的智能比正常的男人高明。

不管在現實社會裡，男女天生的社交智能有何差異，擺明的事實是，丹的社交困難實在遠超出正常男人的行爲範圍之外。在許多方面，他不只是「不夠敏感」，而是對別人的感受與需要近乎盲目。蘇珊舉了一個實例說：有一次，他倆開車到藥房去買東西。車子停在停車場，丹坐在車上等，蘇珊則進去裡面購物。當蘇珊從藥房出來的時候，她看見一個男人在車與車之間蹣跚而行，顯然病得很重。她到車上指著這人叫丹看，可是丹並沒有注意到這個情況，他正把鑰匙插入開關要發動車子。他要開車走。

就在那一瞬間，這男人在他們車子前面倒下來。蘇珊從車子裡跳出來，去看看她可以做什麼，這使丹感到非常地受挫折——自閉症式地受挫折——因爲他們原先計劃好的路線被切斷了。一位有自閉症的人一旦在做某件事的路線上，他必須照路線走。當她說回藥房去找人來幫忙時，丹很生氣地對蘇珊大聲喊道：「你要幹什麼！你要幹什麼！」

蘇珊：當我終於回到車上時，丹問我，「你爲什麼跳出車去？」我說，「你難道沒看見那些人圍站在那人的周圍嗎？難道你沒看見發生了什麼事嗎？」丹說，「沒看見。」我說，「你會眼睜睜地看著那人躺在地上而把車子開走嗎？」丹說，「是的。」

丹看著，但是他沒見到。

丹：「我是有看見那人倒在地上，但我想他看來像正在癲癇發作。我只是看著，然後人們開始圍著看他。之後，他的朋友來了。這種情況並沒有讓我覺得任何與平常不同之處；這與任何人走過人行道一樣平常。這事件並不帶任何感情的色彩。

對蘇珊來說，這類的插曲的確使她很害怕——事實上，很恐怖——因爲她可以很容易想像到她自己正受傷時，丹無能力反應。她問自己，假如有一天躺在他面前的是她，倒在水泥地上，丹會不會就發動車子開走呢？他知道去找人幫忙嗎？他會來得及知道嗎？她已經面臨過這種情況，在她發生車禍，肩膀脫臼之後：

那天晚上，他們送我回家，我還在休克狀況下——他們要等兩星期消腫以後才能把肩復原——丹好像並沒有察覺到我的傷勢很嚴重。我的朋友必須整晚留在家陪我。

第二天早上，丹又生氣又激動，因爲他必須請假去與公路巡警及保險公司交涉。我身體不能動，而丹一直把電話遞給我。他一直說：「蘇珊，你來設法解決，因爲我不知怎麼與保險公司人員打交道。」之後兩個星期，我的朋友——一位治療師——取消她所有病人的約會，留下來陪我。我因肩受傷不能切肉，盤子裡的食物會到處亂飛。而丹只顧吃他的；他沒有察覺到發生了什麼事。

連他太太都覺得很可怕，對丹而言，這些情況更是痛心的大禍臨頭之預兆。他對自己的社交失誤感到非常困窘。這些失誤他根本沒察覺，一直到他太太向他明白地指出來，他才知道。自閉症的診斷對他的打擊很大，他說，他覺得要崩潰了：

我不知道將來會發生什麼事，也許我們一輩子要繼續做心理治療。我知道我不用去療養院，我比那種狀況好很多。不過，這是第一步走向必須天天接受幫忙才能過日子的生活。這使我覺得很難堪，覺得有些事非常不對勁。我不希望做個受難者；我不願被別人冠上這種標籤。

自閉症不能根治；那是個難以接受的事實。丹知道這樣。不過，還有一線希望。丹的案例當然算是輕微的；他的治療師相信他可以有相當的改進，他的感情生活也能滋長。這是非常有可能的。在丹對那個在停車場倒下來的人完全沒有反應的事件過後不久，他終於醒悟到這幕情景的意義：

兩天之後，我突然想起那幕情景，我問蘇珊：「那個倒在停車場的傢伙後來怎麼了？」到那時候，我終於明白這個人是在困難中。

突然之間，這情景充滿著顏色，這種感情的色彩常常是丹所沒有的。他終於明白了。或許不久的將來，他也會開始與他太太的內在生命接觸。不管如何，所有的陰影徵候群都有他們的優點，雖然可能是參差不齊的。而自閉症的患者，不願改變又不太能知心解意，卻是忠心耿耿，堅定不移，而且本性誠實，因爲他不懂交際。就像蘇珊說的：

孩子們都很愛丹，他們直覺地喜歡他。他像小孩子一樣天眞、單純；丹是不複雜的。你看到的是什麼，得到的就是什麼。這就是我會愛上丹的原因之一，至今仍然如此。丹爲人誠實正直。

也許，丹可以改造他的風格，成爲蘇珊所需要的丈夫；也許不可能。但是，由於他對蘇珊此生不渝的摯愛，他一定會嘗試全力以赴。

再談小腦的關聯

六十歲的哈姆‧納西來看我時，已有四十年心情憂鬱的歷史。兩年前，他被診斷爲ADD，因爲他很難集中精神。從那時候起，他就把全副精力都用來讀每一份他所能找到的有關ADD的資料，因此，他對ADD如何影響他的日常生活已有警覺。然而，這個診斷及其後自我教育的後果並不如他所期望的助力那樣大。他還是很鬱卒，仍然無法集中注意力，老是與他結褵五年的妻子爭辯兩人要有多少共同的社交活動。她是個有錢人，住在很多有閒又有錢的退休者所住的小城鎮（他們婚後哈姆就搬來這裡），她寧願在哈姆稱之爲私人俱樂部的環境中消磨時光。但是，哈姆對他們被邀請去參加雞尾酒會和慈善事業的聚會一點都沒興趣。他非常不喜歡與人聊天。沒有酒精的刺激，他根本不會閒聊（而幾年前他已經戒酒）。

哈姆看過許多位治療師，他們全都把他看做徹頭徹尾的自戀患者。當他與他妻子同坐在治療師的辦公室時，他會自言自語地講他自己，因此，他們一致認爲哈姆必須想想他妻子的感受。但是，不管他們提醒他多少次，要他考慮太太的想法，哈姆還是只顧說他自己。他的感受，他的痛苦，他的慢性缺乏他所謂的認知清晰。那就是哈姆。

由於哈姆極端嫌惡聊天這件事，使我第一次想到也許哈姆有一般人所謂的自戀症以外的毛病。哈姆一點也不羞怯；他是個友善且笑口常開的人。他開一輛卡車，車頂上放個獨木舟，他穿著鮮明，興緻好的時候還帶上大領結（bolo tie）。〔這個大領結是他有一次在正式宴會中穿晚禮服時繫的。至於對這套時裝的選擇，他告訴我說，「那只是我想要這麼穿就這麼穿，並沒有想要引人注目的意思。」這領結感覺很合適，所以他才會繫它。但是，在那種聚會中並沒有別人繫這種領結，這個事實根本不會影響他對自己的觀感。〕一位友善的人不能與人聊天，這就是不正常，這就引起了我的懷疑。

當哈姆自己提起「平衡」這個話題，一剎那間，我突然得到了啓示。他告訴我說，他一直在平衡上有困難——他很難用體力平衡自己的身體——雖然他一生都是很好的運動員，但他從未能用左腳站著而保持身體平衡。幾年前，他爲了解決平衡身體的困擾，曾試用 Dramamine 來治療。效果很不錯：Dramamine 治好了他生來就有的耳鳴，而更有趣的是，Dramamine 奇蹟似地改進了他讀一行行排版字的能力。

> 我可以逐字看到行尾再看下一行，而不必眼光在整頁裡到處亂逛。

他的理解力並沒有進步，但是看書的動作在 Dramamine 的藥效下，使他可以很順利地讀下去。這些問題在治療過程中，這麼早就被提出來；這件事實暗示我，我所遇到的，不是單純的情緒異常。事實上，比直截的ＡＤＤ還複雜。這個男人的小腦問題嚴重到不僅他自己注意到，而且積極地試圖治療這些小腦異常引起的毛病。

現在我開始懷疑，哈姆與他妻子或許正與自閉症的問題在掙扎。事實上，Dramamine 能影響他的前庭平衡系統（vestibular system），這正是小腦的終點器官。前庭平衡系統會告訴我們自己的四肢在空間的位置，如此我們才能閉著眼睛也可以站直。頭暈、眩暈或感覺天旋地轉等等的症狀：都是來自這前庭平衡系統的毛病。這系統可能對多數殘廢者有相當的意義；在大型精神療養院裡，那種旋轉的遊樂設備通常是最受歡迎的。丹也說，他在剛坐過刺激十足的雲霄飛車之後，感覺較舒暢、較鎮靜，愈有刺激性的愈好。就如蘇珊說的：

愈多震動，他愈喜歡。我敢打賭，如果我們可以在丹剛剛從雲霄飛車下來時立刻上床，一定有最好的性關係。當我們坐過雲霄飛車下來時，他總是很親熱地吻我。

哈姆的前庭平衡系統有問題的可能，使我下決心用一種新奇的治療方針：我就用治療平衡的藥Antivert給哈姆試試效果如何。從病人的眼光來看，效果非常好。Antivert本是用來治療平衡問題的。常用於中耳炎或老年人有慢性平衡問題的時候。我的這位病人用了Antivert之後，幾乎是隔夜而已，四十年來的憂鬱症突然之間輕易地消失了。

自從開始服用Antivert，我甚至曾嘗試是否會再陷入憂鬱的狀況。我刻意設想一些最不幸的事將降臨到我身上。但是，這樣做好像一點都不礙事，一點也不會影響我的情緒。

眼見這個不尋常的奇蹟，我現在開始由自閉症的觀點來看哈姆的一生。說實在的，哈姆所敍述的許多事蹟，就如同其他高官能作用自閉症患者所描述的。他沒有任何朋友。哈姆就這麼說過，「我在這世上沒有一個朋友；我不了解別人。」雖然，他有過三個妻子和三個小孩，但是，這些人在他簡略地提到他們時，對他都只是不超過一個人名、等級或號碼。雖然他很愛他太太珍，她也好像沒有登記在他心上。哈姆並不是不關心她的想法或她的感受，而是他根本不明白她有什麼想法或感受。他不知道是否因他好像無法想像；簡單地說，他不擁有心意論——即使有一點點，也不像與他同年齡的人應有的心意論那樣成熟。對哈姆而言，別人的內心是完全摸不著的。

社交缺失是哈姆最明顯的自閉症的性質，不過，當我再進一步查問，我發現哈姆也有一連串其他自閉症患的症狀。譬如說，他對噪音非常敏感；平常人家普通婚禮中輕微的喧鬧聲就會使他痛苦不堪。他常常必須坐在客人之間，用手掩住雙耳。另外，還有個新發現，哈姆祕密地沈溺在好幾種自閉症所特有的老舊的癖性：前後搖動身體，把手指向外彎，對自己哼哼曲子，甚至偶爾拍拍手。他說，他這麼做來解除緊張。

那使我輕鬆多了。如果有個大噪音，我就前後搖動，只搖幾下也好，只要有那動作。它幫助我減輕壓力。有時候，如果這刺激不能用前後搖動來解除，我就哼哼曲子。當我向前搖時，我可以哼 mmm-m-mmm-m-mmm-m-mmm 。

我記得小時候，我會一面拍手，一面前後搖動，一次又一次地，把頭和背部拍打在沙發靠背上，我總是覺得很舒服。還有我的手和指頭的動作。我從來沒有告訴別人。在瑞提醫師的診所時，我用手向外推牆，好像要把牆頂住才不會倒下來。他說，自閉症患者常會這麼做。我就說，「那有什麼稀奇呢？」當我受過度刺激時，如果沒有人在旁邊，我會把手指放開，再握上拳頭，如此來回多次，然後，用兩手繞來繞去；有時候，我自己對自己跳跳舞。這樣，可以減輕我的挫折感。有些人會大發脾氣；至於我，當我獨處時，我就用我的手和手臂，做一些奇怪的小動作、小舞蹈，那使我覺得輕鬆多了。

當哈姆在我的診所表演這些典型的自閉症常有的動作時，他的太太說，「你才沒有做那些動作呢！」哈姆回答說，「有妳在我身邊時，我當然就不做這些動作了！」

自閉症的孤獨，自閉症固定的形式：看來哈姆不是只稍微沾到自閉症的邊而已。不過，也許最使他頭疼的是他類似自閉症的語言上的障礙。典型的自閉症患者不會說話，即使會說話的也常常連對自己的母語都有嚴重發音不全的傾向。哈姆與一個看不見的殘障在掙扎：他說話聽起來很流利，不像自閉症患者。不過，語言不是他的朋友：

人們說，「你眞會說話。」其實，當你自覺不高明時，你就會帶上面具，就像常見的那種小丑。如果你用一些笑話分散人們問你的話，他們就會忘了他們問的問題。你不了解你聽見的話，會覺得很氣餒，因爲你知道，那裡有個生命比你活得更好。在教室裡，你明明知道問題的答案，但你不敢舉手，因爲一舉手，你就回答不出來了。這答案活在我的腦海裡，不過，我若舉手要用語言表達，我會很困窘，因爲我表達不出來。你不屬於能言善道的人們。多年來，我引人們發笑，因此，他們看不出我實在很傷心。

對哈姆而言，「視覺思想法」（visual thinking）比較容易（這是另一個顯示他的問題與自閉症之類有關係的指示），雖然他的內心生命不是如同葛蘭汀那樣深奧沒有言辭。在她的書《用圖畫思考》，葛蘭汀寫道：她一點都不用言辭作思考，只用心像思考。這對哈姆也不是眞正正確的。取而代之的是，哈姆的思想過程好像介於正常人的言語內流與葛蘭汀和許多自閉症者那種完全外在的心像之間。哈姆很依賴視覺相似物或圖畫代替語言文字來表達。

當我不能用言辭表達時，我就用視覺類似物來說話；當我有某種感受但不能用言語形容時，我會營造一個類似的意像。語言文字表達不出來，但圖畫可以表達出來。

哈姆的會話佈滿了視覺的類似物。他告訴人們說，他的頭腦有時像鳥巢或垃圾桶，有時候像棉花球；他服藥時最好的日子就像一個瞎子醒來，突然間在鏡子裡看到自己的臉等等。當學習新的東西時，他完全要靠視覺。他說了一個他學習如何滑雪轉彎的故事（他和他太太都是有經驗的滑雪教練）：

有三年之久我一直不能理解開始一個轉彎的概念，如何完成一個轉彎再開始另一個。只聽不看，我總不能理解。我如果說「我不懂，你做我看看」——會對別人造成不便。所以有一天當我們在一個小斜坡圍成一圈時，每個人都靠著滑雪桿在聽教練解釋一些東西。無意中，他站高了一點點，我就注意到他這麼做馬上動到他的雪靴，他的滑雪屐就從靠邊變成平放在雪上，然後他開始向前滑，所以他用他的滑雪桿去停止自己滑動。我想我只看見他滑不到六吋，但我突然間領會了三年來我不了解的「轉彎」包括那些動作。我學會了在自己滑雪時如何作轉彎，我學會了如何教別人滑雪。我從來不能從言辭學習。

從此之後，我做了一個類似的圖。如果你用一支一尺長的尺把它側放在厚地毯上，整支尺都深入到地毯裡，因此你不能把尺轉左或轉右因爲它埋在地毯中。但如果你把尺平放在地毯上，那麼你就可以轉動它了，因爲它平放在地毯之上沒有阻力。

對哈姆來說，視覺有時候可以很有效地轉變爲言辭，但是思想和學習永遠由心像或感受開始。

當然，對任何與丹、喬和哈姆有關係的人最主要的問題是，有什麼方法可以改善自閉症陰影徵候群。多年來，傳統的醫學常識對典型的自閉症表示沒有任何藥物可以治療自閉症本身。一位臨床醫師可用藥物來控制個別的症狀：譬如過動、情緒問題、發牛脾氣等等。但自閉症本身，是個有滲透力的徵候群，無藥可醫。

一般說來，這種觀念至今不變，雖然有些人開始在試用市面上可買得到的各種藥物：像SSRIs（Prozac, Paxil, Zoloft 和 Luvox）和 Anafranil（一種 tricyclic 抗憂鬱症的藥物，對強迫症特別有效）都是對自閉症較有效的藥物。Prozac 並不能像消除憂鬱症那樣擦掉自閉症，但它常常有點幫助。一個有輕微的自閉症的人服用了 SSRI 時可能比較少強迫思想，少焦慮和憂鬱，也較少「喧鬧」。（我們應該加上註明：自從 Risperidone 在美國行銷後，這個非典型的精神抑制藥〔neuroleptic〕對治療嚴重的自閉症相當風行，尤其對睡眠和攻擊他人的問題。Risperidone是一種非常強烈的藥，不被用於輕微的或高官能作用的自閉症。）

不幸的是，至今沒有人開發一種「聰明的藥丸」（smart pill），這種藥丸有這麼多人等著要用，這種藥丸可以針對輕微的或嚴重的自閉症在認知和知覺方面的缺失。（目前有些藥廠在開發一種可以改善記憶力的藥，其功效相當於聰明的藥丸，已經很有進展。但是這些藥都沒有在市面上銷售。）就在這兒，在對新藥及新治療的期望時，哈姆的故事提供了傷心又有希望的一面：

一九九四年一月三日在我記憶中是唯一的一次，我整天都有清晰的認知能力。我開始服用Norpramin（一種抗憂鬱的藥）。凌晨十二點五分我記得我突然從床上坐起來。就像有些人得了重感冒醒來時，一切都雨過天晴那樣。我的感官與意識就像七月四日國慶日一樣。當你參加七月四日的慶典時，每個煙火都爆發，有綠的有白的，有陣雨，也有火箭。七月四日是清清楚楚的。

突然間，我能夠不用預先想好的措辭就與人交談，我也可以聽得懂對話。我生平一直猜測著人們在說什麼，然後我自己做個大約十句的小結論，關於他們剛才說過什麼以便記下來。但是那天我聽到就知道，根本不用字字琢磨。我還記得那天我不知道打了幾通電話，只爲了收聽進來的說話。

我記得晚上九點上床時，我就躺在那裡說，「我不要去睡覺。」有一些情景在我腦中進行，從前發生的種種事故重新回到我腦中，可能當時我知道有這麼回事，但是不懂得如何去處置。就像有些人那種影印機一樣的記憶，每件事都一清二楚。

當晚清晰的每件事在三十秒內都走了。在十點五十三分時，我可以感覺到所有的都又回去了。有二十二小時四十三分或五十二分左右，一切都清清楚楚的。然後我感覺雲湧進來，我可以感覺到一切都結束了。

這是個很痛苦的經驗：一個戲劇化的治療效果，在專業的術語中那只持續二十三小時。那天之後，Norpramin 就不再生效了，而且從此以後再也沒有其他藥物有相同的效果，包括 Antivert。哈姆悼念他的失落。就像在薩克斯的《睡人》（*Awakenings*）書中，那個不醒人事的病人，哈姆在這世界醒了然後又迷失了。

但是哈姆醒來二十三小時的事實帶來了希望：他的經驗告訴我們，至少可能用藥物治療像「語言」這樣高層次的智慧。有一天，也許比我們想像的還早，研究腦的化學家可以找到答案。

害羞的大猩猩

長久以來自閉症一直被視爲極少見的疾病；從今日的觀點看來，其實自閉症一點也不少見。幸好眞正極少見的只是典型的嚴重自閉症，那種病人只能生活在依賴別人的療養院或集體之家中。不過大概有相當數目的輕微型自閉症患者就生活在正常人之間。有一位自閉症患者讀過本章草稿以後就指出，高科技區矽谷無疑地到處是可能有高官能作用自閉症的候選人。

但是，除了像在《微奴》裡所述之外，還有另一種自閉症患者；正規的精神科把他們歸類為精神分裂症的人格。事實上，這是代表另一組的高官能作用的自閉症。對臨床醫師，看來像被診斷的精神分裂症的人格異常，事實上乃是自閉症。就像許多年來自閉症兒童被診斷為患了「兒童精神分裂症」（childhood schizophrenia）這時期，高官能作用自閉症的成人可能被誤診為精神分裂症的人格。

精神科醫師認為精神分裂症的人格是走到半路的精神分裂症。他與世隔絕，表現很差的同理心，感情分散，與人溝通的方式不尋常，有類似偏執狂的性格，而且對自己的興趣有很高度的強迫性。如哈培指出：這一系列症狀中，只有偏執狂不太像自閉症。要不然這整套症狀與輕微型自閉症患者如手套般吻合。

偏執狂的個性所以會跳出來，就是因為典型的自閉症患者通常沒有偏執的個性。他們自己眞的很天眞，所以對別人不良的動機完全盲目。（住洛衫磯的一位聰明的自閉症患者的母親哀悼地說：每次他兒子在好來塢大道等車時，都把他的背包送給陌生人。）他們快樂地——或不快樂地——毫不在意。

以此說來，這偏執狂的人格怎麼可能屬於自閉症的系列呢？英國的自閉症理論家們包括哈培曾經整理出一個容易明白的解釋。哈培寫道：自閉症患者的分支如何會有偏執狂的個性，乃是由於他們的

「心意學」走錯了路才造成了偏執狂。

簡單地說，不只一種情況可以通向社交失用症（apraxia，即作有目標的活動能力喪失或受損，可能發生於腦受傷之後）：一個人可以對別人的做法不能會意，也可能對別人的做法會錯了意。哈培指出，有很多自閉症患者通過了心意學的測驗，但還是有相當程度的社交缺失。很可能是他們用與常人不同的思考方法來表達在「雪莉—安」測驗的正確答案。爲了應付社交上的情況，他們必須應用更上層的大腦功能去思考；他們不具備非自閉症者所擁有的自動處理社交的能耐。就如同小腦受損的病人每走一步路都需經大腦的思考一樣，高官能作用具有心意學的自閉症患者在他說話或作手勢之前必須再三思考。

哈培認爲這些人的社交生活之所以充滿勞神勞力的性質，可能是因爲任何一個自閉症患者或類似自閉症的人學會心意學的過程，從開始就比正常人慢了許多的緣故。等他發育成長到有能力去體會別人的心意時，寶貴的童年已經過去了。此外，巴倫—柯漢發現通過（正常兒童四歲時一定會通過的）「謬誤—相信」（false-belief）試驗的四位自閉症兒童中，三個是十五歲以上，第四個也近十歲大了。那是大半的童年都過了，甚至一點點對別人的思想和感受的基本理解都沒有。（雖然這四個自閉症兒童在四歲時沒有被測驗過，看他們是否能通過「謬誤—相信」試驗，表示這四個自閉症兒童也不可能在四歲時就會通過這試驗）就如在十歲以上才學會心意學的自閉症兒童說社會詞令時，也是一直都會帶不同的腔調。

同樣的原理，在很高官能作用的自閉症系列中，你會看到有那種擁有很詳盡的心意學的，但是他們把道理都搞錯了。換句話說，就是成了帶有偏執狂的人。有一種思想學派認爲，精神分裂症事實上可能就是在心理學上所謂的「會意」（mind-reading）的病症：幻想和妄想常常表示對別人的企圖和行爲有非常錯誤的解釋。極高官能作用自閉症患者，對他周遭的人的心思不是完全不會意，可能就是因會錯意而受苦。

當我開始辨識出一些我視爲「害羞的大猩猩」的病人時，我首次領悟到精神分裂症的人格與極高官能作用自閉症的關聯。這些病人全部非常聰明，IQ在一六〇左右的。大多數是女性。他們非常非常地害羞。他們全部都非常不能信任別人，因此其中沒有一個肯爲這章書而接受訪問。他們太審愼多疑了，以致不能接受訪問。我甚至認爲連提起這件事也不太妥當。（在這方面，他們與ADD那一類人正好相反；有ADD的人會很樂意地與任何友善的陌生人用電腦談他們生命中最親密的細節，而且可以一談數小時。至少對會談者而言，ADD患者是很有趣的。）

由於看到黛安·弗西（Dian Fossey）靜靜地觀察她的大猩猩的故事，使得我把這些病人取名爲羞怯的大猩猩。對這些病人，我覺得我自己也像個旁觀者，不能同對待其他病人一樣與他們有直接的接觸。就如我的害羞的大猩猩一般，弗西的大猩猩有他們自己的天地、遠離其他的生物，他們必須留在高地上，他們只與同族群居，而且只有遠遠地處於不致成爲妨礙的位置。雖然他們願意群居，而且不能沒有群居。同樣地，人群中害羞的大猩猩也想要，而且需要人群，但他們的膽怯永遠是個阻礙。不管是治療師、朋友或愛人，想與害羞的大猩猩溝通一向不易。他們一害怕就躲起來；他們不屬於城市裡。他們屬於單純的地方——鄉間。他們自己也明白，那些事業上成功的總想辦法留在他們單純的生命王國。

我的害羞的大猩猩以前常常被診斷爲精神分裂症的人格。他們與世隔絕：有一位五十八歲天才的科學家在美國國家航空暨太空總署（NASA）工作，他一生中沒有打過社交性質的電話給任何人。他在我的心理療程中第一次打這電話。他們之中沒有人結過婚；所有的人都在他們選擇的領域中非常有成就。有的曾經因精神崩潰而住過院。

所有這些病人都有不知不覺洩露小腦症狀的證據，有一位病人從來不能跟上音樂拍手打節拍，另一位則從來跟不上舞伴的舞步等等。（我們可以預見不久的將來，總有一天精神科醫生要把詢問動作協調與節奏的問題，作爲對社交有困難的病人診斷的例行公事。）這可不是說他們沒有自己的韻律或節奏，其中一個還是音樂天才，他們所欠缺的是社交的節奏，他們跟不上別人的節奏，他們跟著不同的鼓聲行軍。

而且，他們對世俗的刺激過份敏感，就如同大多數或所有典型的自閉症患者一樣。許多這種病人拒絕帶眼鏡，因爲他們發現20-20的視力太強烈：太尖銳、太刺骨，一下子太多見聞。（富勒〔Buckminster Fuller〕，另一位羞怯不帶眼鏡的天才，不就是個羞怯的大猩猩。）

至於在想像的王國裡——沒有想像力正是自閉症兒童最顯著的缺失之一，這種小孩不會玩僞裝的遊戲——大部分我的羞怯的大猩猩有科幻小說的幻想。這在高官能作用自閉症的人口中是標準的。科幻小說好像是自閉症的式樣。《星艦迷航記》電視影集就是許多高官能型的人所推崇的。葛蘭汀就說過，她不曾錯過一幕。有趣的是，《星艦迷航記》系列中有一段就曾塑造一位帶有亞斯勃格症的女演員，重複扮演外星人的角色。（在非正式的言談中，一位製片家有一次提到，一位小時候曾被診斷爲輕微型自閉症的女演員曾說：「她只能扮外星人的角色。」）所有這些現象都給予我們一些見識去理解爲什麼極高官能作用的自閉症患者可能受科幻小說的吸引：常常他們覺得自己也像外星人。葛蘭汀形容當她在分析她的同伴的社交行爲時的感受，把她自己命名爲「火星上的人類學家」，後來薩克斯就用這做爲他暢銷書的書名，書中他有談到葛蘭汀的故事。

這羞怯的大猩猩不同於他的同類高官能作用自閉症患者——就在他們那種嚴重得成障礙的羞怯。他們很怕陌生人。相反地，一般的高官能作用自閉症患者可能看來有點膽怯，但常常這只是因爲他自知自己不懂如何去與人接近。丹就是非常友善的人，他很喜歡在人群中，他依賴他妻子把朋友帶到他們的生活圈子，而使他們覺得受歡迎。使丹覺得最難忍受的是：不知道也不能想像別人喜不喜歡他，或爲什麼，或會有多久。蘇珊說過一件痛心的往事：有一次她被迫取消他們的查經課（這是一些朋友定期的聚會，他們已持續有三年之久）。他說，「他們不再喜歡我們了，他們一定不會再來了。」對於三年之久的同伴不會因爲取消一次聚會就消失，他完全沒有這種基本概念。當我們談話時，丹讓我看了一張印著他最喜歡的圖畫的明信片：晴朗的藍天下，兩個牛仔騎在馬上，彎腰靠近一起在談話。這是他可以想像的最快樂的情景：在大太陽下，兩個人互相溝通的心像。

一個羞怯的大猩猩，大概不會以這樣的圖畫作爲他在生命中追求的夢想。羞怯的大猩猩實在是太膽怯了。他們可能命中注定要用他們的才能去補足他們天生的缺陷。羞怯的大猩猩在自閉症的系列中是擁有發育最好的心意論的。他們很清楚別人有種種感受，他們比像葛蘭汀或丹之類的人更可能正確地猜測別人的感受如何。不幸的是，他們常常猜錯了。但是不像葛蘭汀或丹，羞怯的大猩猩假定他們自己是對的。他們對自己的理解力是如此地有信心，以致他們自以為是。當然他們從不懷疑他們對所識的人最壞的看法。

因此，雖然與他同系列較嚴重型的自閉症兄弟對別人的惡行一無所知，羞怯的大猩猩卻運用他的天才IQ把它們都算出來，或他認爲他完全理解，所以他就被自己的幻想嚇壞了。

他天生的神經本質使情況更壞。所有的自閉症者都生活在一種過度警覺的備戰狀態，有很多人甚至日夜都活在近乎驚恐的狀況。但是，一般「正常」的自閉症者他們的焦慮是附著在巨大的聲響那種痛苦刺激上，而羞怯的大猩猩的驚恐卻是來自「人」。因爲羞怯的大猩猩覺得人是太強烈的刺激，他們必須盡其所能來迴避。羞怯的大猩猩太接近理解別人，因此，活在人間覺得很不舒服。在他看來，貼近他的地獄就是「其他的人」。我的羞怯的大猩猩中有一位病人，他有一次在療程中告訴我說，他不喜歡「門」。我已看診過好幾次，問過他一連串一般輕型自閉症患會迴避的較傳統性的刺激，諸如突如其來的大噪音之類的（所有這些，這病人也同意，他覺得很不喜歡），當他提起：「我也不喜歡門口。」他不喜歡門口，因爲有人可能從那邊走過。有「人」可能走過門口。

對精神分裂症的人格，最重要的是去理解。「門口」的問題，對羞怯的大猩猩而言，不只是膽怯而已，而是包含在自閉症或類似自閉症的人特別顯著的驚嚇反應（startle response）。驚嚇反應是與生俱來的：在初生兒叫莫羅氏反射（Moro reflex）。有沒有莫羅氏反射乃是阿普伽新生兒評分法（Apgar score）的一部分。當新生兒的頭突然失去扶持而往下掉時，或有人在他耳邊拍手時，他必須四肢都移動，兩臂向前抱，兩腳向上伸到他身體，這樣才算通過這個測驗。如果新生兒通過這測驗，就表示他有健全的腦和身體的聯繫，他的頭腦有自然且正常的反應。這是一項「中樞」的檢查（中樞是指中樞神經系統），以確定這嬰兒的頭腦能對他身體姿勢的改變有反應。如果你沒有看到嬰兒有驚嚇反應，不管是完全沒反應或勁力不足，他都可能患了少見的肌肉方面的疾病，以致不能鼓起一個健康的嬰兒應有的全副動作反應。不管如何，新生兒如果沒有驚嚇反應，就表示往後他的一生困難重重。

當幼兒稍長時，驚嚇反應會漸減，雖然不會完全消失。當我們成年人受驚嚇時，肩膀向上一點，猛吸一口氣，肌肉縮緊——這正是驚恐發作的開始時會有的反應。正常的成年人的驚嚇反應比新生兒的不明顯。

問題在不管任何程度的自閉症患者，他的驚嚇程序都與正常人不同。他會有驚嚇反應，然後恐慌地馬上再一次驚嚇反應；他不像其他人一樣會恢復過來。這驚嚇反應繼續累積，直到身體處於一種慢性的過度警覺，近乎驚恐的狀況。

驚嚇反應對自閉症患的重要性是不可低估的。我在開業之初就領悟到這一點。當時，我參加研究有精神分裂症的母親生下來的嬰兒。我和同事們想知道是否可以找出長大後會與不會發生精神分裂症的嬰兒有何不同之處。

其中有一幼兒表現出一種不可思議的強烈驚嚇反射，他從未能適應一個刺激。如果你讓鈴響一次，他就像所有的幼兒一樣驚嚇反應一次，如果你響第二次，他再一次驚嚇反應，當鈴再響第三次、第四次、五次和六次，他繼續有一樣強烈的驚嚇反應，就如同他第一次聽到鈴聲一般。到那時其他的幼兒早就適應了，雖然鈴聲還是一樣大聲、一樣擾人，其他的幼兒最多不過眨眨眼而已。我和同事發現了一個所謂的「局外人」（outlier），這幼兒是在統計曲線外的。他與其他的嬰兒不同。三年後，這幼兒被診斷爲自閉症。

自閉症患者必須應付嚴重且持續的驚嚇。羞怯的大猩猩怕門口，當他突然看到有人出現在門口時，他會有驚嚇反應，然後如果他沒有從驚嚇恢復過來時，他會恐慌起來。這驚嚇一而再，再而三，不停止，他會開始覺得無法自制。於是他最初的驚嚇反應會演變成腎上腺素風暴：他的肌肉縮緊，心跳加速，汗流浹背。

這種病人對門口的經驗，歸咎於自閉症患者對「變化」難以接受的主要部分，有人從門口進來就闖進他的內在空間，打斷了他預料現在正發生或馬上將要發生的事情。對他說來，一個人走過門口就如同突然間有人拍手一樣。這是一個大的刺激，是意料之外的轉變，從沒有人的房間成爲有人的房間，從一種狀況變成另一種。這種變化製造了一個強烈的驚嚇累積到恐慌的地步。

羞怯的大猩猩與「中樞連貫」學說

羞怯的大猩猩乃是才氣縱橫的人，他們的智商特高，他們雖然既膽怯且孤立，卻常常達到比他們的父母師長所預期更大的成就。一般說來，社交技巧不高明會嚴重地妨礙普通人，但是羞怯的大猩猩的精神分裂症的妄想卻不一定能壟斷他的成功之道。反之，他們在狹窄侷限的專業領域裡扶搖直上，同事或同行者賞識到他們的天才，因此也接受他們的怪癖。

他們的同事肯這麼做，是因爲羞怯的大猩猩擁有一項其他人都比不上的優點：他對他所選的興趣是強迫性的。在這方面，像許多其他方面一樣，羞怯的大猩猩基本上是比較有自閉症的氣質，所有的這些人（數學系的教授、NASA的工程師、小說《微奴》裡的人等等），都表現類似典型的自閉症兄弟姊妹們的狹窄的興趣。而且因爲他們從不放棄一個主張，他們更可以從各種不同的思想領域觀其枝節，進而做天才的、意料不到的聯繫。這就是造成他們在其領域中爲天才，而不僅僅是文藝復興時代的高智商的男女而已。

在這裡，自閉症的人能夠一生把握一個主題並緊緊追蹤的特性，我們可以看出自閉症患極端的不足與其極端的天才，如專有名詞中所謂的「能力的小島」（islets of ability）及其博學的關聯。甚至在殘障最嚴重的自閉症兒童也會對某種不管是如何無意義的興趣有強迫性：火車班次表、汽車的廠牌，或地毯中一些發亮的線頭。一個有自閉症的孩子可以花數個鐘頭，從地上撿一條小小的線頭。如果他的父母嘗試去干擾他，他會全心全力來抗拒，然後很快地又回到他的強迫性搜尋。很可能他精於察覺一條小小的線條，這個嚴重自閉症的孩子可能對抓住他注意力的小東西的搜尋有特殊的天份。自閉症或類似自閉症的興趣都有一個共同的特質：他們都是在本質上非常狹窄的。自閉症患者想或做同樣的、小小的、有界限或有限制的事，一再地重複，整天整夜地持續下去。它必須是同樣的，必須狹窄地有一定的範圍。不管是地毯中的線頭，還是高階層的數學。

最近英國理論學家發展了一種學說來解釋爲什麼必須如此，他們相信，有自閉症的人缺少把察覺的世界連貫起來的能力，他所看到的世界是片段的。而不是世界就是整個世界，或房間就是整個房間，或地毯就是整個地毯。正常人下意識中自動地把他察覺的世界組合成整個世界。我們看一張臉，而不是一個鼻子、嘴巴和兩隻眼睛。我們讀一篇故事，而不是蒐集句子。我們經歷一個完形（gestalt）。否則我們不會做。

丹描述他自己對「認識圖案」（pattern recognition）有極大的困難。他需要「自閉症的相同」（autistic sameness），他需要東西和人在他們正確的位置。如果他們不在同一位置，他常常看不見他們。蘇珊說了一個故事，有一次她把丹放在洗臉枱右邊有二十年的髮刷，移到洗臉枱左邊：

突然間，我聽到從浴室傳來的爆炸聲，丹正大聲又叫喊又咒罵，因爲他的髮刷不見了。

所以我大聲說，「在洗臉枱的左邊，」但他還是找不到。後來我走進浴室，指著髮刷對他說，「就在那兒，」而他還是看不見。我簡直不能相信。最後，我必須牽著他的手放在刷子上。然後，他才說「喔」。

蘇珊的故事，使人想起頑皮的小孩在校園中講關於海倫・凱勒（Helen Keller）的笑話：怎麼樣才能使失明而且失聰的海倫・凱勒精神崩潰？移動家具。丹，他的眼睛好好的，但是他的頭腦有問題，他必須要家具、髮刷和每天例行公事以及星期天去教堂走的路線都一成不變，否則他就迷失了。所有的人都有經驗說東西就在眼前卻沒看見。當這種事發生時很有可能，我們也是得了暫時性的小腦機能失誤。（而且可能有些人小腦機能較差，這種事就常常發生了。這實在是一個很有趣的可能性。）但是幾乎不會有人居然等到別人向你直接指出像髮刷這麼大的東西就在那裡，還是看不見。這就是自閉症的領域了。

當別人指出時，我們就能看見髮刷，是因爲我們的頭腦由進來的視覺信息造成一個整體的連貫。丹的腦子不能自動地把髮刷看成髮刷，而是只看見鑲嵌在一起的豬鬃和塑膠片，這也就是爲什麼丹會買枯萎的玫瑰送給他妻子，而他自己還不知道。花的兩樣性質，「是玫瑰」和「是枯萎的」在他的感覺器官不能連貫起來；他看不見花的整體，他沒看見花已枯萎了。同樣的過程，發生或不發生在社交層次上：這種嬰兒看見玩具火車，但是沒看見他媽媽對著玩具火車的笑容。英國的精神神經科學對「

中樞連貫」的研究（這學說是佛禮斯最先提出的）非常興奮，因爲這理論在精神學上，與考屈森在神經學上的研究結果相符合（在生物學上觀察到的現象）。考屈森和一些英國理論學家如佛禮斯、巴倫—柯漢和哈培等人可能都同意自閉症患者在注意力轉移的遲緩，造成他們好像在一連串「凍結的相框」（freeze-frames）裡經歷生活。他收進去的資料沒有在他的記憶裡合併成一個整體。

因此，自閉症患者自幼兒時期，就善於由局部來理解環境、觀察世界。這是自閉症的潛力，可能就是自閉症天才，我們所謂的「白癡天才」的關係力量與來源：自閉症患者在把握整體上比平常人差很多，但是常常在局部細節上卻高明多了。在藏圖測驗中（這測驗是讓兒童在一個畫中去找出藏在裡頭的數字或圖像），自閉症兒童比正常兒童高明許多，他們常常比施測驗者更高明。

臨床上，自閉症在中樞連貫的缺失在各方面都會顯示出來。哈培援引了好幾個動人的例子。其中有一個描述一位自閉症的小男孩，人家讓他看了一張玩具床，問他各附件的名稱。他認出來每個都答對了：床、床墊、棉被。但是當他被問到枕頭時，他說：「餃子」（ravioli），的確，這玩具枕頭看起來眞的就像一個「餃子」。但是，正常的小孩一定不會犯這種錯誤，正常的小孩會由前後關聯看整體來完成他的答案。這是一張床，一個枕頭。而不是：這是一張床，一個餃子。對這個天份很高的自閉症兒童，前後關聯對他沒有什麼不同。他個別地看這張床的各部分，與其他部分沒有關聯。枕頭與床墊和棉被卻不相同。這玩具枕頭本身是一樣東西，而它看起來像一個餃子，所以這是一個餃子。

使人迷惑的是，有自閉症的藝術家也有這種傾向。大家都知道有一小部分的自閉症患者對只看過一次的建築物能夠畫出非常精細而正確的圖像。許多這樣的人畫這種圖樣所用的方法是：由一個公開的細節開始，如樹的一個分枝或一個門口，然後逐步加上它周圍的細節，一個一個的加上去。這種方法與一般沒有自閉症的專業畫家用的方法完全不同。一般的畫家會先勾勒出這景色的外形輪廓做概略的草圖，然後才塡細節。

中樞連貫的不足也可以解釋，爲什麼自閉症患者必須強烈的偏愛，甚至要求周遭的一切保持相同：這種「相同」對他們的定義與一般人的定義是不一樣的。對沒有自閉症的人來說，走進一個房子，由前門還是由後門是同樣的事。雖然細節不同，但我們的頭腦自動的綜合能力，輕易地把這基本的意思，從兩個不同的舉動整體化致使它們相等。

但是對有自閉症的人而言，他們全神貫注在細節上，這兩種舉動是完全不同的，而且只有用最深切的努力和意志才能使它們一致符合。爲了描述與一位自閉症的配偶在一起生活是什麼樣子，蘇珊常常說丹回家的「程序」的故事。他開進自家的車道，下了車，走到信箱去拿信件，然後走進屋裡。永遠是這個程序，永遠是一樣的。

如果先拿了信件，他不能改變他的程序；走到信箱發現沒有信件，會把他完全搞亂了，使他進入一種激動、焦慮而低能的狀態。例行公事上的改變對丹是這麼痛苦，所以他們的治療師告訴蘇珊，從此不要再去拿信件，由丹自己去拿信件。

要一個沒有自閉症的人去了解，甚而去同情這種事是非常的困難的——去體會你一定會有什麼樣的感受，只為了你的配偶已經拿了信件，所以你整個晚上就完全亂了次序。說到這裡，蘇珊有個類似的故事，是有關開車的經驗：她和丹多年都是去同一間教堂，他們總是從同一路線去教堂，只要他們轉進一條不同的街道，丹就迷路了——迷失、生氣而且激動。他妻子先去拿了信件，對丹說來，與從不同的路線去教堂是相同的感覺。當你是一個只看到細節而看不見整體的人，那麼，沒有拿到信就走進屋裡和拿了信再走進屋裡，是完全不同的經歷。不是整體而是有細節才造成事件，所以細節才算數：不是「進去屋裡」這個主要行動。

總之，自閉症的價值就在這裡。葛蘭汀曾寫道，如果我們從人類根除像自閉症這樣的疾病，我們將會放棄人類基因群裡很重要的、充滿精力的部分。誠然，如果我們失去了這種不同尋常的超越整體去看局部的能力，我們將失去一些天才，也可能是失去許許多多的天才，能夠從前後關係的整體中看出某些東西正是發明的起點。就是這種重新看東西或事件的能力，離開它尋常的關聯去了解它，獨一無二的、不受長久窒息的科學或信仰所污染，這就是開始創造的過程。

羞怯的大猩猩心無旁騖地專注於對他們有興趣的狹窄的領域，否則他們不可能有顯赫的成功。有些是天才，有些近於天才。自閉症患者的剛強不屈，興趣的狹窄，對同一的需求：這些相同的性質能夠造成一個可憐的、不快樂的、心智遲鈍的孩子，或者是一個與世隔絕的天才，他的工作成果會改變我們所知道的世界。這個陌生又奇怪的疾病，我們稱之為「自閉症」，可以把一個人造成兩者之一。

第七章　潛在的流行病（注意力過剩：強迫症、上癮及焦慮症的陰影型）

對一個主題放下太多的注意力，一個人就可能鎖定在一種思想或行爲而無法逃開。一位有強迫症陰影徵候群的人能夠得救的關鍵就在他如何善用他的頓悟。病人必須告訴自己，他所感覺的強迫思想不是眞的，然後，必須有行動的配合——不僅要有取代的行動，而且要有拒絕去執行強迫行爲的行動。

前幾章提到的陰影徵候群中，有許多人受到一種或他種形式的注意力缺失之苦。但事實上，對一個主題放下太多的注意力也是極有可能的：一個人就可能鎖定在一種思想或行爲而無法逃開。這就是發生在典型強迫症的形式。這個受苦的人不斷地被一個觀念困擾著，比如說，他認爲他的手是髒的，然後就不斷地被他的這個想法困擾著。爲了使雙手乾淨，迫使他一次，再次反覆地洗手。洗手的次數達到數百次，以致他的皮膚裂開、流血，毛孔也因使用肥皂過多而流白漿。他被鎖在這個思想圈中逃不出去。上癮也顯現出同樣的「注意力過剩」毛病：上癮的人把他的時間花在想著毒品，渴望著得到後就吸食毒品，之後，同樣再次的渴望、吸食。一而再的重複著，毒品就這麼的抓住他（或是強迫性活動，如強迫性賭博及逛街購物等也是一樣）。他的精神生活就充滿了毒品的形象，渴望著它；他沒有多少時間可以想生活上其他的事。最後，焦慮症也常常是強迫性的，雖然不是一定會有強迫性：焦慮的人會在一天中花上許多時間反覆想著他心靈上煩惱的事。雖然這些毛病表面上的行爲相當不同，但心理的經驗卻是非常相似：就是不管一個人是正遭受強迫症，或上癮，或是焦慮症，這個人的注意都被困在死胡同裡，這些患者感覺到沒路可逃出。

在《DSM》提到的所有精神毛病中，焦慮症到目前爲止是最常見的一種。這些毛病的個別症狀有個共同點：有研究發現人口中高達百分之七十至少有一種典型的症狀（平常需要幾種症狀才能符合診斷的準則）。《科學的美國人》期刊特別推薦維基堡（Scott K. Veggeberg）所著《心靈藥物》（*Medication of Mind*）一書，他在對嚴重精神病的簡短調查中提出這個有用的敍述：

> 精神分裂症、嚴重憂鬱症及兩極病症這些是具毀壞性的病，但心理醫生眞正看得最多的還是有關某種的「恐懼」。這些焦慮情況可依名稱分爲創傷後壓力失常症（post-traumatic stress disorder）、恐懼發作（panic attack）及強迫症，所有這些都關聯到某種與實際情況不成比例的害怕與恐懼。

對演化論的生物學家（evolutionary biologists）來說，這種害怕的情形是完全合理的，如果我們考慮到害怕對生物的生存的重要性的話。南西（Randolph M. Nesse）及威廉斯（George C. Williams）在他們演化醫學（Darwinian medicine）的著作《爲什麼我們會生病》（*Why We Get Sick*）中，敍述了一個研究可以證明上面的事實。在這個實驗中，小魚分爲三組：大膽小魚，膽怯小魚，一般小魚。南西及威廉斯寫著，當小魚遇到大魚時，大膽小魚以「注視入侵者」來回應，膽怯小魚會躲起來，而一般小魚是既不躲也不公然面對比牠們大得多的魚，就單純的游開了。南西及威廉斯對這故事有了進化論式的結論：

每一組小魚都與大魚一起放在水槽中。在六十小時後，百分之四十的膽怯小魚及百分之十五的一般小魚還留在那裡，但大膽小魚就沒有一隻留下來。

很明顯的，對小魚來說，焦慮症是件好事（如果能說小魚有焦慮症的話）。在人類的領域及無疑的許多動物生活中，適度的焦慮對社會生存是不可缺少的。當然也有可能會有太少的焦慮。一個沒有畏懼的小孩可能會長成一個沒有罪惡感的成人：臨床上的名稱爲變態人格者（這些小孩被認爲在腦前額葉有瑕疵使得他們沒有畏懼；在一些有威脅性的環境，這些小孩就是不像其他小孩感到同樣的不安）。這種說法相反來說也同樣可行：就像英國著名小兒心理學家魯特（Michael Rutter）指出，年輕小孩如果患有焦慮症幾乎不會長成有行爲問題的青少年。焦慮似乎是罪惡感的原料，至少焦慮是良好行爲的標準伴侶。

簡而言之，焦慮對人生存的不可或缺就像疼痛對肉體的生存一樣。就如同一個小孩如果不會感覺到疼痛就不會學到要把手從火中拿開（自閉症的小孩常常感覺不到疼痛），一個不會感到焦慮的小孩不會學到在他的同伴不贊同前先走開。兩種情形將都會受到傷害。

雖然一般性焦慮症、上癮及強迫症的關聯久已被承認，但實際上這三種毛病還是都被分開做不同的處理。心理學的專門性可以反映這種事實：有一組專門在強迫症，另一組是上癮性。開業醫師並不認爲強迫症及上癮是在相同動力下不同的表現，更不用提焦慮。特別是強迫症的專家趨向於把這個範圍訂得相當狹窄。病人表現得非常沒有理性的強迫行爲——像一天洗手無數次，反覆的查看爐火是否關掉，一再的查看馬路，看他們是否輾壓過某人——這就是典型強迫症者及他們治療的範圍。

霍連德（Eric Hollander）是卓越的精神科醫師及研究者，也是強迫症的權威，目前是紐約西奈山（Mount Sinai）醫學院自閉症研究中心的臨床主任，他最早理解到強迫症的定義應該寬廣一些，上癮事實上也應該屬於強迫症領域：

> 我對於廣泛強迫症（obsessive-compulsive spectrum disorders, OCSDs）的興趣是由於看到病人抱怨他們重複的思想及奇怪的行爲而來，而他們這些思想與行爲都不適用於標準強迫症的準則。對這些病人我感到相當困惑，他們固執的想著他們的外貌，由於念念不忘他們的容貌，即現在所稱的身體外形不良症（body dysmorphic disorder, BDD），結果他們重複的做整容手術；另一些人則固執的一再賭博，或不停的拉頭髮，或是自閉症者及其他。還有亞斯勃格症者都有強迫性的成分及固定行爲；有些則有神經性的毛病，包括圖爾提徵侯群（Tourette's syrdrome）中，集中於對稱性及完成性的運動性強迫行爲。

在想到這些病人時，霍連德理解到雖然他們不符合傳統的強迫症診斷標準，然而他們「與強迫症有共同的主題或核心的臨床症狀」。他們的問題行爲具有強迫性；而造成這些強迫行爲的思想則別無其他，是強迫性思想。

就在霍連德與其他一些人正將強迫症與廣泛強迫症聯想在一起的同時，SSRIs 的發現確定了這個聯想。由於 SSRI 在治療強迫症上的效果是從多少有點效果到相當有效（當然 SSRI 在強迫症的效果沒有像「單純」憂鬱症或焦慮症那麼有效），霍連德現就將 Prozac 及同類藥物試用在拉頭髮及重複做整容手術的非典型的強迫症者身上。當他的病人對這類藥物有了反應後，他就有臨床上的證明可以說他對這些不同毛病所做的合理的聯想是正確的。他認爲強迫症不是單一個體而是一個廣泛領域，一個在生理上及行爲上與上癮有關聯的綜合體，他的這種觀念很快佔了優勢。在一九九六年三月《基礎精神病學》期刊（*Primary Psychiatry*）中把整期的重點放在：「挑戰強迫症領域」。而副標題則是：「治療自閉症、病態賭博及強迫性購物的新範圍」。

典型強迫症

強迫症不像狂躁憂鬱性精神病，一直到最近，被診斷出的都只有典型嚴重型的，而且醫生也認爲這種病人數很少，只有百分之零點二的人口。這個估計確是驚人的低，原因則與這種毛病的基本特性有關。而現在知道強迫症的典型影響到百分之三點六的一般大眾。史華茲（Jeffrey M. Schwartz）在他的著作《腦鎖》（*Brain Lock*），一本對征服強迫症的自我幫助指南中，對這個毛病發作次數有以下的看法：

> 強迫症一直都被認爲是不尋常及稀有的病，事實上，每四十人中有一個受到它影響……或是五百萬以上的美國人有這個病。一種典型的在青春期或成年早期時發作的毛病，它比氣喘或糖尿病還平常。

強迫症常能使人嚴重失去能力：像強迫症患者會失去追求事業的能力，甚至失去只保有一個低程度、不太被需要的工作能力，或是失去維持重要關係的能力。像這麼一個普遍又如此有障礙的毛病卻能經過這麼久而不受注意，原因在於它的特性。這裡要說的就是強迫症者幾乎一致的、不能避免的認爲他們的強迫思想與強迫行爲都是沒有理性、錯誤及瘋狂的。有這毛病的人對他們的行爲感到羞恥。結果，他們把症狀隱藏起來，改向醫生抱怨憂鬱及焦慮。當我們把嚴重型強迫症的其他形式及他們的輕微型做普遍的估計，這個數字就爬升得相當高，以致霍連德認爲可以有理的稱廣泛強迫症爲潛在流行病。他震驚的記錄著：

> 在強迫症基金會成員的調查中發現，他們平均必須在症狀發作十七年後才能受到有效的治療。

這種延遲的治療大多是由於治療的精神科醫生不能在一開始就作出診斷。

強迫症就像它的名字代表的意思一樣有兩面：強迫性的思想及強迫性的行爲。強迫性思想使人極度不安甚至有大災難似的想法：例如我沒有關掉爐火，因此房子正在燒著；我在路上輾過某人，所以我是個謀殺者；我會拿起麪包刀刺死我丈夫；我會傷害我美麗的嬰孩。這些都是很可怕的思想，但卻又沒法岔開它們。這些強迫症的人就被這些可怕的影像包圍著，在這種影像中他像個外來人。這就是強迫症與其他人們遇到的腦部毛病非常不同的重要因素，強迫症的人不相信他的腦所告訴他的。不像憂鬱的人，他們眞正的相信她會失去她的工作或是她的丈夫將離她而去；一個不停地想著會傷害她嬰孩的婦女根本沒有眞正去做的慾望，而是被她會去傷害嬰孩的觀念圍困著。她徹底的與湧入她腦中的思想爭論著。

強迫症不是一種很容易有同理心的毛病。然而我們都相信強迫症者他們的思想路線扭曲了，他們的毛病就由此開始。在強迫症患者身上所發生的——同樣的思想或行爲一而再重複的發生，沒完沒了——就是像那種當我們有了過失時的感覺。我們的腦固定要探查錯誤的；如果我們沒有這種能力我們在世上就無法盡責。爲了解在強迫症是如何出錯的，我們可以想像當我們在社交上犯下大錯時我們的感覺。如在與上司的談話時你失禮了；你離開她辦公室時覺得自己說錯話了；或是聽起來你像不太聰明或不太有興趣或兩者皆是；或以某種方式冒犯了她的敏感性……簡單地說，你覺得你對這次的交談處理得很差。你犯錯了。

對我們大多數人，這種「犯錯的感覺」——的確在腦的生理機制上顯示是「感覺」——是極度不舒服的。再次的，我們覺得字彙的發展沒有與神經心理學同速前進，因此，情緒上的傳統語言——愛、恨、怒、喜、妒——這些都沒有捕捉強迫症所引起的強而有力的感覺。就像我們需要詞彙來表達輕微憂鬱症的壓力感一樣，我們也需要字彙能表達困擾強迫症者的那種錯誤感。

無論如何，不管有無語言可以表達，我們都知道這種感覺。要抓住強迫症的要點就是要了解我們腦的結構是讓我們能感受到要迫使去修正我們的過錯。如果我們冒犯了僱主，大部分的人也會覺得有必要去道歉，就像寫個便條來彌補造成的傷害，或是單純的與老闆有個友善的談話，以便傳達我們的智慧，及我們願意合作的心意；我們會一直想要這麼做，直到我們終於做好爲止。

對我們這些腦部功用正常的人，一旦我們寫了便條，或是與上司有了安撫的談話，這件事就結束了。我們察覺錯誤，我們經歷了做錯事的感覺，我們也修正了這錯誤，驚慌的感覺逐漸消逝而心理也平靜下來。但在強迫症者，卻很可怕的，事情並不這樣，驚慌的感覺一直存在著。雖改正了錯誤卻對「錯誤感」完全沒發生作用，事實上，改正錯誤只有使錯誤感更強烈。對強迫症者，在每一次因強迫思想而做了改正行爲後，這種強迫思想變得更強烈。每一次在強迫症的婦女去檢查爐火是否關掉後，需要再次檢查的感覺也更強（就像上瘾的人一樣，每喝了一杯酒後都使得這個酗酒者更需要另一杯）。強迫症根本是惡性循環。史華特茲根據他的病人而做了對這毛病的敍述，這接近存在主義：

你的腦能夠進入這麼壞的情況。你説著，「爐子是否關了？是否關了？」然後你變成説著，「到底關了什麼？當我把旋鈕轉到關的位置，我怎麼知道那就眞的是『關』的位置？」

對強迫症者，生活中感覺到的眞實溶入一再嘗試的惡夢中，爲了改正那些錯誤，爲了把錯誤的思想關掉，爲了滿足一個人攪動的腦，讓腦知道一切都平安無事。

接觸到強迫症的人

就如我們已經看到的，強迫症與其他許多精神上的毛病有一個很重要的不同：它的患者總是保持他們的自覺。美國國家心理衛生院兒童精神科主任拉波波特（Judith Rapoport）是世界上首屈一指的兒童精神醫學的研究者，她以她一九八九年的著作《一個不停洗手的小男孩》（*The Boy Who Couldn't Stop Washing*）引起全世界對強迫症的注意。在書中，她寫著：

> 強迫思想是一個人清醒意識親密的部分，但又是沒理性的，這就是這種強迫症的根本，即使對一個六歲小孩，這種心態陳述可用來對強迫症下定義。

對傳統的強迫症患者，即使在他們最受困擾的時候，他腦中的一部分仍繼續説著：「這不是眞的。我不要這麼做。」病人的一部分當做旁觀者的，觀看著其餘的他自己繼續有著強迫症而不消失。史華茲跟隨著哲學家史密斯（Adam Smith），把這個旁觀的自己稱「公平的旁觀者」（Impartial Spectator）。〔爲了正確起見，要注意並不是所有強迫症都維持自覺性，這一點是很重要的。有百分之十之多的病人會變成精神病，在這時他們失去判斷能力，不能分出眞假與否，而有幻想性。〕

與沒有精神病的強迫症相比，嚴重的憂鬱症能把整個公平的旁觀者呑掉。像我們所看到的，人們就變成了他們自己的毛病，這毛病大到與他的自我分不開。但依強迫症的定義這種情形不會發生。這種自覺的保留就是強迫症的特點，但也因此對輕微強迫症下定義時造成阻礙：似是而非的，當一個人只有輕微的強迫症時，事實上他可能失去這種自覺，因爲他的強迫思想與強迫行爲比較沒有侵擾及痛苦，以致他認不出這些行爲及思想是不合理或不眞實。一旦一個人不能把自我與他的毛病分開，照定義他就不再是強迫症患者。

爲了理解這是怎麼運作的，我們可以把史華茲的一個病人——患有嚴重強迫症者，與另一個只表現出輕微強迫症者作比較。安娜就是患有嚴重強迫症者，固執不停的懷疑她男友過去的戀愛史以及他對她的忠誠。由於她的疑心引起她強烈的需要重複查問他過去所做的，當天所做的，他遇到什麼人，他午餐吃的是什麼，甚至問到他是塗牛油或人造奶油在麪包上。她會拿同樣的問題重複的問著，需要聽完全一樣沒有改變的回答。如果男友的回答與以前的有任何偏差，她的世界就會崩潰，她就必須再重新查問。而當然男友大部分的回答會有偏差，因爲安娜完全記得他回答的每一句話，而他自己並不記得。她對她的情人嚴加拷問，就像敵軍指揮官詢問戰犯般的兇惡。安娜並沒有忽略事實上她眼中自己的行爲是「瘋狂的」。像史華茲說的，強迫症的病人並沒失去這「小而聖潔的理智的聲音」。

現在把安娜與珍妮特作比較，珍妮特如果依傳統《DSM》的準則是確定不會被診斷爲強迫症，事實上她也從沒爲任何這種問題尋求援助過。珍妮特就像許多霍連德提到潛在流行病的人。珍妮特在多年來也找過心理治療家，但總是爲了男人的問題及爲了焦慮的問題。她或她的治療師從未想到過強迫症這方面的問題。而珍妮特也同樣不停的想著她生命中男人的壞行爲，而她這種強迫思想伴隨著的就不是很容易辨別出的強迫行爲，她是把他們的行爲記在她的日誌上。珍妮特現在三十多歲，已經寫了幾千百頁的日記，多年來她已寫滿了十五本日誌，記下與她有關的男人每一次踰越，每一次的爭論。每一次爭論，不論大小，她就被迫記下所發生的事。她把這十五本的日誌放在一個大皮箱中，存放在她與她丈夫共有的房子的地下室。

使珍妮特的例子看來有趣的是，如果以輕微強迫症型來看，她的問題是如此的明顯，就是她的毛病看來不像是毛病。她的寫作行爲不是明顯的「瘋狂」，而安娜殘忍的查問就是「瘋狂」；因珍妮特的職業是作家而作家就是要寫作。有什麼比這更自然的呢？而且更有許多心理治療師鼓勵用日誌當作對生活及問題解決有益的方法；而珍妮特對她的許多日誌也感覺很好。對珍妮特來說，保留日誌是值得自傲的，使得她加強了對自己的好感，日誌保留對她的生存是又對又眞實的。

對大部分強迫症的權威來說，珍妮特症狀的自傲特性就排除了被診斷爲強迫症的可能，不管是輕微與否；因爲眞正的強迫症，他們的強迫思想與行爲是明顯的覺得自悲（ego-dystonic）。患有強迫症者對他的思想與行爲覺得羞恥及紛亂；對這些經驗他不覺得是內在的，而感到是侵擾者。然而珍妮特的日誌保留很有可能是代表輕微型的強迫症。這種說法是有證據的，因爲珍妮特對本章的主題的反應可以看出。她立刻喜歡上這些資料，當天就到書店去買拉波波特的書。她會馬上被這主題吸引就可以看出她的自我有一部分不是完全對她自己的思想與行爲感到愉快。當她看了這本書，她想到她的日誌。雖然如果不是偶然發現這本書，她可能永遠不會把她的日誌作爲強迫行爲的例子，而當她看到嚴重受苦的病人一些生動的敍述時，她就以一種新的較不贊同的眼光看她的日誌：

當你看那些日誌時，你絕對看不到任何人曾對我做過一件好事。即使我丈夫，我每半年才和他爭吵一次，他算是很好的丈夫了，但是在過去的三個月中，你卻找不到任何一句有關這個標準丈夫的好話，一點都沒有。但下次如果他犯了小錯，你就會發現寫了八十頁之多。

每一次與他丈夫的大爭吵，都會把珍妮特轉入疑似強迫症的螺旋式的思想與行爲。在一次爭論後，她發現自己花許多時間反覆想著她丈夫的行爲，她就覺得要把整個事件記在日誌上。她一定要這麼做，除非她做了否則她不會安寧。就像她寫著：

這就是我處理焦慮的辦法，我就是經由記下這些來結束這件事。

但事實上，像珍妮特及傳統的強迫症患者，這樣強迫在日誌上記下他們的爭吵並沒有使焦慮消失。珍妮特還是念念不忘那次的爭吵，有時還更嚴重。強迫行爲使得強迫思想更惡化，所以珍妮特需要的是拒絕記下下一次的爭吵，而強迫她自己去做別的事。

安娜及珍妮特的問題很可能同在一個廣泛的範圍內。事實上安娜即使在受到最惡劣的「強迫懷疑心」困擾之下也從未失去自覺，而珍妮特則在讀拉波波特的書之前從未完全發展「自覺」。比其他的陰影徵候更多的是，輕微的強迫症教導了我們一課，就是輕微的並不總是輕微的。輕微的毛病可以戰勝自覺；輕微的毛病可以變成觀察的自我，成爲公正的旁觀者，而他的工作應該是照顧生活。在輕微型時，個性包著生理機制，自覺意識就在這毛病的模糊不清當中溜掉了，而毛病就不被認爲是異常。毛病就感覺好像是個公正的自我。

掃描者

輕微的強迫性是我們當中的掃描者。

陸・馬克斯是一個生活在強迫症範圍中較輕微型的好例子。陸沒有受過強迫症的診斷，他也不可能會受到這種診斷。但困擾著他的問題却有強迫性質。他是個有憂鬱性的掃描者，他不停的做身體的掃描要找尋是否有徵兆顯示他有問題，他不管事實上，以他五十歲的年紀他很明顯的是有極佳的身體狀況。不用說，他的強迫思想也造就他的健康情形：他每天花一小時踩運動腳踏車，而他總是把速度調到最高速；他在青少年時期是明星運動員；有許多年他以游泳爲運動，目前他是個技術好的高爾夫球手。事實就是陸是有著極好的身體情況。

但是陸並不覺得如此。拉波波特稱這種強迫症做「疑心病」，對陸來說這樣的表達是很正確的，陸是被他的疑心圍困著。當他的身體有什麼事，或是任何事發生時，他的腦子就緊抓著這個症狀而擔心到極點，他緊張的像隻咬到一隻大老鼠的小型哈巴狗。而他沒辦法，他無法不去想著他身體的症狀可能代表的意義。最近，由於他對肩膀的擔心而深受折磨：

有一年當我與我目前的太太出外度假時，我注意到每當我打過高爾夫球後，在脫掉襯衫時，我的左肩會產生劇痛。然後在隨後幾年情形似乎越來越糟，甚至讓我連續不斷地感覺到痛，我開始擔心。一開始只是輕微的痛時，我擔心情況會變壞，然後眞正疼痛時，我就怕它不會消失，然後在我打了我喜愛的高爾夫球幾個小時後，我感到相當疼痛。

像陸的這種情形，如果發生在別人身上也會使人相當苦惱，但在陸身上，就變成不成比例的破壞性。他經常想著他的肩膀，他想著他將可能被迫放棄打高爾夫球，他想著終究有個大災禍會發生在他身上。由於非常擔心，他開始費時費神的找醫生：

長話短說，在做了核磁共振影像術（ＭＲＩ）而結果是陰性，並服用了一年的抗炎藥物後，我肩膀的情形並沒改善，而我都快瘋了，因爲我有疼痛而醫生們又都不知道到底是什麼，而這疼痛將繼續在我以後的日子存在著，它也將阻礙我打高爾夫球，高爾夫球對我是這麼重要——想到我將失去打球的能力使我很害怕——只要想到這些，我就會有反抗它或是逃走的念頭。

最後我到另外一個醫生處，他說他們有一種新型ＭＲＩ，他們會在我肩膀注射一種新的造影劑，這樣在螢幕上會顯現得比較清楚。

我太太是個婦產科醫生，她想要跟我一起去，而我覺得如果她能在那裡會很好，因爲我是個幽閉恐懼症者，所以ＭＲＩ對我是可怕的經驗。很明顯的這是「控制」的問題。當我對某事，某種行動不能控制時，我就要發瘋了。我會細想一些事情而一再強迫的想著問題。我太太說她方便的時間只有星期四下午，結果約定的是一個月後的星期四。

這就是我的錯誤了，我花了一個月的時間不停的想著在那部機器內將會是什麼樣子。我與技術員談過話也看了機器，那是部很小的機器——我花了一個月的時間試用不同的藥物以便看哪一種藥物最能使我昏迷——Ativan、Valium、Xanax；我在不同的日子服用相當重的劑量看哪一種有效。那個月就與我最後一次憂鬱症及焦慮症的發作有很大的關係。

由陸對他的肩膀及即將做的MRI不斷的擔心，可以明顯的看出強迫思想與焦慮症的關聯。像陸這樣的病人有很多，可以確定在正式的《DSM》的分類是把強迫症放在焦慮症當中。但是典型的強迫症與陸肩膀的記述這種關聯是比較不清楚。最明顯的就是，是否陸的強迫思想是伴隨著強迫行為這個問題立刻出現。是否陸只單純是個「想得太多」的男人，或是他真正屬於強迫症範圍？也就是這點使得輕微強迫症變得模糊，可能成為單純的焦慮症，因為如果陸確有行為強迫性——我們相信他有——他的強迫行為是以如此正常方式，所以沒被認為是失常或怪異。在陸的例子，很可能他的腦部功能的強迫部分就是不停的重複質問他的太太，有關在那一刻他正全心想著的情況。陸笑著說他自己的故事：

我總是擔心著癌症。與一個醫生結婚，她有著難以置信的記憶力又知道這麼多種的藥品，所以她能對我說，「你不會在那種地方有癌！」這就可以幫我了。至少一旦我開始相信她的意見後這些話就對我有幫助了；因為我們剛開始在一起時我會想著，「她對肺癌會知道什麼？她處理的都是一些女人說不出口的毛病。」

但一旦我開始相信她，就有幫助了，最多的——雖不是完全的——是我能停止擔心。像我這種類型的人，我是不能完全相信她的。

這些聽來非常像安娜對她男友的質問，但輕微多了。在強迫症輕微型者身上，腦的生理機制可能是受損較少，所以會告訴我們說錯誤已經改正了，或是擔心的事已經解決了。嚴重型的則不能關掉他「某事是錯的」思想，不管他檢查過多少次爐子。而輕微型的人有較大的能力可以像普通人的經驗，在檢查一次或兩次，看到爐子是關了，然後對爐子確實是關了覺得滿意，就保持這樣直到將來的通知。陸有些這種能力——雖不夠，但確定有——有能力聽他的太太，有些能力去聽從理性。拉波波特感動的說著一些強迫症的病人有時能向朋友及所愛的人去借「了解」的能力，陸就相當依靠他這種能力，向他醫生太太借「知識」，借有關他身體症狀的知識。如果她說他沒有癌，重要的就是他相信她。他仍舊會擔心，他也非常可能會繼續問她；但他的情形是輕微的。

就像珍妮特一樣，陸的問題的輕微性阻礙了他發展自覺：陸並不認為他的擔心是完全沒有事實根據。然而他還是不同意他自己這樣的頑固思想，他自覺到他不斷的想著他的肩膀，或是他的手肘，或他得癌的可能，而他也不想要這麼做。在這裡他的問題是與稱為強迫性人格失常（obsessive-compulsive personality disorder, OCPD）或是強迫性人格（compulsive personality）有很大的不同。一個被診斷為OCPD者是個完美主義者，而且在可想像的範圍內是頑固不變的。在第三版《DSM》中性格異常定義修正指導委員會的會員歐德漢（John M. Oldham）及默里斯（Lois B. Morris）合寫道：

……他們不再能適應真實的需要或是達到他們個人或專業上的目標，對其他人來說，他們似乎使人惱火甚至不可能相處。

這些就是小氣及固執於規條的人，他們要求每一件事都照他們的方式做——他們對感情的保留就像對他們的時間與金錢。而這群人的問題如此的嚴重已經把他們整個人格都淹沒了，所以他們受他們病情的困擾遠比「單純」的強迫症的人輕微多了。史華茲寫著：

在強迫症及OCPD兩者之間最重要的不同是，雖然OCPD的人比較嚴厲及頑固，並讓他們自己的觀念主宰他們的生活，**他們並不眞正想改變他們的生活**。可能是他們並沒察覺到他們的行爲激怒別人或是他們本來就是不在乎。強迫症的人，即使造成他們極大的痛苦，他們還是一再的洗手而沒有快樂可言；OCPD的人則對他們這樣的「洗手及清理」感到樂趣，同時想著，「如果每個人都像我這樣的清洗，所有的事都會很好。問題是我的家人都是一群邋遢的人。」

拉波波特確定這種說法：

強迫性人格是冷酷、嚴厲及自以爲是。通常他們很整潔……他們通常來找治療師不是爲了他們的習慣，他們抱怨的都是別人。

而陸很明顯的不是受強迫性人格之苦。他既不冷酷、嚴厲也不自以爲是；他抱怨的是他自己，而不是他的家人。對他太太來說，他是個鍾情的丈夫，對他兒子而言，他則是個盡責的父親，而他兒子目前正經歷困擾著陸一生的嚴重問題。陸對朋友則是慷慨而受愛戴的。將一切情形都考慮之後，陸的故事教導我們的是，強迫症的輕微型就像嚴重型一樣，觀察的這個自我是好好的存在著。但仍舊像我們所看到的這麼多的陰影徵候群一樣，陸問題的輕微性本身就是一種危險。一個有嚴重強迫症的人沒法不知道某種事是不對的，除非他是精神病；像史華茲有個病人發現多年來，自己總在半夜到市街上洗刷假想的電池酸液，他知道自己的行爲是沒有理性的，世界上沒有其他人會這麼做。

但是像陸這樣一個男人，不斷的擔心著他肩膀的傷會阻礙他打高爾夫球，也不停的查問醫生太太癌症是否會以關節痛顯示出來，這樣的強迫思想與強迫行爲並不是這麼明顯的沒理性。陸沒有讓他的個性包圍著他的生理機制，這得歸功於陸，他決定不讓他的強迫思想來控制，反而他要戰勝它們。

陸很幸運地，他的肩膀在先進ＭＲＩ的檢驗後有了清楚的診斷：看了掃描後，他的醫生發現他的肩膀有個小小的裂縫，但所在的位置如動以手術是沒有用也沒必要的。對陸來說，他爲了這個覺得很苦惱（「這對我是個大打擊，表示說我對這事什麼也不能做」），但他也沒繼續再想他的傷處以及對他嗜好可能的損害，或去質問他太太。像是個有趣的偶然啓示，他的診斷證明了他的強迫思想與強迫行爲：

> 這個人說，像這樣的受傷情形只有在職業棒球投手及游泳選手身上才會發生。但我在孩童時期是個投手，我經常的投球。我對每件事都不停的想，我也不會一天只投球一小時；我會站在一面牆之前對著牆投上五千次。我可能會投整個下午球，從中午十一點到下午四點；

我會自己安排像個九局的球賽。想像強打者 Mickey Mantle 正在打擊，我會就這樣繼續著，我不停的想著要做對它。

我也在二十三或二十四歲時開始游泳，同樣的，隔天游個十分鐘對我而言是不夠好，我會每天游上二哩。所以很明顯的這就是受傷的由來。

這就是陰影徵候與正常的交叉點，強迫思想能驅動抱負，如果是這樣，強迫思想就成爲有用的特性。陸是個非常成功的企業家，他在十多歲的青少年時期就開始他的生意，這大部分是由於他的強迫思想，配合他的能力及智慧，使得他能成功。對朋友及同事，這種特性看來就像是單純的完美主義及精力，在某一程度上看來也的確是這樣。但是強迫行爲也存在。這種需要繼續投球五個小時就過了強迫行爲的分界線，陸必須繼續投球因爲他不能克服強迫症者的那種「某事是不對」的感覺（「我的投球有不對的地方」）。他不能只練習投球一小時就達到一般人感覺到的「現在應該可以了」的關頭。再次的，我們沒有合適的字彙來表達強迫症者內心的經歷。對我們大家而言，這種「現在沒問題了」的感覺就是對「有什麼事不對」這種感覺的紓解。

我們感到爐火還是開著，我們去檢查爐子，然後我們感覺爐子已經關了所以沒問題了。我們不是就單純的知道這些事情如何，而是我們感覺到。感情成分牽涉在內，生理機制也顯出它是永不變的牽涉到。在社交領域也是同樣的作用程序。我們對上司有失禮的感覺，然後我們就做了補正，我們感覺到情形已經修改了。但就是這種「已經修正了」的感覺，嚴重強迫症者捕捉不到，也就是爲了達到這種感覺的能力，造成他們的困擾，折磨他們整個生活。他們被迫去洗手，洗了許多小時，直到他們的手裂開又流血，並不是他們以洗手爲樂，而是因爲他們的腦繼續傳播著使人驚慌窒息的信息說「某件事不對」。他們不能洗了手然後就覺得沒問題。陸也是這樣，但情形是比較沒有毀滅性。但即使如此，陸的強迫性趨勢還是夠嚴重到使身體受傷。他不能在他應該停止投球或停止游泳時就停止；他不能感覺到如果他停止是沒問題，雖然在成年後他已經能對MRI的結果有理智的反應。他也明智的減少他打高爾夫球的時間，就像沒有一點強迫症的人一樣，最後他的肩痛也消失了。簡短的說，他的強迫性是相當輕微，使他能踏上明智的一步來緩和他的半強迫行爲，而這些行爲眞是需要緩慢一段時間。

社會掃描者：文明生活以及它造成的不滿

珍妮特的日誌保留引起了有關強迫症輕微型的特性的有趣的可能性：這些輕微型者是否可能不只對清洗及污染有輕微強迫性，而是眞正轉到其他不同的事物上？

我們認爲這是可能的。拉波波特爭論說，依《DSM》有關強迫症傳統的恐懼包含有我們與我們的動物祖先們共有的普遍又原始的主題。她寫著：

我認爲強迫症的病人是「腦部命令下」的受害者，雖然在進化上有意義，但個人生活上卻是很可怕的。

她相信強烈想要洗手的念頭已經固定在我們腦中，但不知爲什麼在強迫症的毛病中，負責控制內部衝動的開關被放在永久的「開」上。爲了支持這個論調，她提供了有關發展實驗室長大的猴子對蛇的恐懼之有趣資料。她說野生的猴子一般會害怕蛇，但我們可能預期在實驗室中長大的猴子會表現出不怕蛇，如果實驗室工作人員把蛇放入籠中，猴子甚至會跟蛇玩。

然而教導猴子懼怕蛇很容易，只要讓猴子相信蛇的敵意，只要一次，讓猴子看一次野地長大的猴子害怕蛇的鏡頭這就足夠了。一隻實驗室長大的猴子，單看在錄影帶中活的猴子由活蛇前退縮就夠了。一次替代的可怕經驗就使得猴子的意識永遠改變，怕蛇的念頭就這麼固定的形成而終生存在這隻籠中猴子的心中。

拉波波特繼續說道，很明顯的，猴子怕蛇的傾向是早已經在猴子腦中固定。因爲當研究者想要以進化上較良性的刺激物像花這種東西來重複上面的實驗時，發現他們根本不可能用相同方法教猴子怕花。有一研究顯示給實驗室的猴子看一個猴子對花畏縮、害怕的錄影帶，結果這個猴子怕花的錄影帶對實驗室的猴子一點效用也沒有。拉波波特的結論是，某些恐懼或是潛在的恐懼，在出生時就已在動物腦中存在。對人們也是一樣：

恐懼可以在只有一次不愉快的經驗後就出現在人們身上，而且很難治癒。值得注意的是，人們最通常的懼怕是最古老的危險，例如關閉的空間、高度、蛇以及蜘蛛。人們很少怕現代生活中的危險物：汽車、槍及刀。這種容易「學習」選擇害怕的型態的這種能力，也存在我們自己裡面。

這些與強迫症的關聯是很清楚的，拉波波特相信，強迫症的強迫思想就像猴子（或人類）懼怕蛇一樣，是建在腦的基本構造內：

清理行爲對我來說特別覺得有趣，因爲洗手及穿衣的固定程序是至今所有強迫性型態中最常見的。幾乎我們所有的年輕病人他們一開始是「算」及「檢查」這樣的強迫行爲，他們在過完青少年期之前會花上幾年時間這樣不停的洗手。一旦洗手的固定程序出現，它就很少會消失。

如果傳統強迫症大部分是與生物進化上基本的危險有關，我們相信輕微型者事實上與高層次的危險有關，它威脅著自我意識，而不是肉體（或是精神與肉體都有）。對「自我」的威脅則大部分是社交特性。像吉利甘在他的著作《暴力》中，寫著自我是依靠其他人的親善而存在的：

人的心靈是依賴人際關係及社區的養育，就像肉體是靠食物來滋養一樣。

盤據著輕微強迫症者，一種來自高層次對自我意識的威脅就是被他的同伴輕視的可能。這些輕微強迫症者並不是主要的洗手者或是查爐火者（雖然我們將看到他可能也會有輕微的這些行為）；他會是個社交掃描者，他不斷的察看他的社交環境看有否危險的跡象。社交掃描者並不會受到強迫症的診斷，因爲他們不會報告他們對污染或咖啡壺的念念不忘，他們也不會加入這些明顯的固定程序。反而，就像珍妮特一樣，他們不斷地想著社會危險及社交錯誤的反應。這就是在所謂失禮不當的範圍內。

電視喜劇《歡樂單身派對》（*Seinfeld*）實際上就是輕微強迫症者的教科書：整個劇本是建立在一些全神貫注及社交上不斷的愚蠢行爲。這些人物角色：傑瑞、喬治、伊蓮及克拉瑪，他們花上無數小時辯論社交生活的細節，例如一個女人是否會覺得禿頭男人有吸引力，如何與一個情人結束關係而不需要說出來，如何得到昂貴男裝店內自命不凡的售貨員的尊敬。《歡樂單身派對》中的幽默總是由於生活瑣事上的社交危險而來。該節目的製作人曾說，這個喜劇是有關「沒什麼」，這句話常被廣泛的引用，事實上這是非常特殊的「沒什麼」，會使得度過這種情況的人受到社交的窘迫與拒絕。換句話說，《歡樂單身派對》不是單純的根據所謂的「認知性幽默」的節目，而指出我們常錯過的一些事實。（認知性幽默的傳統例子就是卡林〔George Carlin〕有關撥號電話：「當你撥一個號碼時，你是否讓你的手指跟著這個號碼轉回原位？」他以他在一九七〇年慣用的問題問他的觀衆。）雖然傑瑞的開場白通常是根據認知性幽默，劇本則是不變的根據生活上的小事實，而這些都會使得任何有關的人相當窘迫及羞辱。

這些是陰影強迫症的領域。在情緒上的說法它是屬於羞愧的範圍。這是社會掃描者所怕的，他們害怕被羞辱的經驗，怕失面子。羞恥就是在自己及他人的眼中不被尊敬。在眞實生活中這當然是非常嚴重的危險。像吉利甘的精神科醫生指出，羞辱對自我的威脅就像污染及疾病對身體的威脅完全一樣：強烈的羞辱與自尊的關係就像死亡與生命的關係。當羞辱太過毀滅性，就像小孩被疏忽及責罵的嚴重例子，心靈就死了。

當然《歡樂單身派對》不是關於社交被拒及損失對心靈破壞的程度，而這正是強迫症影子型的例子：事實上這些演員面對的社交危險沒有一個是眞實的。典型的強迫症患者的情緒與頑固思想與眞正的威脅是不成比例的（如果他不多洗手一次沒有人會因此而死）；在《歡樂單身派對》中，演員社交的全神貫注與他們面對眞正社交上的陷阱及圈套也是不成比例。所以整段劇本就是建立在一些理性的人覺得不應該也不會發生的「沒什麼」的問題上。例如《歡樂單身派對》有一集是所謂的彈珠麪包（Marble Bread，黑白麪粉混合烤出來的麪包，有黑白相間的條紋，很像彈珠）事件。喬治的父母沒有什麼教養，上不了高貴的枱面。當喬治的家人被邀請到他未來的岳父母高雅的家晚餐時，他的父母帶了「珍貴」的彈珠麪包當禮物，而他的準岳父母自然的沒拿出來在晚餐上食用。由於察覺到這樣怠慢，激怒了喬治的父親，以致他在離開時就順手偷走了這條麪包，替喬治留下了跳到黃河也洗不清的罪名。

當然整個劇情是建立在對社會生存非常誇張的威脅，但眞正惡名昭彰的影子型強迫症與故事的結論現在才要開始。喬治變得非常頑固地要確信他未婚妻的雙親沒有發現他父親所做的事，因此在一種近乎驚慌的情況下，他與傑瑞及克拉瑪策劃，要秘密的把那條麪包送還到他準岳父母的公寓，這種策劃是絕對屬強迫行為的。喬治的強迫思想是如此的驅動這個故事的發展，以致在最後，傑瑞甚至襲擊一位老婦人，而克拉瑪則讓這對準岳父母乘坐雙人馬車，由一頭不斷放屁的馬拖著，經過中央公園，所有的這些就是為了掩飾柯斯坦茲先生的社交罪過。《歡樂單身派對》這喜劇中最有趣的就是，他們妄想一些社交的恐怖事情會降臨他們身上，如果他們不馬上行動的話。但事實上，比起他們眞正行動造成的後果，原先不採取行動的結果還算輕微的。從一個晚餐聚會中把一條當禮物的麪包帶走的羞辱，變成讓一頭馬在主人面前放屁的侮辱。這就是《歡樂單身派對》故事中的世界，是強迫症的世界，只是它是有趣的。

在《歡樂單身派對》每一齣劇，擔心有可怕的事情將會發生時，結果就是經歷在重要人物或是要討好的人之前丟面子（如富有的準岳父母，時裝模特兒的約會對象，或是爵士音樂家的男朋友不進行口交等等），他們最害怕的是羞恥的情緒，最後，都變成嚴重的或是永遠的窘迫。

當我們從陰影的強迫症眼光及由羞恥的心理學來看《歡樂單身派對》時，這故事的奇怪看來都很有道理。可能最明顯的就是羞恥都與生殖器或是生殖器暴露的觀念有關。這就是亞當與夏娃的故事：在吃了蘋果後他們看到彼此的裸露，然後他們引以為恥。當然，《歡樂單身派對》的出名是整個劇本圍繞著進退兩難的困境來製作，誇張的表演浴室的幽默，總是含有一些正常應保持秘密的行動。除了這些外，有些很有趣的事件明顯的有關在人群中裸露的經驗。不變的這些都與伊蓮有關。有一齣是關於聖誕節的插曲，克拉瑪幫伊蓮照相用來製作聖誕卡，在她把卡片寄給所有她認識的人後，她發現在相片中她的乳頭顯現出來，因此造成她極度的害怕。另一次事件，伊蓮被店主人的水管淋濕了，她沒發覺到現在每一個人都可經由她濕透的襯衫看到她的胸部。在同一齣劇中，她掉了襯衫最上面的一顆鈕扣，同樣的，她沒發現到現在全世界的人都可看到她的胸罩。

很明顯的，暴露幽默是《歡樂單身派對》中最主要的事件，每一種可能的暴露。乳頭事件是建立在他人能看到他們不該看的身體部分，有一些劇情則是建立在他人看到他們不該看到的行為，如挖鼻孔，男人在淋浴時小便等等。《歡樂單身派對》這些演員就被發現做這些行爲。同樣的，這些折磨著這些主要角色的事情，它們的瑣碎，這些事情的「沒什麼」，是《歡樂單身派對》與羞恥心理的關聯，是《歡樂單身派對》與輕微強迫症的關聯。像吉利甘寫著：

如果我們要了解這些事件的性質，它們之所以會惹起這麼強烈的羞辱……事實就是這些事件的瑣碎才造成這麼沒面子……對丟面子比較敏感的人比任何人都知道，只有不重要及被藐視的人容易受到不重要的藐視傷害及擾亂。

《歡樂單身派對》中的個性人物生活在經常的害怕，擔心最微小的困窘中。就回到伊蓮來說，她穿了一件不出色的衣服出現在公眾場合，而這衣服在店裡看來很好看但穿在她身上就不怎樣。其實這種經驗很多女人都有過，她們在熱心的售貨員鼓吹後買下。但伊蓮及她的朋友們卻花了好多時間設計及策劃，以便矯正伊蓮所受的苦。

而這些人物角色過的是完全缺少愛的生活，他們當中沒有人看來有些微的能力能與其他人有眞正親密的情感，它也是羞恥心理的重要部分，與羞恥心搏鬥的人一般都過著情感遲鈍的生活。有個很明顯的道理是「爲了能愛他人我們必須能愛自己」，而羞恥正是自愛的反面。因此，當傑瑞遇到一個完全像他一樣的女人，隨後還向她求婚，但他很快地對自己的鹵莽行動感到可怕，對他的鄰居克拉瑪大聲喊著，「我不能跟一個像我一樣的人在一起，我討厭我自己！」

這就是影子強迫症的領域。高層次強迫症者經常要擋開的威脅，不是對身體上的而是對心靈上自我尊敬的威脅。輕微強迫症者常困執的被羞恥及沒面子的感覺威脅著，然後，類似典型強迫症者，一樣也遭受著親密關係之苦，過的是與周圍的人保持距離的生活。

典型強迫症者在外表上是顯而易見，而輕微的強迫症事實上是眞的影子型：社會掃描者也常對清潔有強迫思想。《歡樂單身派對》這個劇本就是這樣，不但劇中許多角色人物都有乾淨與整潔的問題，甚至重點人物傑瑞代表的就是過份愛乾淨的人，他因覺得肉太噁心而不吃。

相同的道理，典型強迫症者除了他們的洗手及查爐火的強迫行爲之外，也非常容易發展出高層次的社交強迫思想；也就是強迫洗手者也可能就是強迫的社會掃描者。換句話說，輕微的社會掃描及嚴重的污染掃描只是程度及重點的不同。典型強迫症事實上可以包含深度社交及心靈的因素，就像有些患者他們不停的想著他們已殺死了某人（或他們會殺死某人），或是有些人不停的想著有一些對上帝不敬的思想。即使這種形式發生的機會雖然比洗手及污染的強迫思想少，但還是明顯的威脅到身體的存在。所有的動物表現出侵略性的行爲時都是非常危險的（記得大膽小魚的故事），所有動物也都生來就擁有降服在比他們強大能殺死他們的任何動物下。強迫症形式中，也有可能會引起他個人對自己侵略性的思想感到害怕，而這種懼怕已經固定在我們原來的腦內。當然對典型強迫症的宗教方式，如果對宇宙造物者不敬就明顯的是很危險的事情。無論如何，在注重身體危險的典型強迫症及注重對個人社交危險的陰影型強迫症間是沒有完全的分界線。但這種不同對理解——特別是辨別——影子型則是有用的。強迫性的寫日誌就像強迫性的洗手一樣是確定屬於強迫症。但因爲對強迫性日誌記載沒有特別的名稱，我們可能就錯過了一個機會，來認爲實際上這種行爲是傷害比獲益更大。

焦慮症及陰影強迫症

陰影強迫症的觀念使得許多不同種的焦慮症更容易了解，在當中，有許多是輕微強迫症而沒有C，即強迫症而沒有強迫行爲（就很像ADHD沒有H，注意力缺失而不過動，這就是一些注意力缺失而總在做夢的小孩）。焦慮不安的人總是不斷而誇張的擔心著那些對身體及對心理可能的威脅，害怕會威脅到他們健全及快樂的生活。

許多有關陸的問題就屬於這裡，屬於焦慮症。自他高中時期到他整個成年的日子，他總是害怕會弄髒他自己。他的這種懼怕是有事實根據，因爲他有個緊張的胃。他對緊張情況的反應，就是他會因此有肚子絞痛及腹瀉。陸由於腦部不安的作用，誇大了情況的眞實性，以致成了傷害性的懼怕心理，限制了他成年生活的每一個角落。他對去沒有公共廁所的地方覺得很可怕，像是與小孩去棒球場，去雜貨店，只要一想到這些情況，他就覺得極度的厭惡。

他回想到在他八年級時發生的一次可怕事件導致他的懼怕：

我選了一門連續兩個小時的工廠實習課。有一天在第一個小時的上課當中，我開始覺得肚子痛好像需要上廁所。我不敢向老師請求讓我離開，我當時希望他在第一小時結束時讓我們休息。

但老師並沒這麼做。我得當全班面向他請求讓我去，但老師不肯。最後他說，「你去吧，但不要回來，就到校長室去。」我覺得如此的受羞辱所以我輟學了。而當時我才十三歲。

這故事顯出焦慮症的破壞特性，像陸這麼一個天生焦慮不安的男孩，因一次與工廠實習老師的痛苦經驗就足夠使他一生受苦。一個天生樂觀的十三歲小孩很可能對此事件不屑一顧，但陸卻受到如此的心理創傷，從那天以後，他就不再與從前一樣。

當焦慮不安的小孩要通過學校的制度時，事情可能會變得更糟。當他的父母親終於說服他重新入學時，陸就從校長那兒得到一張字條，寫明他可以在任何時間離開教室而不需被問任何問題，這對陸這麼一個習慣於是班上明星的男孩簡直是太沒面子了。陸的經驗可以看出社交上的障礙可能由於腦中細小的不同引起，他的能力和他的個性與他焦慮的生理機制是完全不一致：

我一直都是個大明星，我是最聰明的，是最好的運動員，我的體格也是最壯的，我當時還是班代表。我看來是完美的；我什麼都有了。

這樣一個高成就的男孩，就因工廠實習老師這麼一次的事件而受到心理傷害，基本上他從沒自這傷害中恢復過來：

自中學的那次事件以後，我開始在一間新的學校上學，但我還是太害怕了。所以我的父母親讓我休學半年。最後我雖然再回到學校，但決不可能與以前相同了。我是相當聰明，所以我可以順利的通過學校的功課，然後我就上大學了，但我受不了。我從不是笨蛋，所以學校的事情不是問題，即使在當時我的生意已經很成功。我上了當地一所不怎麼樣的大學，然後我上了一間相當好的法學院。在我被法學院接受時，對我是個很大的決定，但我一直害怕法律，因爲想到如果我在法庭時我要上廁所怎麼辦？

今天陸已經五十歲，他擔心在公眾之前弄髒自己已經三十七年了：

我是個很愛生命的人。需要靠近洗手間的觀念阻礙了我。最後我買了一間活動屋，這樣一來，不管我在那裡，我總是有個洗手間可以用。我有部有厠所的車子。

我的母親有空曠恐懼症，她很少離開屋子，從沒有跟我父親出去過，我父親說過許多次，「我必須學著跟你母親那部分的個性過日子。」但她的小孩對她非常重要，所以她總是帶我們去看牙醫，去參加學校的活動；就是這些事情能讓她走出去。如果是她自己的事，她絕不會這麼做。我對我自己的小孩也是這樣，有一些我帶小孩去過的地方，我會爲了厠所問題而絕不會自己去。就像去棒球賽，那是空曠廣場，沒有地方可逃，我只有爲了小孩才會去。在我遇到我的第二任太太之前，這麼多年的幾個女朋友總會說，「你會爲小孩做任何事，但不會爲我而做。」她們不了解這跟我一直有的恐懼有關。

在陸身上，我們看到廣泛焦慮範圍中有許多不同毛病：強迫症、懼怕症及一般性焦慮症。我們也看到通常被診斷爲懼怕症的精神問題（就像陸擔心到沒有廁所的地方），就含有原始的、典型的強迫性的好乾淨的特性：在他擔心會弄髒自己的根本上就是害怕污損。最後，陸的懼怕社交的特性也是很淸楚的：他害怕在大眾面前弄髒自己，在有著十三歲的孩子們竊笑的看著自己時弄髒自己。他就是一個在沒有特殊恐怖沙漠森林之中「逃跑」的例子。

陸的恐懼是與他的強迫症有關，更可由他的姊姊也有同樣毛病的事實證明，因爲這種強迫症的毛病是相當有遺傳性的：

我的姊姊有很可怕的強迫症。她與我母親兩人都有潔癖，我自己也是這樣，但沒有這麼嚴重。我姊姊的情形很嚴重，她的銀器要照一定的方式放著，如果她關抽屜時聽到叮噹聲，她一定要打開再重新排過。她也會不斷數算她的錢。如果她離開家要上某處，而當中有五個紅綠燈她要停下來，則在每一次停著時她會打開錢包算她的錢。她鎖好門外出，在走了一哩之後，她會轉回來再檢查一次。她對我說，「你怎麼知道在什麼時候情形是壞到你需要找醫生幫忙？」而我會說，「當情形惡劣到會影響到你的生活。」然後她說，「情形就是這麼糟。」

因此焦慮症及陰影型強迫症的患者，他們雖然還留有一些肉眼看得到的清洗及檢查，但他們已逐漸由尼安得塔（Neanderthal）祖先的恐懼轉變成現代人的焦慮。輕微的強迫症讓我們與文明及它所造成的不滿直接接觸；就像輕微強迫症造成了一個念念不忘他肩膀的傷會影響他的高爾夫球的人，或是個念念不忘他對老闆的冒犯的人，或更可怕的可能是兩種皆有的人。輕微型的強迫症及焦慮症是現代生活的疾病。

腦鎖

強迫症的生理機制現在已相當被人了解。史華茲創造了「腦鎖」這個名詞來敍述它，他這個用語準確地表達了它的意義。腦的三個部分在代謝功用上鎖在一起，當其他兩部分因活動而上下時，另一部分也會隨著它們上下。在一般正常的腦，這三部分可以自由操作，彼此之間互相獨立，即使在憂鬱症也是這樣，雖然在憂鬱症可能有許多強迫症的特徵，並會包含短暫的強迫症行爲及固定程序，但在憂鬱症這三部分並不會像研究者發現有像強迫症那樣的鎖在一起的明顯型態。

雖然強迫症總是牽涉到腦的三個主要思考部位，但主要的影響因素似乎只在一個區域，就是尾狀核（caudate nucleus）。任何對尾狀核的傷害，不論是由「壞基因」或是頭部受傷造成腦的傷害，或甚至像我們隨後將看到，由於自動免疫在這部位受到侵襲，都會導致強迫症。如果傷害的部位是牽涉強迫症的另外二個部位，扣帶回（cingulate gyrus）及眼眶皮質（orbital cortex），雖然也會造成問題，但本質上不會引起強迫症。

依照史華茲的比喻，尾狀核在思想過程中就像汽車的自動排擋系統一樣，它是腦中讓思想容易、自然地順暢流通的機制。雖然這到底是怎麼發生並不清楚，但對亨廷頓氏症（Huntington's disease）的比喻可能對想像強迫症的腦會有幫助。亨廷頓氏症牽涉到尾狀核的另一個雙胞胎殼核（putamen），殼核對行動的作用就像尾狀核對思想的作用一樣：殼核讓我們能自動有效率地移動我們的身體，而不需經過思考或特別關心。殼核及尾狀核在腦中的位置是並排著，合成紋狀體（striatum）。

在亨廷頓氏症中，殼核已經受到傷害，就像在強迫症中尾狀核也受到某種傷害。（這兩種毛病的不同在於：在亨廷頓氏症，細胞的死亡是眞正發生了，殼核已經被破壞了；但在強迫症，尾狀核的神經元是活著但不能正常作用。這種推論有道理，因爲實際上一個作用不良的神經元會比一個死的神經元多一點作用。）無論如何，一旦殼核開始死去，亨廷頓氏症的患者就不能操作我們每日認爲理所當然的簡單動作。例如，亨廷頓氏症的病人仍能簽他自己的名字，但他必須要思考才會做。就只爲了把他的名字寫在紙上，他得召集他所有的注意力及意志力來工作，以腦的用語，他必須得到腦皮質的支持來引導這本來屬於殼核控制的行爲；他已經把這項控制移到腦中進化上更高層的區域，拿掉了正常生活的自動性。當腦皮質一定要做殼核的工作時，這個動作就變得很費力、笨拙、困難。

亨廷頓氏症患者的腦部到底是怎麼回事，而必須把簽名的動作控制由他現在有毛病的殼核轉到腦部思考部位的腦皮質。爲了簽他的名字，他必須全心全意思考著簽他自己的名字，也就是說亨廷頓氏症的病人在做每一件事時總是像第一次做時一樣。對我們一般人來說，開始學習一種新技巧時總是相當費力；它需要思考與專心，例如當我們學習網球發球時，我們得將網球打過網。但當我們精通這種技巧後，這個動作就變成自動了。也就是變成「第二天性」。這是怎麼發生的——就像UCLA腦內分佈圖專家馬啓歐塔（John Mazziotta）所示範的，在學習一連串新奇拇指與其他指頭的運動時，腦部的出現程序一樣——學習網球發球的管制中心已經由大腦皮質轉移到殼核。而因爲殼核已經接管這個工作，所以發球已經變成自動性的。爲了抓住亨廷頓氏症這種疾病的內在感覺，我們可以想像這種過程發生在相反的程序。我們每天所做的自動性的身體運動，現在都重回到腦皮質來控制：所有的動作都必須先想好才能執行。要在支票上簽名就變得像第一次學習網球發球一樣。

殼核所以能讓這些行動變成自動而不必再思考是由於殼核的過濾作用，它把所有進來的感覺資料過濾，讓一些刺激原通過而把一些無關的拒絕掉。因此打網球的人只讓需要的資料進來，當他把球丟上空中而擺動手打球時，他不必管那些無數的刺激原。這自動的現象就是依靠腦中非常關鍵的「守門」作用。

這種相同的「守門」作用在強迫症毛病的思想階段遺失了，所以強迫症患者失去自動過濾這些流入的思想的能力。像史華茲寫著：

很可能，在強迫症者腦中發生的情形是，在進化上這些腦皮質中舊的思想路線，像洗手及查爐火的思想，由於尾狀核出了問題，突破把守的「門」……這種思想就進入門內，而門持續的開著，這種思想也就重複的進入。而這些人就堅持的洗手及查爐火，即使這麼做並沒意義。這些動作雖使他們有短暫的輕鬆，但因為這個「門」繼續開著，這種要洗手及查爐火的衝動就一而再的進入門內。

在正常的腦部作用下，我們會洗一次手，然後尾狀核就會過濾掉任何再需要「清理」的念頭，它們就不會引起知覺。這些念頭離開了，我們也就繼續前進。但在強迫症病患身上，這些思想（要再清理等）不會停止，因為尾狀核的守門功用並不能壓制這些思想。

可以說，強迫症腦的過濾功能的損壞就像注意力缺失症腦中所發生的影像：基本上，強迫症者不能過濾掉「外來」的刺激原所產生的刺激原所包圍著。所有這些都使我們再次的發現，當腦的功用不好時，我們看到的是太多的活動，而不是太少。當腦系統常常脫軌時——雖並不是永遠脫軌，而是經常的——這結果是混亂而不是安靜。在注意力缺失症遲緩的腦的作用下導致的是過動，而不是少動（雖然有些例子腦的毛病能夠產生少動）；同樣的，尾狀核的故障導致思想與行爲的過動。

能過濾掉「內部」來的刺激原（要洗手及查爐火的衝動），而注意力缺失症者則不能過濾掉「外來」的刺激原。這兩類的病人都被圍困著，但屬於強迫症者是被他自己體內生理機制所產生的刺激原所包圍著。

腦中另外二個也牽涉到強迫症的腦鎖的地區域，就是眼眶皮質及扣帶回。眼眶皮質是大腦皮質的一部分，是腦部探測錯誤的所在。史華茲引用牛津大學羅斯（E. T. Rolls）的研究，示範當錯誤發生時猴子腦中的情形。羅斯教他的猴子們，任何時間在螢幕上看到藍色的信號時，牠們可以期待有果汁喝，果汁是一般猴子喜歡的東西。然後他又教牠們，如果牠們看到醫藥用的針筒，那就是鹽水，一種猴子非常不喜歡的東西。在兩種情況下眼眶皮質的細胞都會發出信息，就是靠眼眶皮質來告訴猴子什麼東西是好的，什麼東西是不好的。

但是當羅斯把條件反過來，突然在藍色信號出現時交給猴子鹽水，結果眼眶皮質內完全不同組的細胞以很大強度發出信息。兩組細胞有的發出的是對的回答，有的是錯的，兩組放在一起形成腦的錯誤思想路線。一般情形下猴子吃到「鹹」或「甜」的東西時牠們不會發出信息，就是說牠們不會單純爲了感官上的識別發出信息，這是由腦的其他部位執行這個任務。眼眶皮質的細胞只有在對「甜」或

「鹹」有疑問時才發出信號。是否羅斯在猴子身上「鹽水及果汁」的這種發現與強迫症的生理機制有關?史華茲相信如此:

我們知道在眼眶皮質組織中的錯誤探察系統是與尾狀核強烈相關,它可以調節或關掉這系統……現在從不同科學研究中可以證明在基底神經節（basal ganglia）上的傷害能夠引起強迫症（尾狀核就是基底神經節的部分）,就會有那種「某事是錯誤」的可怕感覺,它們不會離開。

換句話說,一般正常的猴子,一旦吸收這個驚奇的消息,知道這是鹽水而不是果汁這消息後,這個「宣稱錯誤的神經元」就停止發出信號了。但在強迫症的腦中,這種吸收錯誤的過程並沒有發生,在每一次重新發生時,頑固的思想後總是跟著心理的驚嘆。在強迫症的腦中,這種「某事是錯誤」的資料永遠不會變成舊消息,它永遠是新的,新鮮的就像剛發生的那一刻那麼刺激。強迫症的受苦者每一次都重新、一再的被錯誤的信息,像是「我忘了關掉爐火」這種消息所震驚。

在強迫症腦中這個無情的轉輪的最後部位是扣帶回,是腦的邊緣系統（或情緒系統）的一部分。扣帶回是與強迫症嚴重心理痛苦有關。強迫症非常痛苦,如此的痛苦以致這些受苦者都說是被他們自己的思想所折磨。如果強迫症只是單純的一種公平思想在腦中重複播放著,像一首歌就停在腦中,它就不會有如此的阻礙作用。但強迫症卻不只如此,由於扣帶回的關係,這種強迫思想帶來可怕的痛苦。「錯誤」的信息由眼眶皮質擊落到扣帶回，造成害怕、驚慌與恐懼，就像我們感到世界要在我們耳邊塌陷似的。這就是連接所有焦慮症的基本成分，對應該是公平或最多只是輕度擔心的刺激原，焦慮症患者的反應卻驚嚇到好像他經歷到對威脅他或他家人的幸福與安全的大災難一樣。要能抓住焦慮症的直接感覺，我們必須記起我們生命中最可怕的時刻，然後想像在那時刻的情緒，一次再一次被無意義的事情重新激起來。簡單地說，強迫症的患者不會只對自己說，「我讓爐火還開著！」然後平靜的回去檢查。事實上強迫症的患者就在驚慌或近乎驚慌的心態下過日子，想著他把爐子開著而整個房子正被燒著。強迫症以它全然發作的形式折磨著它的患者，他們違反了自己更好的判斷也違反自己的意願，而一次再次的檢查爐火，他們重複的做這些事即使他們絕對不願意這麼去檢查。但他們不能讓自己停止這麼做（他們覺得就像他們不能讓自己停止）.,他們被恐懼緊抓著而一定得有所行動。

小孩與PANDAS

強迫症看來有高度遺傳性。這可從家族譜來看，從去逝已久的遠祖、曾祖及他們的小孩，到小孩的小孩這麼一直下來。強迫症的遺傳性也可由它明顯的缺乏心理動力學的根源看出：我們知道一個人不會因父母不好而受到心靈創傷造成強迫症，就像我們現在知道一個小孩不會因不好的父母親而受創傷成為自閉症，或是因為被丟棄在羅馬尼亞的孤兒院而成自閉症。所以同樣的，一個嚴格及懲罰性的父親也可能不會造成有強迫性的小孩。

在心理藥理學的研究上已經可以更加確定這些事情的高度生理機制的特性：只有百分之十的強迫症病人對安慰劑（placebo）有反應，這是一個比精神分裂症更低的數字（有些專家把強迫症對安慰劑的反應看成幾乎是零）。憂鬱症對一般安慰劑的反應是百分之三十。有趣的是，在病人知道現在精神科醫生擁有能發揮作用的藥物——SSRIs之後，強迫症的病人對安慰劑的反應已由百分之十往上升了。

當然，「生物學的」並不等於「由遺傳而來」。當我們想到身體的問題，我們得了感冒時我們不會假設我們是因為壞的遺傳。但有關精神健康時，我們很容易把心理毛病的生理原因與基因及遺傳作用劃上等號。大部分的人對整個環境精神科學（environmental psychiatry），這個研究身體環境對情緒與思想影響的學問，除了冬季憂鬱症之外，根本沒有人知道它是什麼。甚至許多心理治療師，當想到生理上而非遺傳性的精神失常的原因時，也一樣無知。

因此當美國國家衛生院研究者最先宣佈他們發現一群被暱稱為PANDAS（pediatric autoimmune neuropsychiatric disorders associated with streptococcal infections）的兒童，由於鏈球菌的喉頭感染的直接結果而演變成強迫症時，醫生與研究者眞是大吃一驚。許多小孩在被感染前完全正常；有一些例子則是小孩在感染前雖有強迫症但都控制得很好，但在小孩病了後，強迫症的情形立刻明顯的變壞。最戲劇化的例子，一個精神正常的小孩可能在星期六時得了喉頭鏈球菌感染，然後在下星期一就表現出完全強迫性。以下是研究者亞倫（Albert J. Allen）對「T.J.」的病例報告：

T.J.是個十歲小孩，他以前沒有精神或神經問題的記錄。在一個週末，有幾個家庭成員得了流行性感冒後，他突然開始嚴重的有對濾過性病毒及化學物品的強迫思想，他也開始不斷的洗手。在連續病了一個月後，就開始對他作精神上的治療及服用sertaline (Zoloft) 藥品，兩個月後，他的強迫症只有部分減輕……那時他的前臂及兩手都由於不斷的洗手而裂開並發紅，又因爲擔心被污染，使他不願張開口，所以在醫院中他不能吃也不能做喉頭細菌培養。

T.J.這個例子震驚了開業的精神科醫生。因爲事實上這些醫生受的訓練是傳統的佛洛伊德式的看法，就是認爲強迫症是由於小孩子大小便訓練受到干擾而來。即使是在發現神經傳導物質血清張素牽涉到強迫症後，雖然較傾向於生理方面，但佛洛依德式的強迫症心理分析還是維持闡明的觀點。最主要的是，血清張素幾乎牽涉到每一種情緒及功能的毛病，所以它當然有時會出現。簡短的說，在強迫症的領域中，由於血清張素的發現及SSRIs當成治療藥物（但並不是對任何症狀都那麼有效），使得強迫症這毛病的病因變得太擴散以致不能根本改變臨床上的想法。在SSRIs藥品的引用後，強迫症似乎成了在社交學習上模糊的生理問題，這些問題又可由認知行爲治療技術而重新學習來治療。

因此一個完全沒有症狀，看來完全正常像T.J.這樣的男孩，能在一夜之間發展成如此可怕的病例，這樣的消息實在太驚人：像這樣急性發作的例子，把強迫症的原因完全自心理動力學的解釋中排除。基本上這些小孩得強迫症的情形（或得抽搐，有許多後來也診斷有圖爾提徵候群），就像人得了感冒一樣。這些跟社交完全沒關係。

研究者隨後指出「就某方面來說，就是小孩的腦得了感冒」。MRI的掃描結果顯示，這些小孩的尾狀核，也就是影響強迫症的區域，比正常人腫了百分之二十四；而且，更甚的是腫脹的程度與強迫症的嚴重性直接有關。研究者猜測身體對鏈球菌感染的免疫反應不知如何變成對小孩自己腦細胞的自體免疫反應（autoimmne response）；他們猜測可能是尾狀神經元與鏈球菌細胞在表面上擁有一個看起來相似的蛋白質，使得兩種細胞都吸引鏈球菌抗體而殺死它們。也就是身體產生出來用以攻擊鏈球菌的抗體結果也攻擊腦細胞。

對自體免疫反應比較合理的療法是抑制有害的抗體，這也正是研究者採用的對策。對一些PANDAS的病人，醫生就給予免疫抑制藥物（immunosuppressant medications）；另有一些小孩，則經過血漿交換，也就是醫師先把小孩血漿自體內拿出，經過處理，使得鏈球菌抗體不再存在後，再放回身體內。目前為止，這種做法是最成功的：

T. J. 因為症狀的突然發作及嚴重性，所以在兩個星期內作了六次的血漿交換……他的症狀明顯的減少……在經過四次的交換後，他能在醫院吃東西並且允許醫生替他做喉嚨細菌培養。所以在血漿分離（plasmapheresis）的一個月後，他的症狀改善很多，因此他的處方藥sertaline的服用就慢慢減少，他當時只留有不顯明的強迫症。幾個月後，有關他的報告指出他恢復情形很好。

在非常輕微的強迫症群中，很可能有一些沒有被認出是PANDAS。至少從PANDAS一事，我們學到任何鏈球菌A族感染可能的嚴重性。（比較麻煩的是，至少有些小孩包括T.J.在內，他們演變成強迫症，是由於感染了不能由抗生素治療的濾過性病毒，而不是感染了可以用抗生素治療的細菌。）在將來，如身體有病時，要同時注意急速發作的精神症狀及身體症狀將會成爲標準做法。

強迫症及上癮：基因上的關聯

在霍連德等的開業醫生們發現到SSRIs對一些以前不認爲屬於強迫症範圍的毛病有效的同時，遺傳學者也發現有關酒精中毒的基因。他們的研究工作領著他們找到D2R2感受基因，它是在染色體十一的位置上，是多巴胺-2感受基因的訊號。多巴胺與血清張素一樣，是腦中神經傳導物質。目前我們知道有四種不同的多巴胺感受器。D2R2基因帶有出現在人們百分之二十至二十五的共同對偶基因（allele），這種基因是變異基因（variation of gene），通常變異基因是基因中的一段不斷地重複。有些遺傳學者稱這種現象做「基因口吃」（genetic stutter）。在一九七〇年研究者布魯（Kenneth Blum）及諾伯（Ernest Noble）發表一篇文章，指出D2R2對偶基因出現在百分之七十的患有肝硬化的酒精中毒者身上。

媒體對此立刻有了反應，對許多人及記者們而言，這就是表示酒精中毒的基因已經找到了。布魯及諾伯強調說這種基因只是與酒精中毒有關而不是起因，但這樣的信息並沒傳達到大眾。不幸的是，媒體對布魯及諾伯的工作的報導不只影響大眾的反應，也影響了科學界。布魯及諾伯成了打擊的目標，很快的就有一連串的研究D2R2與酒精中毒的實驗出現，但是都得不到同樣的結果。他們認為布魯及諾伯是單純的選擇特異體質的人來製造效果出現的機會，使對偶基因與行為有關聯，而事實上這種關係是不存在的。

布魯及諾伯對這些輿論的反應與本書一直想要闡明的觀點符合，即精神異常的嚴重型與輕微型的確有不同。他們認為他們選擇來評估的正是最正確的一群人，他們選擇有肝硬化的酒精中毒者，也就是最嚴重的病例。而這些酒精中毒者是最可能顯露出基因對他們上癮的促成。他們認為要針對特定行為找尋與基因的關聯，我們一定得以這種行為的最「單純」的形式來觀察。

隨後的研究也證明他們是正確的。自從他們的研究出現後，有十四個大型獨立的研究發表，證實有非常高百分比的肝硬化酒精中毒者的確帶有D2R2對偶基因。這些研究中最新近的一個是由匹茨堡的研究者所做，她開始時是計劃要證明相反的結果，她相信D2R2對偶基因與酒精中毒沒有關聯。然而，她也發現肝硬化的酒精中毒者帶有這個對偶基因。

現在其他研究上癮的學者開始在別種上癮行為中找尋D2R2。他們很快的就找到了。百分之五十一的古柯鹼上癮者有這種基因；當研究者觀察那些除古柯鹼外還吸食其他毒品者，這種基因存在的比率就高達百分之八十。嚴重肥胖也是一種上癮的形式，對偶基因出現在百分之五十的病人身上。如果嚴重肥胖病人同時又吸毒，則比率升至百分之八十七。病態賭博者有百分之五十一帶有這種基因，而如果加上吸毒及父親也吸毒時，這個數字高過百分之八十。研究者一致地發現布魯及諾伯所發現的現象：當病人的情況越壞，對偶基因的存在可能就越高。D2R2是與嚴重上癮行爲有關。

最後是康明斯（David Comings）把這種基因關聯從上癮跳到強迫症。康明斯在希望之城醫學中心服務，他是基因搜尋者。他創辦了最早一本有關基因的學術性期刊。他曾經研究過圖爾提徵候群，因爲在當時研究員相信引起圖爾提徵候群的基因是正染色體顯性，意思是如果父母親中有一人帶有這個基因而小孩傳下了這個基因，這小孩一定會發展成這種症狀。後來證明這看法是太簡單了。最後康明斯相信，事實上圖爾提徵候群是來自雙親中許多基因——叫做多基因遺傳（polygenetic inheritance）。當康明斯了解到沒有人正在做圖爾提徵候群症狀的治療時，他創辦了一個專門治療圖爾提徵候群的中心，目前居美國這方面研究的領導地位。

康明斯的研究與酒精中毒無關，但在他的圖爾提徵候群患者身上，他也發現D2R2對偶基因。這是有道理的，因爲圖爾提徵候群病人除了抽搐之外，也顯出各種強迫性思想及強迫性行爲及上癮行爲。但強迫性的毛病與上癮毛病在遺傳上可能有關聯，這些關聯以前沒被懷疑過，所以康明斯的發現使上癮的生理了解向前邁進了一大步。

報酬缺失徵候群

雖然，因爲在圖爾提徵候群、強迫症和上癮症都發現有D2R2對偶基因，而奠定了在這些病症間的基因聯繫；但是專家們一直還缺少理論上的解釋，不知道這對偶基因怎麼會出現在這些相當不同的狀況。直到最近，只有圖爾提徵候群和強迫症的關聯是唯一有較完整解答的難題。圖爾提徵候群與強迫症兩者同時發生率很高：有過半數到四分之三的圖爾提徵候群病人同時被診斷爲強迫症，而強迫症的病人常常都有運動抽搐的症狀。這兩種徵候群的不同取決於腦不同部位發生缺損：尾狀核是控制思想的自動調整，殼核則是管行動的自動調整。因此，強迫行爲算是心理的抽搐，而運動抽搐也可以看成是運動系統裡的強迫行爲（常見的強迫行爲，如咬指甲或咬指尖如今都算是輕微的抽搐）。史華茲描述如下：

> 在本質上，圖爾提徵候群的患者有了一個強烈侵入性的衝動，於是就用抽搐來減輕他們本身的不適。有時候他們會有喉頭抽搐，剛開始是很想要清清嗓子的衝動，這種衝動可以演變成發汪汪的狗叫聲或類似其他動物的叫聲等等。許多強迫症病人也有運動抽搐；而有圖爾提徵候群的患者則有強迫症的病徵。

遺傳學家布魯和康明斯對同一個對偶基因D2R2如何在不同的病人身上造成幾種不同的病徵的研究，爲學術界開創了一個燦爛的新天地。他們相信，許多帶有D2R2的人，不管他們的問題是哪一種形式，他們都在與其共同的基本毛病掙扎——布魯和康明斯把這毛病叫做報酬缺乏徵候群（reward deficiency syndrome）。

用最簡單的話來說，報酬缺乏徵候群的意思正是字面上的意思：就是腦缺乏感覺得到報償的能力；一般人認爲是報償的事物包括愛情，性交，食物飲料或孩子們的歡笑，報酬缺乏的人感覺不出來。報酬缺乏的人雖然能夠享受到某些程度的生命禮物，卻不能感到有足夠的享受。缺乏D2感受器削弱了這個人知足的能力。布魯和康明斯說明如下：

想想看：人們在安全而且豐衣足食的環境中，反應是如何地樂觀。如果這些基本需要受到威脅，或者無法得到時，我們會感到焦慮不安。

這本來在健康的腦裡是正常的焦慮基本功能。對某種東西，當我們需要更多的時候，焦慮正確地通知我們：更多食物，更多安全，更多溫暖。但是，如果一個人的焦慮系統被錯誤的基因削弱或毀壞了，那焦慮就橫衝直撞了。即使身處豐衣足食的安全環境，還是會有災禍將臨的擔憂。僅在基因組合中，有一個小小的不同，就會使我們喪失某種能力，以致不能體會生命給予我們的報酬。我們可能身在福中不知福，不能感覺到在自己身邊的好人好事：

有一種天生的化學機制不平衡，在腦的報酬過程中，改變了細胞之間的通訊，以致這人喪失其幸福感，取而代之的乃是焦慮、憤怒或渴望某種物質來減輕憂鬱或悲觀的情緒……**這種徵候群牽涉到腦的快樂機制的一種感覺的喪失**。

大體說來，帶有這種徵候群的人發覺幾乎不可能有任何程度的滿足：學識上的、情緒上的或身體上的滿足都有困難。大吃一頓後還不覺得飽，因此就吃上了癮；喝了第一杯酒以後覺得還不過癮，再來第二杯或第三杯。與配偶談情說愛，花整個下午在陽光下與孩子們玩——這些黃金時刻使報酬缺失的人更覺得反常的孤單，疏遠，而有「空虛」的感觸。這種空虛的感受正是這個徵候群的標誌：報酬缺失徵候群的概念指的就是這些描述自覺內心空虛的人。這些人會覺得空虛，並不是因為他們的童年不幸福，或是他們的工作沒有意義（這兩個原因乃是最常被歸罪的），雖然其中之一或兩者都可能是眞的。其實，許多這種病人眞正的問題（或問題的重要關鍵），在他們的頭腦裡能讓他們感覺有樂趣的基本機制有故障。

報酬缺失並不是憂鬱，但是假以時日，這種病徵一定會導致憂鬱症。（有些人認為憂鬱症乃是基層的毛病，精神科中的每種疾病遲早都會走到那裡。精神分裂症、強迫症以及邊緣人格等等：大多數病人最後都有資格被診斷為憂鬱症。所謂的「條條大路通羅馬」。）得了憂鬱症的人常是一點也不能體驗樂趣。然而，報酬缺失的人，對樂趣享受是不同的問題：他能夠享受樂趣，但是他總是覺得享受得不夠。在他的生活中感受到的歡樂時光並不能停掉他腦中一直告訴他「我需要」的信號。

報酬缺失徵候群何以會造成「上癮」是顯而易見的：酗酒者需要再一杯，然後又一杯；好食者渴望再多吃一片披薩；好色者尋求多一次的交歡。如果腦子裡不能感到滿足，不能主觀地覺得已經「夠了」，那麼，將會造成不顧一切地追求慾望的滿足。患這種毛病的人如果變成不得不去喝，去吃，去賭或去買東西，這種行爲已經溜出了他的控制範圍之外，完全上了癮；那麼這種慾望的追求就不可收拾了。

因此，報酬缺失與上癮的聯繫是很容易了解的。不過，報酬缺失與強迫症和圖爾提徵候群的關係，在直覺上就比較不明顯了。這到底怎麼解釋呢？我們可以把患強迫症的人看成主要是對他的強迫行爲染上了癮（而圖爾提徵候群患者則是對他的抽搐上癮）——雖然，即使他去執行了他的強迫行爲，也不覺得滿足。強迫症與癮君子，基本上的不同就在於：強迫症患者並不喜歡去做他被迫去做的事，而上癮的人是眞的很喜愛——雖然他總是覺得還不過癮——每劑古柯鹼、每杯酒。強迫症患者和癮君子都是在設法使他們腦中的聲音安靜下來（那聲音一直在說「我需要這樣做，才會好起來！」）。兩者都想要把陷在「開」位置上的焦慮電路切斷；而兩者都很痛苦地失敗了。即使再一杯酒也無法解除酗酒者之渴，再去查看爐火也不能緩和強迫症患者的需要（或者抽搐也無法撲滅抽搐者的需要去抽搐）。那杯酒，查看爐子的行爲以及抽搐只使情況更嚴重罷了。

多巴胺的濃度和報酬缺失

D2R2對偶基因對生理機制的直接影響已經相當明白：D2R2會引起腦中的多巴胺作用低於正常的程度。但是D2R2怎麼起作用卻是複雜的。讓我們簡單地溫習一下腦的生理機制：腦細胞（或神經元）互相聯繫的方法乃是經由神經傳導物質——包括多巴胺、血清張素、正腎上腺素等等——分泌到細胞之間的空隙。這些空隙叫做突觸（synapse）；在這突觸之前的細胞叫做「突觸前細胞」（presynaptic cell）；在這突觸之後的細胞就叫「突觸後細胞」（postsynaptic cell）。〔當然，所有的腦細胞都是兩者兼俱：任何一個腦細胞對它的下一個細胞而言，它是突觸前細胞；但對在它之前的細胞而言，它就是突觸後細胞了。〕當腦細胞相互聯絡時，突觸前細胞會分泌神經傳導物質到突觸裡，然後，神經傳導物質就停靠在突觸後細胞一個感受體的位置上。

有D2R2對偶基因的腦在突觸後細胞感受體的地方比正常人少了百分之三十的多巴胺感受體。意思是說，在突觸後的地方就沒有足夠的感受體來接收所有由突觸前邊所分泌的多巴胺。這種不平衡的狀況，就直接造成多巴胺的濃度減低，因爲腦有「用它，不然就失去它」的原則：當神經傳導物質不被接受和使用，腦細胞就不再製造那麼多了。生產量降低（專有名詞稱之爲「向下調整」〔down-regulated〕）以便配合減少的多巴胺感受體；因此，在突觸前的神經元消瘦了。簡單地說，當多巴胺

（或任何神經傳導物質）不被使用時，它就消失了，腦細胞向下調整生產量，所以腦就處於飢餓之中。

由於多巴胺的損失，有三種主要的腦功能會受影響，這三種功能都會損害整個從上癮到注意力缺失症到強迫症到圖爾提徵候群再到全面焦慮症（generalized anxiety disorder, GAD）的系列：

1.注意力的系統——多巴胺是注意力系統中主要的神經傳導物質。我們從用增加多巴胺的藥物來治療ADD，就可以明白這個事實。Ritalin，Cylert，amphetamines等等藥物，都會增加多巴胺在腦中的濃度。

2.報酬／滿足的系統——多巴胺是腦中報酬／滿足中心的主要元素之一。人如果慢性的缺乏這種神經傳導物質，在身體上或精神上都很難體會任何程度的報酬、幸福或滿足的感受。

3.壓力／彈性的系統——多巴胺與血清張素以及類鴉片劑是對壓力有反應的主要神經傳導物質之一。當我們受到壓力，或每當我們感覺有壓力時，多巴胺的濃度升高就能幫我們平衡那個壓力。在腦與生理機制的領域裡，這就是彈性：所以，彈性等於是在腦中有充分的多巴胺。再回頭看ADD，這也就是所謂「壓力上癮者」（stress junkie）的概念。對壓力上了癮的人利用有壓力的狀況從他們的腦中搾出更多的多巴胺：從現象學看起來，他們「stressing up」就好比正常人腦化學機制所謂的「psyching up」。對壓力上癮的人就利用壓力來提高他們的多巴胺濃度，以達到正常或近乎正常的程度。

當然，這些看來不相同的情況，雖然從生理機制與遺傳學的觀點看來，有這許多相似之處；不過，疑問仍在：爲什麼有人會上癮，另一個人卻患了強迫症呢？我們還不清楚。無疑地，將來會有人發現其他的對偶基因，也許與焦慮症的種種徵狀有特殊的關聯；還有，生理或社會的環境因素也可能引導一個人走向某一方向，終有一天，這個疑問會爲人所了解。

我們還不知道，帶有D2R2基因的人到底有多少伸縮性，會發生哪一種毛病。不過看起來，會引發這些毛病的每一種的可能性相當大。譬如說，帶有強迫症基因的某人是否最終會演變出強迫洗手或查看爐子的行爲，目前看來，可能決定於此人的環境與背景。同樣地，由許多癮君子的個人背景看來，上癮的人格概念基本上是正確的（不過，請注意，並沒有所謂的「上癮者人格失常症」，並沒有哪一個人格的特質是與所有的藥物濫用有關係的）。很明顯地，同一個人可能對許多不同種的東西或樂趣上癮，就好比有強迫症的人會從算數字的強迫思想換到洗手的強迫思想一樣。在強迫症—上癮—焦慮系列的毛病中，遺傳的因素只決定病人會得其中之任何毛病，但是，並不會嚴格地決定病人會得哪一種特別的症狀。如果我們生來有這種對偶基因，我們會落在這一系列之中。不過，我們眞的會有哪一種病徵，也許取決於環境因素。

購物狂

三十年來，珊卓斷斷續續地有過一點大多數屬於焦慮系列的病徵。她曾有過強迫思想，也有過強迫行爲，有時會上癮，有時候也非常不能集中精神。雖然，在她的女性朋友之間，她留給她們的印象是輕鬆瀟灑的樣子；骨子裡，她從不覺得很自在——這個事實，在家中她就藏不住了。

如果事情出乎我意料之外，我就很煩惱。我從小就那樣。我必須知道什麼事確實要發生；如果有事打斷了，我就會很懊惱。

這就是有強迫思想的孩子標準的執著性：珊卓認爲事情必須正好如此她才會覺得是對的。事情應該怎麼做，就得這麼做。童年時代還算她命好，有位異卵雙生的姐妹會保護她，所以她沒有遇到不能克服的困難。

大學時她得了飲食失常的毛病，她的雙胞胎姐姐幫她度過第一次強迫症行爲的嚴重發作。珊卓從九歲就是體操選手，所以就讀兩年的專科學校時，她選了體育系。她的姐姐也在同一個學校上課。珊卓很快地陷入了想保持苗條的強迫行爲：

我總是掙扎著要保持又瘦又小——就是那種愈小愈好的心理。不過，我一直有愛吃的衝動；所以我就趁別人沒看見的時候大吃一頓，然後再吐出來。別人看來我很正常；我吃我的三餐，不過因爲我每餐吃很少，所以餐後還是很餓。我每天要訓練八至十個鐘頭，所以我吃的能量不夠。因此，我實在餓得半死。不過，我不要任何人看見我吃東西。人們會問我，「你怎麼能保持這麼苗條呢？」我喜歡假裝說，「我也不知道，我只吃我的三餐呀！」我因身材苗條而有很多人獻慇勤。我很神祕地保持苗條。

要使我自己嘔吐很難；於是，我考慮用減肥藥來控制體重。我開始吃成藥。

最後，當我已瘦到九十至九十五磅時（我身高五呎一吋），我就把我的秘密告訴姐姐。有一晚，我們喝了酒，我就告訴她怎麼回事；她說，「那太荒謬了，妳是個好孩子，不能再做這種事了。」我的室友也在那裡；她們兩人一起幫我度過這個難關。

雖然，在珊卓的記憶裡，她強迫自己節食的行爲沒有達到上癮的程度，但是也差不多了：尤其是有一段時期，她對嘔吐感到很不舒服了，但是她還一直強迫自己去做。

如果珊卓只繼續完成她的學業，可能她的處境還不錯。可惜，她替自己的生命與腦的生化機制加上了一大壓力——當她與羅交往後不久她懷孕了，只得退學去結婚生子。雖然她一向喜歡小孩（甚至夢想有六個孩子），她在生產後遭遇很多困難，尤其是她的第二個孩子生下來以後：

生了第二個小孩以後，我無法應付；我去看心理治療師，因爲他們認爲我得了產後憂鬱症。我想我生第一個小孩時也有同樣的症狀，不過，當時我並不懂。生第一胎時，我把自己的感受全歸咎於餵母乳太辛苦了，因爲這嬰兒隨時都要我來餵母乳。所以，生第二胎時，我就不再餵母乳。但是同樣的感覺仍然出現了。這次我馬上就警覺到不對勁了。我產後出院第一天就感到內心空虛。回家後的第一個禮拜，我打電話給醫生，他們就馬上安排我去看心理治療師。

在當新媽媽的壓力之下，珊卓的病從報酬缺失進展到盛發型的憂鬱症；而且她更感覺處處都充滿嚴重的壓力。她也有精神不能集中的徵狀。自從她的第二個孩子出世後，兩年來，珊卓報酬缺失的困難一直沒有減輕。雖然，現在她已明白自己的問題，但她至今沒有能力有多少改進：

當我還沒有接受藥物治療而只去做心理治療時，我的憂鬱症減輕了；不過，我好像從一個心理治療師換到另一個。從我的第一個孩子出生兩年以來，我看過兩位心理治療師和兩位精神科醫生。我還是不能得到我在找尋的答案；我不明白爲什麼我無法照顧兩個孩子，爲什麼我老是會有那種不可壓抑的感受，覺得只想逃出去。我有極度的罪惡感，不明白自己爲什麼不能陪他們玩，爲什麼不想與他們在一起；因此，我只想去找人教我那種技能。我總是寧可去商店裡買東西給他們，而不願在家念故事書給他們聽。

所以，我一直在找人，找心理治療師和醫生。每星期去看一次醫生或心理治療師，對我是件苦差事，好像沒什麼益處。我看過的每一位醫療人員，老是問一些同樣的話題。他們聽說我是被領養長大的，就以爲找到關鍵了。總要問我，「你對被領養有何感想？」我從未對「被領養」有何感受，更沒有任何怨恨；領養之事並沒有引起我的特殊記憶。老是談論這些事讓我覺得很煩膩，一點都沒有好處。

不管她的童年對她成人後有何影響，珊卓所面臨的考驗已超越了她早年的歷史背景。同時，她必須與她自己的生理機制問題搏鬥，而這方面，她需要她的治療師的幫助。她是有強迫行爲的；她會強迫自己不停地打掃房子或節食，或不斷地去買東西等等。了解她自己的個性，她一直在爲此掙扎：

好的一面是，我不再強迫性地打掃。不過，現在變得完全相反；我一點都不打掃房子。我覺得不能忍受留在家打掃房子，所以我寧可跑出去。我總是設法出門去。我不能找到一個受控制的中心。

珊卓關在家裡的問題最難克服。這是典型的強迫症病人，不管有幾分強迫症的生理機制。有強迫思想的人，如果關在家中不出門，可能更嚴重。有強迫思想的人需要工作來分散他的注意力，需要外面的世界來抑制他的強迫行爲——殘酷的事實是：任何帶有強迫症傾向的女人當整天的家庭主婦乃是個很大的考驗。

無怪乎珊卓在整天當家庭主婦的壓力之下，很快地染上了一個新的癮：她變成一個強迫性購物狂。這是個女人很常見的上癮行爲；大都很輕微，醫療人員常常忽略了：

我買一大堆小東西比較沒有罪惡感，因爲它們很便宜。不過，積少成多也很可觀。於是，我就告訴自己：好了，我不用覺得我有罪，因爲我沒有買東西給我自己。不過，我卻買東西給我的孩子們。我們去店裡，我會毫無理由地花二十塊錢買玩具給他們。我也買許多清潔用品。我買的都是便宜貨。

前幾天，我想要買衣服和運動鞋給我的孩子們。但是，我想想又覺得他們現在並不需要這些東西；於是，我就跑到超市去花了九十塊錢。我對自己說，這些都是我們需要的食品，是健康的；如果我到成衣店，我會花四十五塊錢，而可能都買些不需要的東西。

雖然，這些聽起來都無傷大雅——無疑地，我們都很熟悉這種情形——不過，珊卓的「買東西」很明顯地有「上癮」的性質。她寧可出去買東西，不要和自己的孩子打交道。想要去買東西的念頭占據了一天中相當部分的時間：

當我起個念頭想要什麼東西，或者我的孩子們需要什麼，一直到我買了這東西之前，我放不開這個念頭。一天中三個鐘頭，我在想我要的東西，或想去店裡買東西。我以前每天都去商店；目前我一星期去四次。如果我沒有去百貨公司，就去超市買東西，花很多錢。

最近，我的朋友有個很漂亮的皮包。我發現它要一百六十五元。我忘不了「想要那個皮包」的念頭；每天有兩三次會想到要去買那皮包。這念頭一直困擾我。雖然我知道，用一百六十五元買個皮包太貴了；不過，另一面的我就告訴自己，我夠資格擁有它。於是，我會出去花三十元買化妝品。因爲我不能買那皮包，我就買化妝品來使自己覺得好一點。但是，我還是念念不忘那個皮包。而且，當我一想到那皮包，我就很懊惱。於是，我試著去想別的較便宜的皮包。又一天晚上，我在逛商店時，就去看六十塊錢而不是一百六十五塊錢的皮包。但是，我還是要那個皮包。

顯然，購物狂不同於不停洗手的強迫行爲；因爲購買東西可能是快樂的，而拚命洗手就不好玩了。不過，兩者的差異並不大。珊卓的購物狂使她家人很痛苦，也使她自己很苦惱。短短幾年內，她已債台高築，欠了一萬五千元；爲了還債，她與丈夫被迫變賣屬於他的那份家族事業換錢。夫妻兩人經常爭吵，因爲她只想離開家、丈夫和孩子們，逃到她心愛的百貨公司去尋求寧靜。他正確地看出，她之所以決定去化妝品公司做事，是因爲她不願留在家裡和家人一起。但不管怎麼吵，她還是買東西。她阻擋不了自己。

我以前賣過塔珀公司製造的家庭塑膠製品（Tupperware；一種名牌塑膠製品），不過，我賺不了錢，因爲我一直自己買塔珀的產品；現在，我在雅詩蘭黛（Estée Lauder）化妝品公司做事更糟糕，因爲我做事的地方就在百貨公司裡。目前，我試圖說服我丈夫，讓我開一個銀行户頭，這樣我可以把錢存在銀行裡做爲孩子上幼稚園的學費；我知道我以後必須付這筆學費，而這筆錢已經花掉了。

直到最近，珊卓才開始了解這些使她困擾的行爲都是一種「上癮」：

我不知道我是否經常像這樣，不過，現在我知道這是個問題，而且我確實在考驗自己。當我與我丈夫初遇時，我抽菸，他就說，「算了吧，再見囉！」於是，我戒了菸。現在，我又開始抽菸了。我不知道那是上了癮。我想，我只在交際場合才喝點酒；但我能持續每天晚上回家都喝一、兩杯啤酒。不過，我不再喝了，因爲我怕又會上癮。

我認爲「買東西」是即刻的滿足，因爲我覺得自己放棄許多想要的而與我丈夫結婚，至今未能釋懷。我幾乎埋怨自己說，「這是我應得的，因爲我放棄體操，現在我留在家照顧孩子們，而他們實在使我煩透了。」事實上，我知道去買東西並不能使我快樂。

被迫去做些感覺好一點的事情，其實並不能使她快樂：這就是珊卓的難題。不管她的基因組合如何，珊卓一定可以被診斷有報酬缺失的毛病：她不能覺得快樂。在臨床上，她還不算有憂鬱症——雖然她夠資格算是慢性的輕微憂鬱症。她就是不能集中精神，不能感覺健康與滿足。她無緣無故地會說她內心空虛；而她所有的舉動都是爲了要塡滿她內心的空虛。不管是買東西還是抽菸，或是從家中跑到呼喚著她的大商場去走大理石的走廊，都彌補不了她的缺失。

珊卓不僅會上癮，而且也常有強迫思想——可能大多數有內心空虛感的案例都有類似的徵狀：

我一起了念頭，就會念念不忘。我可以在腦海裡反覆思量曾與我丈夫有過的爭論且不停地想。最近，情況更嚴重了；我會想，喔，讓我們來養隻小狗吧！然後，我就強迫性地一直想要一隻小狗，雖然我知道我已有一條狗和四隻貓。但是，我還是不停地想，我有多麼想要一隻小狗。

她的家人爲她的強迫思想付出的代價是很高的。強迫症與做母親的環境混在一起，造成破壞性的災禍：

我的孩子們會打斷我的強迫思想。我還在想著，想著，想著，突然間，孩子們來到我面前，因而打斷了我的思潮；於是，我就生氣了。

強迫思想不僅侵犯到父母與兒女之間的親密，而且同樣容易侵蝕夫妻間的親熱。珊卓的婚姻就正在拉警報：

我先生和我現在眞的很難溝通。他總認爲我沒有好好照顧孩子們，因爲我不願與孩子們單獨相處。而且我對他要求很高；他一回到家，我就要他做所有的家務；而我寧可出門去逛百貨公司。

我們天天在爭辯。兩個人都經常想要做勝利者。說起來很傷心，因爲我們本是最好的朋友，而且我知道，我們的友誼還存在著，只是有點同床異夢了。我們必須想辦法回復從前的關係。

強迫症、上癮、報酬缺失，每一種毛病，都把珊卓鎖在她自己裡面，切斷她對其生命與愛情的聯繫感。雖然她生活在家庭圈子裡，但她只感到孤單。

用「心」來改變「腦」

珊卓雖然還沒有找到她尋找的答案，不過，她確實擁有一種威力強大的武器可以對付她自己的生理機制。這武器就是她知道什麼地方不對的事實。她能夠站在她自己身外旁觀；她有能力看到別人對她的看法。至少，在這方面，她完全能和她所愛之人的心意相通。她不是在否認中，而她也不是會把自己的苦惱與不幸歸咎於別人的人。

簡單地說，在臨床上，我們稱珊卓有頓悟。她不僅僅是經歷她的行為與先入之見像單純的「我」；珊卓擁有心理健康在主觀上必要的分開：這部分的珊卓一直念念不忘皮包和小狗，那部分的珊卓正監視這珊卓在念念不忘皮包和小狗。這種分裂使她有能力作判斷，決定她要不要做那個花數小時反覆地想那皮包的人，還是乾脆毫不猶疑地就成了那個人。監視珊卓的那部分珊卓決定不要那麼做。雖然她沒有典型的強迫症患者同等的自卑——她真的是想要那一個一百六十五元的皮包——不過，有個重要部分的她，即使當她還在商場中找那皮包時，正在說：我不要那皮包。或許更正確地說：我不要「想要那皮包」。

一位有強迫症陰影徵候的人能夠得救的關鍵，就在他如何善用他的頓悟。史華茲與他的同事在UCLA做的研究成了這個專業領域的頭條新聞。他們用PET掃描證明強迫症病人僅用行為的方法就真的能夠改變腦的化學機制。雖然，精神科醫生和遺傳學家都一樣，許久以來已說過環境，包括行為治療，可影響腦的生理機制；不過，UCLA這組人用影像技術驗證了這種變化的實例。

這項研究採用十八位典型強迫症的病人，在接受認知行為治療前，先作供將來實驗結果比較的基準的腦掃描。他們不用藥物，只用傳統的行為治療法稍加修改。通常著重於「曝光」（exposure）和「氾濫」（flooding）。基本上是訓練病人去控制自己，以對抗經常引發強迫症狀的刺激，譬如髒毛巾，或沒有檢查火爐開關，或任何可以引起他們的強迫症狀的刺激。

為了找一種病人可以自己執行的行為治療，史華茲新法是放棄傳統去除敏感作用（desensitization

）的步驟而改用分心的方法；要求病人，當他被非去洗手或檢查爐子的渴望抓住時，就去做某種完全不同的事。病人必須先練習他的頓悟，告訴自己，他所感覺的強迫思想不是眞的，而完全是他的強迫症虛構之事。然後，這樣想以後，他必須忍著不執行強迫行爲（剛開始時，只能忍住短時間，能控制了以後就可忍住較長的時間），反而強迫自己去做一些比較有生產性、可使人快活的事情；至少持續做十五分鐘。任何一種嗜好對這個步驟都管用。有些病人發現做有助於別人的好事——例如當義工或好好對待朋友或心愛的人——都是很好的分心法。這種嚴格的行爲步驟非常重要：UCLA的研究小組發現，只讓病人經歷知道他的強迫思想乃是根源於一種腦的故障還不夠。頓悟本身還不夠有力，必須有行動的配合——不僅要有取代的行動，而且要有拒絕去執行強迫行爲的行動。

十八位病人中，六位沒反應；另外十二位對行爲治療有反應的病人很明顯地減少了他們的強迫症狀。有位叫邁克的病人本來有「讀書」的強迫思想，一想到要讀書就先要去做很多先前的「讀書」準備工作；經過行爲治療以後，他報告說，目前他在一個月內讀完的書比他從前一年讀的書還多。另一位叫傑克的病人以前每天洗手五十至一百次，現在他的徵狀好了百分之九十，他已經能夠每天只洗一般人可以接受的次數。第三位病人叫凱恩，是個貯藏者，她家裡堆滿了二手貨；她先生和她連點火爐都不能，因爲怕引起火災。他們也不敢叫工人來修理房子，因爲怕工人會去報告衛生處。（譯註：雜物堆如倉庫，不合住宅規定，衛生處可取締查封。）經過行爲治療後，凱恩終於開始整頓家中的雜物堆。兩年後，她已達到百分之七十五的目標，並且開張了她的小生意。所有這些戲劇化的改進，都沒有用藥物治療就達成了。

這些變化也反映在病人們的腦掃描上。這十二位用行爲治療就有效的病人們，治療前與治療後的腦掃描圖片可看到明顯的腦機制變化。而且，掃描顯示腦變化愈大的，臨床上也看到愈大的反應——病人自己報告他們的機能進步更多。所有十二人都有兩種生理機制的變化：在尾狀核的活動量減少，而且，在尾狀核與眼眶皮質及扣帶回之間緊密關聯的活動量也減少很多。換句話說，強迫症的腦連環扣縮小了，而腦的這三個部位比較可以獨立操作，像正常人的腦一樣。

這是革命性的資料，「革命性的」是因爲它不僅以實驗證明用思想和行爲可以改變基本的腦功能，而且給所有要與反抗的生理機制搏鬪的人一線希望——這種方法雖然不可能對所有的人都有效，不過，很可能對許多人會有效的。UCLA的專家們已經證明人的心靈可以用意志來轉變他的冥頑不靈的腦。

這項事實對像珊卓這種輕型病人有何意義呢？對本書中任何陰影徵候群的人又有何意義呢？

首先，掙扎於任何一種腦功能異常的人必須開始整天注意他自己的思想過程，隨時隨地用他的思想來鼓勵他的行動。爲了要能做好這一步，他必須先學習能從遠處來觀察自己；他必須在內心中培育一個公正的旁觀者。目的是在客觀地列表記下自己的思想，就如同傳統的行爲主義者統計行爲一樣：一個小時之中有幾次憂鬱的思潮，有幾個狂躁的念頭，有幾次上癮的渴望等等。

有趣的是，這個特意地記下無用之思潮的舉動其實正可以減少那些思潮。派特森（Gerald Patterson）在《家庭：社交學習對家庭生活的用途》（*Families: Applications of Social Learning to Family Life*）一書中寫道：遠在一九七〇年，行爲主義學者就已發現這種效果。他寫道：

> 計算你自己的一些行爲發生的次數，這個簡單的舉動就足以改變發生的次數!!舉例說，如果你想要增加你花在讀書的時間，你可以開始算算你每天讀幾分鐘書。對一些人來說，這個觀察與記錄的舉動就能增加他們讀書的時間。相反地，如果你有興趣減少咬指甲或對你配偶生氣的思潮，你每天記下這些行爲發生的次數，那麼它們發生的次數就會減少了。

對任何一位正與陰影徵候群搏鬥中的人，這是非常有用的建議。因爲，陰影徵候群的定義就是只有輕微的問題。典型的盛發型的強迫症病人幾乎不可能不知道他正浪費好多時間強迫自己去想爐子的開關；但是，陰影徵狀的人卻很可能根本沒注意到自己每天花了好幾個小時強迫自己反覆思量配偶的不良行爲。人眞會把他們生命中寶貴的時光浪費在毫無生產價值的思潮。如果把這些心裡的思潮寫下來，知道我們心中在想什麼，想了多久，想了幾次等等，這種記錄本身就是改進一個人生活的重要工具。（令人發生興趣的是，派特森的報告還提到，有意地寫下別人的行爲——譬如，有不良行爲的孩子或配偶——也能夠得到這種效果。在特殊教育裡，大家都知道，即使是嚴重如自閉症兒童，他的父母簡單地把自閉症兒童的不當行爲寫在表格上，也能減少那些行爲的次數。沒有人知道，怎麼會有這種事發生。）

然而，只有頓悟還不足以改變腦的功能：雖然只知道我們有問題可以有幫助，但不能解決問題。

如前所提，UCLA研究人員發現除了開發頓悟以外，他們的病人還必須固守計劃中的行爲部分——他們一定要防止自己去執行他們的強迫行爲——不僅如此，他們還得代之以令人喜愛且有益的行爲。

僅只用認知行爲的方法，我們能改變腦的基本生理機制到什麼程度呢？目前，我們還不知道。至少，從他們自己的描述估量起來，UCLA這些病人離痊癒還有一段距離：他們並不是變得完全沒有症狀。（我們不知道他們的PET掃描圖與正常人的有多少相像之處，因爲這個實驗的設計是用病人自己做對照標準。那就是說，十八位病人在治療後的腦掃描不是與十八位沒有強迫症的人腦掃描作比較，而是與這些病人自己在接受治療前的腦掃描作比較。）這些病人雖然進步很多，但他們大部分的人必須天天都很努力去做，才能保持那種進步。芭芭拉，這位曾因此病而有嚴重障礙的病人，這麼說：「我的少數殘留的強迫症的儀式『就像一些小小的討厭事，例如必須每天用牙線清潔牙縫』。雖然她對她這治療結果的描述聽起來離奇蹟不遠，但是，接下來的另一段，她又寫了第二種陳述：「我的強迫症以它自己的方式，存在我的生活中，好比一個煩人的嬰兒一樣地眞實而且堅持不消失。」

對任何不是強迫症的病人而曾經與一個煩人的嬰兒相處過一段時間的人，這個描述說出了它的複雜性。大概可以說，像芭芭拉這種病人，經過行爲治療後，可以由嚴重的強迫症設法進步到比較沒有障礙的中等或甚至是輕微的強迫症。或者，在自閉症與特殊教育的說法，就是從低官能作用變成高官能作用。這種效果當然已算是治療的成功，比其他方法好多了。然而，當我們觀察珊卓的生活，我們會再次面對頑固的現實；至少在家庭和孩子們的王國裡，輕微的強迫症所造成的問題不一定就是輕微的。珊卓的問題已經算小的了，本書中其他例子的人，問題也不大。他們都沒有很嚴重的腦故障（雖然，有些人從前眞的有過嚴重的精神上的毛病）。不過，每一位接受訪問的人，輕微的腦問題有時候眞的會造成大的損傷。在特殊情況下，即使是腦的小毛病，也可能引起大災禍。

現實是如此，我們用邏輯學的假設說，如果嚴重的強迫症病人只用行為治療方法，就能把他的腦功能改進到滿意的程度，那麼輕微的強迫症病患當然也做得到。每一個人需要用什麼方法才能達到他想要的效果，永遠是決定在他所面臨的考驗。如果試圖做對他們自己的生理特性太困難的事情——以更深的層次來說，根本不是他們該做的（這就是珊卓的情況）——行爲治療法永遠不夠。

好公民

在所有的陰影徵候群中，輕的強迫症可能是情緒與思想社會中不可或缺的星群。歐德漢與默里斯的討論，有關強迫症人格與正常人不同之處，將輕微的強迫思想者的美德寫成抒情詩歌；他們在書中稱這些人爲「認眞盡責的」（conscientious）。

叫他們是美國的主幹。這些認眞盡責的人乃是有良心，有原則，而且有絕對把握的男人和女人，他們不把工作做完且做好就不肯去休息的。他們忠於自己的家庭、事業與上司。這種性格的特點就是工作很賣力，所以這類型的人較能實現其抱負。

雖然，許多陰影徵候有助於工作，卻對家庭生活有害；但是，有一點點強迫症的忠誠，有時候（雖不是常常）在愛情上也與在事業上一樣有利。

認眞盡責的人能夠做好丈夫、好妻子以及持久的好朋友……他們忠心耿耿，確實可靠，而會把他們的同伴照顧得很好——但是，他們對此不帶感情，不羅曼蒂克……這類型的人很難親密……當有壓力的時候，這類型的人可以把與感情有聯想的一切埋藏起來，潛心其事業；不過，除非你推開他們，否則他們不會遺棄你。

當然，焦慮或強迫型的人還有很強的道義——發育成熟的自我良心對事業和愛情都很重要：

認眞盡責的人的內在權威很強且要求很高，他們用其嚴格的標準來衡量自己以及自己的行爲。當你聽這類型的人講話時，你可以數數看他說了幾次，「我應該…」或「你應該…」（這類型的人的確很喜歡予人忠告）。因爲這種非常成熟的道德倫理、認眞盡責的人，常常對我們的社會有很大的貢獻。他們對自己的道德行爲要求完整，同時也常常期待別人也一樣完美。

拉波波特還未決定如歐德漢和默里斯描述的那種認眞盡責的人的那種「好的強迫症」是否是「壞

的強迫症」的健康的一面。她在考慮這問題時，有如下的敍述：

我們也考慮到一些有許多好習慣的人；這些人我們常稱之爲「超正常的人」。這些人每天每一分鐘都計劃得好好的。當學生時，他們參加每種活動，每個聚會，義工團或社會服務組；他們上運動課、音樂課等等……非常有系統，整潔又謹愼；這種人對我們強迫思想的疑問題有很多題是回答「是的」。但是，他們覺得自己的習慣很有用，一點都不會干擾他們的生活。他們唯一的抱怨是他們也許不能每星期都完全盡到自己的責任。有時候，他們也覺得慌亂不安。不過，他們不常發牢騷。他們不願做任何改變——只要把一切工作都完成。

簡單地說，有一些強迫思想是一件好事。有些「癮」如果是有益的，也可以是好事。物理學家也可以算是「上癮」的性格：愛因斯坦（Albert Einstein）可以說是對電磁場論（field theory）上癮。不管他生命中正有什麼事發生，他總是時時刻刻都在思考他的電磁場。他日日夜夜都在思想，推論，擔心，焦慮電磁場的問題；這個問題即使不在他最先要考慮之列，也是他一直耿耿於懷的。

這就是上癮與強迫思想相遇而發展成好事的地方。一個人可以對他的工作與生產力上癮，這個概念就是我們所謂的「工作狂」（workaholism）：也許是我們賦予這個名詞正面的價值的時候了！誠然，歷史上偉大的思想家與學者都對他們的工作上癮：如果，當時已有這名詞，他們的配偶可能就稱他們有工作狂。哲學家，歷史家，每篇文章的作者：這些人如果不是有強迫思想，如果不是對他們的工作上癮，他們不可能完成他們的工作。這些人確實有隻猴子在他們的背上，不過，這隻猴子是他們珍愛的；他們不希望過著沒有它的日子。

所以說，世上像陸和珊卓這些人的目標不在擊敗強迫症與上癮的本性，而是在將這種本性轉向光明之道。輕微的強迫思想，焦慮，強迫行爲以及上癮，都有它們的貢獻。當強迫思想的性質不是侷限於減肥，或在自己身上找癌症的徵兆，或如何送一條名貴的麵包到一個有錢人家的公寓去；而是與較大的規劃或任務結合起來，那麼，這種本性將可以建立美好的社會與人生。

第八章　腦的保健和培育

當我們試圖對生命與頭腦作小小的改變時，不可忘記的座右銘是：每件事都關係重大。運動、飲食、睡眠、與誰結婚、做什麼工作等等，所有的因素都會影響我們的頭腦。保持心理健康之道，即在於注意日常生活的細節並有好的抉擇。

陰影徵候群使我們面對日常生活的生理機制。許多我們一向以為是不好的或不討人喜歡的個性，其實不是或不見得是性格有缺陷（雖然，久而久之，如我們所見，有些陰影徵候也可能變成性格）：事實上，陰影徵候群是因為生理上的缺陷引起的。我們天天在自己或別人身上所遇到情緒上的問題——壞脾氣、壞心腸、懶惰、悲觀、慢性的焦慮、暴食或酗酒——都根源於我們與生俱來的生理機制，以及我們受日常生活環境影響而產生的生理變化。

不過，雖然異常的行為是由於異常的生理機制所引起，這個事實並不表示這些怪行為就可以被原諒。實際上，正好相反。那些行為既然可以受生理的影響，我們就更加要負起責任，不僅照料我們生理上的生活，也要顧到社交和感情的生活。如果因為頭腦的生理異常會使我們做出破壞性或使人痛心的行為——俗稱「官能不良」——那麼，我們就得特別注意到那種生理異常。照顧我們的頭腦以及靈魂都是我們應盡之責。

盡此職責的第一步是理解。隨著神經精神科學的發現與普及，人們能夠開始以史無前例的方式了解自己：了解自己的生理以及自己的心理。一個女人一向自以為是「共依存者」（codependent），可能現在會覺得她是「環境依賴者」（environmentally dependent）；這個不同可能很深切，甚至可以改變她的一生。一個脾氣暴躁的男人可以把自己看成血清張素濃度太低；同樣地，這知覺的不同可以引導他用新方法來解決這個問題。這兩個例子都可能因而轉移歸罪的目標。這女人會下結論說她是被生理機制所迫而過份去管別人的閒事，因而不再歸咎於她的酗酒的母親；從此可能不再埋怨自己。這個會嚴重訓斥他的子女和鞭打狗的男人會開始明白他的生命如此不如意並不是孩子們的錯，也不是狗的錯；問題出在他身上，他的憤怒是他自己化學組合的成品。

複雜性與臨界點

改變那化學組合並不像它看起來那麼可怕的大工程。ＵＣＬＡ強迫症病人的腦斷層掃描研究告訴我們：腦終其一生都可以保持其可塑性。這些人有的是中年人；在飽受嚴重毛病折磨之後用認知行為療法，在幾星期內就改變了腦的機能。如果ＵＣＬＡ的病人能夠改變他們頭腦的運作，那麼我們這些掙扎於比他們輕微多了的徵候群者當然可希望也有同樣的效果。腦的生理機制是複雜的、有反應的，而且經常在成長和變化。

當我們著手籌劃影響我們自己生理機制的過程時，第一個要了解的原則就是，腦是無止境的錯綜複雜。「腦是宇宙間最複雜的組織」乃是神經科學家們一致公認的看法。人腦只有一夸脫大（即四分之一加侖，略多於一公升），卻包含有大約一千億神經元。每一個神經元大約擁有一萬條與其他神經元的連線。所以，實際上腦是沒有極限的。

這表示當我們想改變腦的機能，無論如何都沒有簡單的、一步登天的可能——至少對大多數的人而言是不可能的。舉個例子說，雖然我們在本書中常常簡略地提到血清張素「低」，其實光是這個血清張素「低」的概念就非常複雜了。動物有十三種不同的血清張素感受體——而且算起來——還不知道人類擁有多少種血清張素感受體呢！並且每一個這種感受體存在一個突觸裡。當一種提高血清張素的藥如Prozac到達這突觸時，每一個不同的血清張素感受體會受到不同的影響，有些感受體對這藥的反應是更改電的傳導，有的感受體則改變化學傳導。

不過，血清張素的濃度眞正的故事並不止於個別的突觸受影響而已，因爲每一個突觸接下來還經常會受下游的神經元的影響。下游的神經元（downstream neurons）是指那個受Prozac所治療的神經元再傳下去的那些神經元。下游的神經元也可以回饋上游的神經元，而且眞的會減少血清張素的分泌——或者有時這下游神經元的回饋可以更增加血清張素的分泌——我們只是不知道，至少至今爲止還沒有人知道。神造出的人可不是那麼單純的。

然後你必須把造成血清張素分子的一連串酵素也算在內，這些酵素也可能受回饋圈路的影響，而且這些酵素接著還會受更小的荷爾蒙如肽及指引肽的化學組合的影響……而我們甚至還沒有提到基因和細胞的機能呢！

不管如何，精神科醫生為了要讓一般人能夠了解，被迫用血清張素高低作簡化的說明，因為一般讀者並非熟練的神經學家。事實上，血清張素的作用至今還是沒有人知道。製造 Prozac 的利利藥廠（Eli Lilly）的科學家就不懂 Prozac 對下游的神經元有何作用。他們知道它在突觸裡做了什麼；不過，他們也不明白什麼樣的回饋圈串聯與基因機制會使這個突觸開始有變化。

我有一次為美國精神科醫師協會（American Psychiatric Association, APA）主辦一個討論會，主題是血清張素和侵犯。我邀請了研究動物血清張素最有名的學者來參加。當有人介紹了非典型鎮靜劑 BuSpar，一種已知純粹作用於血清張素感受體之一的單純的藥，有一位學者站起來表示不同意。他覺得這篇文章說得太簡單了。他說當他在實驗室中研究隔離的神經元時，發現 BuSpar 不是像大多數人相信的能提高血清張素的濃度，而是下游的神經元可能真的去停止血清張素的流動。那時候他年紀已相當大，而且他花了終身的時間在實驗室上想找出這難題的答案，但是他還是搞不清楚。

如此說來，任何人想改善腦的機能，一定要知道的事實是：每當我們要用像 Prozac 之類的藥來治療腦，或以飲食的變化、運動、結婚的伴侶或任何其他方法去影響腦時，我們必定會造成一個連鎖效果——一個感受體有一點小小的變化，會引發另一個感受體從而在下一個神經元造成更多的變化；如此一個個傳下去。因爲宇宙間每一個人的腦都是完全不同且獨一無二的——包括同卵孿生的雙胞胎——所以任何不同治療所產生的效果對那受治療的人都是獨特的。沒有任何醫生或治療師可以預料這顆藥丸或這次「談話治療」會對這個人的生理機制有何影響。臨床醫生只能依賴統計的平均數字來預測：有多少位這一類問題的病人對某一種治療法有好效果呢？超過這個，那就是去嘗試這種治療法，再看看會有什麼反應了。（這種說法不應該被當做是過度悲觀的看法。事實上，選擇接受藥物治療的病人大多數眞正得到相當的改善。而接受精神科醫生診治的病人，至少有半數，或是多於半數，會找到他們所需的幫助。）

這種腦的連鎖變化心像對不知情的人第一次看起來可能會覺得有點可怕——尤其是因爲至今最爲人所知的連鎖效果大多數是不好的。譬如腦受傷以後引起對腦的一連串的損害：腦的一部位挫傷就會分泌有毒的化學物質，並很快地擴散到腦的其他部位，因此害死了離開原傷處很遠的神經元。在腦裡面，今天的車禍可持續演變到明天、後天等等。仔細想起來，這眞是很恐怖的過程。因爲在腦裡面，每一個單元與其他的每一個單元都有聯繫。一個地方有問題，終究表示另一個地方也有問題——這就是爲什麼我們現在開始領悟到，在基因的階層中情緒問題（如焦慮）與認知問題（如注意力）兩者之間可以有關聯，一如我們所見，兩者皆有D2R2對偶基因。單單是一種感受體比正常的數量少，就可能產生極不相同且無法預測的後果。

當我們考慮到改善精神生活的可能性時，腦驚人的錯綜複雜也可能使人失去信心。假如腦是如此地複雜，假如我們所做的每一件事都會影響其他的每一件事——更糟的是，這些影響都是無法預料的——那麼整天在輕微憂鬱的陰雲下埋頭工作的人接下來會變成怎麼樣呢？要想達到「心理健全」與試圖得到身體健康是不相似的。許多研究報告顯示，每星期做三次三十分鐘的運動以及每天吃五份蔬菜水果，大概就可以保持身體健康了。不過，官方至今還編不出一本小手冊來包括腦生理健康的基本原則；事實上，由於腦的錯綜複雜，是否有可能編成這樣的小手冊還是個疑問呢！預測腦——預測對人腦有正面行爲的影響——就好像天氣預測一般，幾乎是不可能的。

我們提到天氣，因爲我們覺得任何人考慮要改變腦，簡短地上一課有關腦的複雜論（complexity theory）是很重要的。我們將會意識到複雜論的原則——及與其相關的臨界點論——對引導及啓發腦的正面行動是非常有用的。複雜論原是爲了預測天氣而領悟出來的。氣象學家發現明天的天氣不可能有可靠的預測，就是因爲氣候是一個複雜的系統。中西部的一場暴風雨乃是由無限量的變數合併所造成的。而且天氣的系統本質上是非直線的：當遇到像天氣或任何自然界或社會上複雜的系統，二加二不一定就等於四。氣象學家不可能簡單地把會造成颱風的種種不同的因素——如氣溫、氣壓、海洋氣流等等——加起來而推算有多少可能性，以預言明天在愛荷華州玉蜀黍田是否會發生任何有利的情況。線性數學沒有用。天氣預測不能用像在撞球時推算球向與球速的方法。這套預測天氣的原則與預測腦的生理變化正好相同。

我們都很熟悉在現實生活中非線性的現象。當人們仔細觀察有多胞胎的父母的老生常談——撫養雙胞胎不是撫養一個小孩的兩倍，而是四倍的工作——由此所得的結論就是日常生活的非直線原理了。至於由一個小孩增加成兩個以後，先生和太太都會有同樣的心得：工作負擔與壓力的增加比簡單的加法所預料的要大得多。這第二個孩子加入一個家庭中，不是單純的一個小孩加上一個小孩，而是更多。因此，談到家務，我們直覺地理解一加一不一定等於二。複雜論就是從這個觀點演變出來的，而且想由此更進一步找出統治這複雜系統的規條與原則。複雜的系統有如天氣、家庭或頭腦。

雖然大多數有關複雜論的寓言和原則都與腦有關聯，也許對任何想改變腦的人最有用的定理卻是氣象學家勞倫茲（Edward Lorenz）至今成名的「蝴蝶效應」（butterfly effect）：他觀察到在東京的一隻蝴蝶鼓動牠的翅膀可能引起一連串連鎖事件，結果造成在美國德州的暴風雨。或是，如卡斯提（John L. Casti）在他《複雜》（*Complexification*）書上所述的：

> ……控制氣候形成的純粹決定法則乃是最惡性地不穩定的。因此之故，在某處的極小變化可能滲透過這系統而在別地方造成很大的影響。

對於人的行爲和腦的生理機制而言，這個原則的負面暗示是非常明顯的：這就是高級數學所認可的「一個錯誤的行動」的概念。舉個例子，新的情人直覺地了解在愛情領域裡牽一髮而動全身的微積分學，只要講錯一句話，就可能毀壞了一整天的情調。很小很小的因素——在某地方的小小變化——就可以帶給別的地方很大的後果。

研究這方面的學者目前已用基因變形的老鼠來證實這種現象：這些老鼠是用缺少一個特殊的基因養育出來的。這些老鼠給我們引人注目的證據，證明只少了一個元素時，在腦中可能發生什麼變化。舉個例子，有一組基因變形的老鼠缺少腦中某種酶叫 CAMKA II，而僅僅少了單獨一種酶，這些老鼠就面臨毀滅的命運。他們不能在水中游泳；他們的空間記憶很差；他們有點帕金森氏症似的症狀。這種缺少 CAMKA II 的老鼠只因爲小小的變化，迅速發展成爲很多走向毀滅之途的後果。（當學者把這種酶放回老鼠的腦裡，這老鼠就恢復正常狀況——對所有必須應付嚴重的腦病變，如自閉症、精神分裂症及類似疾病的人，這個發現使他們非常振奮。有自閉症或心智遲鈍兒童的父母們深切盼望能抓緊這一類的資料：譬如，嚴重殘障的腦狀況，門外漢看來絕對是重大的腦受損，但是因爲腦的複雜性與相互聯繫性，這也可能只由於一個小小的缺陷。）

當我們要應用這些原理來創造一個促進心理健康的程式時，腦的相互聯繫性馬上會告訴我們，「甚至心理上的小問題也不可忽略」。小問題可以連鎖反應成大問題，這是第一個原則。在一九七〇年代哈佛大學的政治經濟學家薛林（Thomas Schelling）提出的概念「臨界點」（tipping point），如果用來說明如何改變我們的生命和頭腦，可能是當今現實生活最生動的寫照。薛林是個社會科學家，不是個複雜論學家。不過，這兩種思想有類似之處，因爲薛林的著作和複雜論都用非直線動力學來解釋複雜的現象。在任何社會的情況（很可能在「腦」也一樣），臨界點就是那根可以折斷駱駝脊椎的稻草；就是那小小的再加上去的因素可能引發一個駭人的大變動。一九九六年《紐約客》（*New Yorker*）

裡，葛蘭威爾（Malcolm Gladwell）寫的有關臨界點學說的文章，舉社會學家昆恩（Jonathan Crane）的研究做例子來說明這個論點。昆恩企圖找出在任何區域十多歲女孩的懷孕率與在同地區的高級人士人數有何互相關聯。所謂高級人士，昆恩是指專業人士、經理、老師和企業家等（年輕人會把他們當模範的人物）。而他發現的就是完全非直線的關聯。在一個區域裡，如果高級人士占居民總數的百分之五至四十——實在是很大的範圍——那地區十多歲女孩的懷孕率就會保持穩定。也就是說只有百分之五的高級人士的地區與有百分之四十的高級人士之區域都有同樣的少女懷孕率。不過，當高身分與低身分居民的比例降到百分之五以下時，少女懷孕率立刻就加倍了，中途退學的高中生也一樣加倍（退學率在高低身分居民比例百分之五與四十之間也保持穩定）。降到百分之五以下，這地區就失去了平衡，立刻墜落到混亂與騷動的地步。如同葛蘭威爾描述的：

> 昆恩的研究結論基本上是說：在百分之五的臨界點時，整個地區幾乎在隔夜之間由相當有秩序的社區變成亂七八糟的地方。沒有穩定的下降，一點點小變動卻引起很大的後果。在臨界點以下的社區就好像被 Ebola 濾過性病毒擊中了一樣。

腦也可能達到臨界點。如果一個人已經達到壓力的邊緣，再加很輕微的憂鬱症，可能就會破壞了婚姻、家庭、工作或一生。所以，陰影徵候群不管是如何輕微，其後果乃決定於這個人是站在百分之五至四十中間的哪一點。

不過，即使一個人在生命剛開始時，是遠在百分之五的臨界點之上，陰影徵候群終究也可以造成巨大的災害。雖然剛開始只是很輕微的憂鬱症，如果日日夜夜都活在這陰影下，也可能滲透過整個生命系統；就如同一隻蝴蝶的翅膀的震動可以影響整個氣候系統一樣。假設有個人除了有慢性的輕微憂鬱症以外，生命的一切都在最好的狀況中，時日久了，持續的沒有希望和放棄希望，雖然輕微，也可能磨損這個人在友誼、工作、婚姻等擁有的好處，直到他沉沒到百分之五的邊緣。一旦走到了臨界點，只要這憂鬱症再深一點點，就可能使他整個人都垮下來了。

想要辨識生命裡正醞釀中的「蝴蝶效應」並不容易。基本的問題是：一天之中有多少次輕微的憂鬱（或注意力缺失或強迫症等等）在改造事件的過程？有多少次陰影徵候群取代了共享的快樂，造成夫妻間的爭執？有多少回因那種怪癖造成對某位同事所作所爲耿耿於懷，而不是整個下午與那個人同心協力完成一些任務？有幾次相互交往與思想又向負面輕移了兩度？那許多短暫的片刻又如何相互作用而影響整個事件的情況呢？顯然這些都是問題，要緊的是早在觸及臨界點之前我們就該問：當我們還安穩地居於百分之五和四十之間時，如果能老實地把這些問題提出來討論，可能讓我們避免觸及臨界點。

當然，這些有關「蝴蝶效應」或「臨界點」的問題並不容易有解答。想要辨識一個人自身生命中的「蝴蝶效應」，必須對其與人交往的種種細節有非常密切的、仔細的察閱——對任何帶有陰影徵候群本身已缺乏社交知覺的人，更是談何容易。也許對大多數人比較容易一點的是：蝴蝶效應告訴我們應該不僅注意到自己整天的行動（和與人交往的行為），同時也要把自己內心的感想記下來。有多少時間我們純粹花費在我們的陰影徵候群上？如果我們坐下來寫上進展的紀錄，大多數的人可能把自己嚇了一跳。

在我們接近本書的尾聲時，終於發現許多我們面談過的人，一提到臨界點和蝴蝶效應，他們都馬上可以融會貫通。舉個例子：（參見第二章）卡洛琳，有兩個孩子的職業婦女最後決定吃Prozac來治療她的輕微憂鬱症；她的臨界點就在她生下第二個孩子的時候。雖然她的工作還很順利，她的婚姻也還能維持；但是，她做母親的能力卻直線下降。而且，當生命的一部分直線下降，其他部分當然很可能也跟著跌下來。就如常言道「禍不單行」——這句醒人的俗諺很貼切地抓住人向下倒的臨界點的涵意。最近當我們與卡洛琳聯絡時，向她描述臨界點，她馬上就聽懂了：

> 毫無疑問地，我心中知道生第二個孩子是我的臨界點。這個夏天，我們送羅拉去夏令營——她在那兒過夜——實在好奇怪，湯姆和我每晚可以帶小女兒伊蓮出去吃晚飯，很輕鬆愉快；我們幾乎不能相信。三年來第一次，我們只有一個小孩在身邊，每件事都變成不可思議地容易。我們像天天開宴會那麼快活。

如果卡洛琳只有一個小孩，她可能會用Prozac嗎？很可能不會。像臨界點和蝴蝶效應之類的抽象觀念可以幫我們看見那一點——就是那當兒我們需要比適當的運動和飲食更多的助力的時候。而且，當我們需要更強的治療時，常常有人在第一次和治療人員面談或去買第一次處方藥時，會有失敗感；臨界點的學說可以幫我們減輕甚而解除這種失敗感。臨界點和複雜論給我們的教訓之一，就是去看醫生或吃藥並不是虛弱的信號，看醫生或服藥可以有許多涵意；不過，這些行動常常只表示我們的期望超出自己的能力而已。

好消息

複雜論與臨界點學說的新啓示非常有用；不過，第一眼看起來是很駭人的。人們的生命和頭腦可能而且可以突然間破碎；它們可以因爲小小的問題造成破產。每一種陰影徵候群都可能是危險的。不過，由好的方面看來，這兩種學說也建立一個可能性：一個系統可以轉壞也可以變好。換句話說，複雜的系統不會只倒向一方；生命沒有無可避免只走下坡的道理。事實上，葛蘭威爾的文章裡，主要的題目是紐約市謀殺案的比例突然下降，即安全度向上猛漲。一九九四年秋天，紐約市警察局長布拉頓（William J. Bratton）開始一連串小小的改革以後，謀殺案突然減少很多。他命令警官們在犯罪率高的社區做一些小改革：分散在街頭遊蕩的青少年集團，取締醉漢行車，監視販毒據點等等。這些都是小小的或者看來不大的改革；警察不是只抓連續殺人犯才出動。但是，這些對非兇殺案的小改革卻引起兇殺案比例的大變動；紐約市那年謀殺案的比例大降到一九七〇年代初期的程度，變得只有一九九〇年的一半而已。葛蘭威爾寫道：

> 非直線現象的本質就是有時候最輕微的改變會帶來很大的變化。

用於腦方面的話，這就是個非常有利的消息：只要一點小變動，像有新的運動節目或使你滿意的嗜好就可能全面改觀。複雜論對這種現象有其命名與描述，複雜論家稱之爲系統裡的槓桿——就是以小變動能造成大而且完全正面的成果那一點。他們也稱之爲「自我組織」的系統：從一片混亂之中，一個複雜而有秩序的形體自然地出現那一剎那，就好比從漫天的冷雨之中飄出來的雪花一般。

一個複雜的系統可以向下傾，也可以向上傾；會向下的應該也會向上。這個觀點與大多數人的直覺背道而馳。我們共同的文化一直是相信熱力學的第二法則：熵（即熱力學的函數）的定律。大學教科書物理知識就表示所有的生命終究會趨向紊亂和走下坡。事情最後總是一團糟。

光天化日之下，說事情可能自然而然地會好起來——自然地、不可避免地而突然地連貫起來——實在是新聞。這觀念是如此新奇，以致有些複雜論學家相信有第五個基本的力量（除了萬有引力、電磁力和原子的強力與弱力）在自然界存在著，將會爲人所發現。

其實，說到現實社會，我們眞的擁有一些直覺的理解，知道在生命與愛情中的確有「反熵」的力量正在進行中的可能性。我們的所謂「各得其所」，或是「百戰百勝」；運動員努力跑進全壘或連續擊中勝利之陣。所有這些經驗，說起來都算是自我組織的系統。克拉馬的病人吃了抗憂鬱症的藥以後，突然間奇蹟似的變得比康復更好，就是經歷這種情形：他們以前的混亂狀況突然合併成完美無瑕的型態（由臨界點的名詞來說，他們向上傾了）。不管如何，他們不只是「比較好」，而是比「比較好」更好。

如果我們想改善生活時，就應該帶著這些心像。我們期望向上傾；祈求達到那不可思議的剎那，那生命與愛情自我組織成某種絕妙的境界。這就是我們的希望。

腦的保健和培育

當我們試圖對生命與頭腦作小小的改變時，不可忘記的座右銘是：每件事都關係重大。運動、飲食、睡眠、與誰結婚、做什麼工作等等——所有的都包括在內，所有的因素都會影響我們的頭腦。腦神經科學的前進領域告訴大家，我們的母親是對的：多吃青菜水果，多祈禱以及先把你的習題做好才去看電視等等。或是像富蘭克林（Ben Franklin）所說的，早睡早起。祖先們的民諺算是直覺，但顯然是正確的。保持心理健康之道，即在於注意對日常生活的細節有好的抉擇。

建立一個運動的習慣，而且持續有恆地去做，也許是任何人都可以做得到的最重要的小小改變。愈來愈多證據顯示，有氧運動與敏銳的記憶力、較快的反應、情緒的提昇以及提高自尊心等等都有關聯。這些研究大多數是以年紀較大的人爲實驗對象；不過，因爲結論是如此地有希望，所以許多臨床醫生都相信，甚至年輕的孩子們也可以受益於每天運動的節目。專家發現即使是很嚴重的自閉症青年，受過加強的有氧運動的訓練之後，也有相當的進步（在這方面，年紀很小的自閉症患者則沒有什麼反應）。如果有氧運動能夠改進腦受損的自閉症患者的行爲，僅僅這個發現，就是充足的理由叫其他的人也來做有氧運動。

總而言之，研究結論顯示，腦中大多數有益的神經學的改變都由於長期而有規律的運動所致。雖然，開始做運動的第一天就有些變化：單單只做一次運動，多巴胺、血清張素以及副腎上腺素在神經系統中的數量已有增加。運動對輕微的憂鬱症和焦慮症特別有效。運動會增加右腦的α腦波，這是有利的，因爲α腦波增加好像就和那個部位整體活躍度的減少有相關聯（因爲α腦波比我們集中注意力時發出的β腦波還慢）。簡單地說，運動好像可以把右腦的機能減慢一些，因而刺激左腦。那是一件好事，因爲占優勢的左腦一般比較堅韌，比較可適應；也是比較可以忍受壓力的腦。那就是我們大多數人所要的。

用運動來治療焦慮症則是經過一個稍微不同的機制。焦慮在兩種情況之下會增加：當神經回饋表示頭腦對周遭的環境失去控制，或頭腦是在不大有自信的情況下操作時。因爲運動是一種自我駕駛的活動，所以這兩種不安的信息就停止了。屬於正常程度的焦慮者，當他加入劇烈的手球賽時，不斷地得到的信息是：他的頭腦對他的身體有完全的控制，而且動作自如沒有不當之處。這兩種信息都能解除他的焦慮。這是在生理上的反應；球賽的實際分數——這個人的輸贏——一點都不相干。這個人如果是單獨去跑步，也會經歷完全相同的效果。當頭腦感受到與其身體聯繫很完全，而且同步進退，焦慮就會和緩下來。因此，在劇烈運動之後，焦慮自然會和緩是必然的。

正在進行中的運動也會增加腦中的神經滋養素（neurotrophins）——或神經生長素。將來，我們會聽到更多有關神經生長素；神經科學家正在試驗這些化學藥品，用以治療每一種可想像到的腦的缺失：從基因的毛病如自閉症或唐氏症一直到阿滋海默症和腦創傷損毀等等。神經生長素在腦裡的工作正如其名，它們在細胞之間，引發並引導新神經元聯繫的成長。這就是為什麼年紀較大的人如果運動不間斷，就比較不受年老的心理影響。運動能增加神經滋養素的濃度，使記憶力和專注時間直到老年還保持不變。

神經生理學有關運動及其對神經生長素的影響，有些最有趣的研究是來自伊利諾大學心理系教授葛林諾（William Greenough）。他研究在不同環境中長大的老鼠，這些老鼠每天所能做的運動質和量都不同。第一組老鼠過著不動的生活，第二組老鼠每天在籠子裡毫無目標地玩一些木屑和塑膠片，第三組是每天在自動轉輪跑幾個鐘頭，第四組則每天讓牠們穿過錯綜複雜的鐵絲網和鐵橋，從籠子的一端跑到另一邊。

葛林諾發現，凡是有運動的老鼠，不管是什麼運動，牠們頭腦中的血管都發育得較密集；表示有較好的營養供應達到牠們的神經元。當然，這些腦血管較密集的老鼠比那些不活動的老鼠活得長久多了。有趣的是，比較靈巧且動作靈敏的老鼠（即在鐵絲網與鐵橋之籠養大的那一組），在死後解剖檢查發現，牠們腦中神經元的聯繫比其他組的老鼠增加相當多。牠們的神經元聯繫程度的增加幾乎可以確定神經滋養素的升高與複雜運動的關係——因此除了走路以外，更有理由開始學一種須用頭腦協調的運動。五十歲的人上網球課可能是很好的方法。打網球或跳舞：任何除了速度與體力之外，還需要動作協調的運動。

運動是否能改進純粹的認知能力（推論和理解力），此刻還不清楚。有些調查發現運動一年之後IQ升高，我們還不知道這種進步是因為智慧本身的增加，還是認知表現的實體，諸如反應時間、專注時間和記憶力等等的進展。事實上，因為反應時間與注意力乃是許多陰影徵候群的問題，如果這些問題正是唯一受影響的地方，那就已有足夠的理由開始學習一項運動，而且堅持下去。這些因素，都能提高相對的IQ分數。藥物、飲食和其他的治療對改善隱藏於我們身上的障礙常常效果的差異很大，但是，只有運動是唯一好像可以給我們全面的幫助。運動可以強壯身體，也能使心智堅韌；使頭腦更能適應生命的種種壓力。

聰明的機器

至於應選擇什麼樣的運動，至今在這方面的知識也還有限。大家都知道「有氧運動」很好，不過，可以促進協調和靈敏的有氧運動可能更好。將來，我們會有更多的了解：精神科醫生已經開始談到

「訓練腦力」——談精確的運動課程以及電腦化的運動儀器——可以直接注意每個人獨特的腦的缺失和需要。

最後，我們會看到未來的私人健身房，一種高科技的運動器材設計，不僅身體運動，頭腦也要活動，以期頭腦與身體協調合作。這些就是聰明的機器：設有電腦，能夠從使用者每天運動的反應中學習。這種機器可以量脈搏、呼吸，分析使用者的汗水（記錄酸鹼值、糖分、酒精量和荷爾蒙高度），測受驚的皮膚反應（即測量汗腺的活動力），也許有時候，這種運動設備也可以做簡單的腦波記錄。未來聰明的機器將能夠交互作用：它們將設有軟體每天早上會向使用者學習，然後按其情況調整這一天的程式。這電腦可以問它的主人，昨天的商務會議進行得如何，以及昨天的運動如何使他感覺整天頭腦敏銳且很有自信，或者它可能問她或他與孩子們在一起時有多少耐心和是否注意力能集中——這些問題將會看它的主人想要達到什麼樣的生活目標來決定。你昨晚睡得好嗎？你今天吃了什麼？今天下午你在擔心什麼呢？這機器將會進步到能把所有這些資料都綜合起來改進身體與頭腦的訓練之道。

聰明的機器也會用主動的測驗，用種種拼圖和電動玩具來考驗主人的記憶力、注意力、清醒度、感覺的正確度和反應時間。所有設施都為準備應付這美好的一天：私人的健身房將是完全為使用者一個人特別設計的全身心的運動。燈光、節奏、和聲、氣味及充滿負離子的空氣——任何一樣或全部都可以併入身體運動，以便細緻地調節主人的頭腦來應付美好的一天。如果使用者覺得有點憂鬱，這機器就會展開各種策略，設法把左腦調向上，右腦調向下：如果這使用者預計哪一天要開一個有創造性的商業介紹，那麼，這機器可以設法加強右腦的機能。

未來的聰明機器會想盡辦法來使我們頭腦靈活，而不用吃藥或延長精神治療——一件禮物給任何一位寧可用比較保守的方法來養身的人。當然，目前這種機器只是理論上的可能性。不過，也許會比我們想的還快就出現了。

這些機器的主人會照他們自己的神經機制調整變數。因爲腦的生理是如此複雜，大概永遠不可能規劃出一組精確的標準讓所有的人去遵行。常態永遠是個範圍而已，而且那應該是一個寬的範圍。這就是爲什麼UCLA研究強迫症時，採用治療前後的比較，而不用生活背景相同的正常人做對照標準。（標準的實驗設計通常有二組，一是實驗組，一是對照組，實驗組與對照組所有的程序都相同，只是對照組沒有研究的主題變數而已——在這裡，就是強迫症。）在UCLA的研究中，病人的掃描不用一組正常人的掃描來比較，而是用病人自己接受治療前的掃描來做比較。

事實上，很可能根本沒有所謂的「正常」，某一項腦機能與某一種行爲之間有一對一的相互關聯。腦掃描已顯示不同的人可以用腦的不同部位執行同一種功能。薩麥特金所記載ADD成年病人的腦掃描與沒有ADD成年人的腦掃描有相同的部分，這也不算太奇怪，因爲人腦各色各樣都有。兩張看來完全相同的腦掃描，一張是屬於可能有ADD的人，另一張卻屬於完全正常的注意力和衝動的人。

因此，那些擔心腦神經學的新知識太進步，害怕有一天當我們用藥物或基因治療或是像上述電腦控制的運動器材會迫使每個人都變成了同一標準模型的人可以放心了；因爲我們已了解人腦不是，不會，也許永遠不可能用這種方式來操作。這就是說，任何人用聰明的機器做運動，都只會與他自己競爭，就像UCLA研究的病人們一樣：他可以針對他自己的頭腦與身體來調整標準。

當然，神經科學將來很可能可以設定腦功能的普通範圍，就像我們現有的血壓、膽固醇標準等等的最適當範圍。研究健康人類心理的學者已經開始著手設定一個這樣的指數。他們發現大學生大約每十天中有七天是心情好的日子，有三天心情不好。這個數字，至少在大學生中，算是正常的水準：三天心情不好可以是憂鬱或焦慮，或人際關係有問題，各人有各人的煩惱。

像這類的數字顯然很可能是有用的：你一旦有百分之七十這個數字在心中，如果有個大學生發現他十天中有七天心情不好，那麼他根本不用花費很多時間去考慮自己是否與別人相似，你馬上可以告訴他，他是與眾不同的。像這類簡單的行為常態，與類似的生理常數一樣，將來也許會盛行；如果盛行時，無疑地是會有用的。不過，在行為與生理機制的絕對正常範圍，這個觀念將不會，事實上也不可能發生。

太極與健康的藝術

在此期間，有時用我們今天擁有的運動，也可以造成奇蹟。特別是我的好幾位病人由於開始學習武術而病情好起來：空手道、合氣道、太極和跆拳道等都算在內。就像未來的聰明健身房，這一類的運動融入身體與心理，合而爲一：武術包含劇烈的運動與專注的知覺。就是這個雙重重點給予武術有特殊的力量來改善腦的各種功能。

武術與大多數西式的運動不同的是武術特別訓練心神與身體合一：新手要先學會如何集中精神——清醒的集中注意力——注意他們的平衡，時間的掌握，毅力，按次序行動的能力，每條肌肉收縮的速度和力量，以及他們在空間移動的方法等等。如同各式各樣的沈思冥想（這也是治療與處理陰影徵候最好的方法之一）、武術訓練身體和頭腦達到一種放鬆的準備狀態，在此狀態之下，受訓生不須事先預備，就能有效地應付任何考驗。訓練是一種連續不斷地學新動作的過程。學習一種武術有點像在鏡中學習作畫；不大像擲球或踢球那種與生俱來的天賦（接球和踢球的能力和慾望在西方的發育心理學中都算是基本的發育步驟）。因此，任何人開始學習武術都是由完全的門外漢開始著手。

我的兩位病人，由於致力武術的學習而使他們的生活有很大的進步。其中一位名叫瑞克，在高中時曾經是代表學校的運動員。他勉強讀到大學時才發現自己有學習方面的障礙。當他掙扎於大學程度的課程時，他發現自己完全無法專心。屬於精神不能集中，容易衝動，尋找刺激的類型。他開始酗酒，參加派對；在大學裡，漫無目標地從一個系轉到另一個系；所有的課都拿個B-或C。雖然他擁有很好的視覺空間技能，如果他對自己有點信心，應該可以在建築方面發展他的志趣，但是，他對自己將來想做什麼，一點都沒有概念。瑞克的父親是個非常成功的神經科學家，他的母親是政府的官員，這兩位很有成就的父母對兒子的不肖傷透了心。

在瑞克上大四之前的那個夏天，他的父母要他來找我。我叫瑞克讀些有關學習障礙和注意力的文獻，並給他吃少量的Ritalin。然後，我勸瑞克去參加空手道。

就是空手道使瑞克的生命整個改觀。現在他每星期五天去學跆拳道（一種韓國式的武術，與空手道相似）。他找到一項他眞正喜歡的活動，使他努力改進自己，而且樂此不疲。他接受跆拳道所要求的訓練，尤其熱愛這個事實——要掌握每一個新動作都是如此困難，但最後總是可以達到目標。跆拳道訓練瑞克奮力對付挫折以克服困難，而不是因循耽擱，避免接受考驗。

那年秋天，他的成績提高到A-的範圍，大半是由於他現在有了自信心，可以應付困難的課程；這些課程能引起他的興趣，掌握了他的注意力。現在他已完全不再酗酒，他專心致力向學，期望在大四畢業後進入社會工作。他已找到生活的使命：他計劃加入一個本地的環保組織。

瑞克的診斷以及他新發現的自我訓練的嗜好，使他熱中於每天寫下幾段話，用來克服他的學習障礙。他有意地應用跆拳道的方法——小心地自我觀察與練習——去找出他自己在智能方面的弱點，然後努力想辦法去克服。他對自己從前不務正業的羞愧，以及他從前常有的怕失敗之心，都已消失不見。跆拳道的訓練和自我知覺使瑞克心志堅強起來。如今，因爲他自信在必要時自己有能力可以改變習慣與傾向，所以他不再否認或耽擱以前覺得太痛苦而不敢面對的事情。多半時候，瑞克覺得可以完全掌握，如何規劃他的行動以達成他的夢想。

經過武術訓練而有所進展，還有個更令人驚異的例子，那就是安東尼的故事了。安東尼本人是個精神科醫生，也是兩個孩子的父親。帶點諷刺意味的是，一直到他自己的精神分析時，安東尼才意識到他自己有類似自閉病的社交缺失，使他不太能理解別人的想法。小時候，他一直到三歲還不會講話，之後，他一直覺得練習對別人講話是如此困難與痛苦，以致他的小學老師認為他心智遲鈍。（如今，在不算少見的高官能作用自閉症系列的學者中，他是哲學家、演講者、還是個醫學士。）

安東尼可能有輕微的小腦缺損，因此，他的運動神經不好；他的動作非常不協調，而且從來不覺得自己的身體很好。雖然他斷斷續續地上武術課已將近十六年，不過，最近他鬆懈下來了；他喜怒無常，自討苦吃地染上了各式各樣的癮，如抽菸、暴飲暴食、買彩券賭博以及其他種種強迫行為。

我建議安東尼恢復上他的武術課，更重要的是，他必須全心全意地去做。安東尼很快地重新發現他是如此地熱愛且需要這些武術課。他幾乎馬上就注意到他的情緒變化減少了，而且他集中精神的能力改善了，因此，他能有較多的好時光——專注而有愛心的時光——給他的妻子與兒女。

如今，安東尼對空手道的錯綜複雜著迷了。他開始注意到他自己身體的健康。他戒了菸，而且發現自己較容易控制吃喝的放縱與買彩券的衝動。他的韻律感與時間的掌握也進步了。他發覺在空手道教練場培養出來的專注和決心，晚上陪伴他回家去；平常他因不想做而要一直擱到最後不得已才做的事，現在都變得比較容易做了。每天早上等著他的一大堆電話留言，都不再困擾他了。多年來他總得勉強自己過目一疊疊文件，現在他一坐到辦公桌前，就可以將它們按其所需分類出來，然後馬上動手去處理。

讓他最高興的是，安東尼發覺他所練的日本式空手道也能改進他理解別人的能力。安東尼所練的這種特別的日本式空手道，上課時有一半的時間要全心全意地花費在「對手的訓練」。在這三十分鐘裡，安東尼必須觀察，並且與另一個人配合行動——對一位從未能眞正地掌握自然的社交活動的人，這正是最完整、最合適的運動。

瑞克和安東尼兩個人的平衡槓桿現在都向上傾，而且他們只稍微調整一下生活，就使生命改觀了。全心全意地致力一項嗜好——像安東尼的例子，這嗜好是他已涉足多年的——滲透到他們生活的系統，把這兩個人都推到百分之五以上。對瑞克和安東尼而言，一切都上了軌道。

瑞克和安東尼的例子使我們知道，任何一種對腦和身體的普通訓練，都能夠促進腦的一些特殊機能。這種現象在生理學上的原因，至今還不大爲人所理解。不過，很明顯的是，任何活動如能提供持續不斷的考驗，並且需要堅持的自我訓練，就可能會有益於我們在心智、社交與感情生活上的許多不同的地方。

當然，我們也可以由許多其他的自然方法影響腦的機能。飲食、光線和睡眠都能改善腦的化學機制。說到光線和睡眠，已有的資料相當清楚：光線有好處（除非你有狂躁症），睡眠也有好處（除非你有憂鬱症，那就可能不好）。諾登寫的《超越百憂解》對光線與睡眠的用途，提供了一個很好的摘要。如今已成典型的《放鬆反應》（*Relaxation Response*）一書（班森〔Herbert Benson〕所著）可能還是冥想對撫慰嘈雜之腦的力量最有用的指南之一。

飲食是個比較複雜的題目。各種實驗的結果，至今還常常互相矛盾或不清楚。例如不含油的純碳水化合物可以減輕焦慮，但同時又會使人降低警覺。誠然，大家都知道，幾乎我們吃的每一樣東西都會影響腦的功能；不僅是直接的，像咖啡、酒和巧克力等對精神起顯著作用的物質；而且有間接的影響，像有的食物可以改變一種荷爾蒙對另一種荷爾蒙的比例，或一種蛋白質對另一種的比例等等。腦與身體的聯繫，不只是經過神經系統，也能通過進化中比較原始的化學調整系統。這就表示，任何東西，不管是小麥胚芽還是豬肉脆皮，一旦進入我們的血流，就可以在頃刻間影響我們的頭腦。

除了用普通常識的方法，努力培養運動與飲食的好習慣之外，我們對身體與腦的奧妙應隨時聽取不同的意見。解答可能來自我們從來沒想要去找的地方；如果我們不注意，也許會錯過正顯示在我們面前的答案。

從前，我有個關在精神醫院戒護病房的病人。在戒護病房被看護的都是有發育殘障而且極度心慌意亂、自我虐待或有攻擊心的病人；他們被關在那裡，以便日以繼夜不斷的觀察。這位女病人同時有大腦性癱瘓、自閉症、狂躁症以及攻擊性等病，已經在那裡有許多年了。日子久了，她變得愈來愈會與工作人員對抗，成爲這單位裡幾乎每天都會引起某種騷動的病人之一。

州立療養院系統裡可得到的每一種方法，包括特殊的飲食、維他命、行爲訓練、認知治療（適應她的智能程度的），她都被試過了，更不用提傳統的精神治療法（也是特別適於她所需的）。雖然，最初她的監護人原則上反對用藥物治療，不過，最後沒辦法也用藥了。但是，她雖然用過每種可以想像得到的藥物組合，結果還是都沒有效。

不過，有一件令人好奇的事：多年來，護理人員注意到，每當她感冒而吃 Dimetapp 來治療咳嗽與流鼻涕時，她的行爲就好起來。她不再去質問與突擊其他的病人，而且也停止找麻煩。雖然幾年來護理人員一直都有這樣的評論，但是他們把這件事只當作是老生常談的另一個例子：病人身體不舒服的時候，脾氣會好一點。（這是有發育障礙兒童的父母共同的評論。這些孩子們，當身體不適時，常常運轉功能好一點——專注時間長一點，甚至講話也比較流利。）

有一次，在一段特別長而明顯的困難時期中，這病人的不當行爲本是日益緊張，突然間，她得了感冒而且開始吃 Dimetapp。這次她的行爲問題消失得如此突然且徹底，以致醫護人員留意到了。每個人都嚇了一跳，雖然還是存疑——然後，令所有人員更驚奇的是，當這病人的感冒好起來而不再吃 Dimetapp 時，她的挑戰行爲馬上全部恢復原狀。

那就足夠說服護士們了。他們堅持要醫生們再給她吃 Dimetapp：醫生們照辦了。值得注意的是，這病人的行爲問題又再一次消失了。她的主治醫師，現在已經幾乎相信這回事，當再度停止她的 Dimetapp，同樣的情形又出現：她的症狀又回來了。這一次，每個人都被說服了。

不過，從傳統的藥理學觀點來看，這是根本不可能的。Dimetapp 的兩種有效成分，乃是抗組織胺藥和減充血劑，根本沒有任何已知會對精神起顯著作用的藥性。醫護人員又讓這病人個別試用每種成分的化合物，但兩者都無效。然而，Dimetapp 卻像魔術一樣有效：之後，這單位維持安靜有六個月之久。

很遺憾的是，她的行爲最後又開始走下坡，雖然她還在吃 Dimetapp。因爲 Dimetapp 不是傳統的對症之藥，醫學上無法證明有理，所以就不再給她吃這藥了。她的行爲問題至此回復如初。這種藥當初不知是對她頭腦裡的哪個部位有作用，不過，現在那個部位已有了變化。這就是臨床醫學生涯令人氣餒的事實之一：腦能戰敗從前曾有效用的藥物。（雖然，有時候任何影響精神的藥物都會發生這種情況；不過，精神科醫生眞的特爲 Prozac 創一名詞，叫做「Prozac 筋疲力盡了」。）

這道理是：在腦方面的事，大家都還在嘗試中：我們對未知的應當像對已知的資料一樣尊重。至於日常生活上，這只表示一定要與我們的自我及腦保持聯繫。如果我們發覺在自己的生活裡，有一個類似 Dimetapp 的功效出現，不管是由於飲食或運動，睡眠或光線，負離子或只是秋天空氣裡的氣味，我們都應該愼重考慮，不可視爲兒戲。

除了飲食、運動以及偶然的 Dimetapp 痊癒術以外，在腦功能及在人的性格方面，唯一最重要而任何人都能夠做的改進，就是找尋自己生命中的特殊任務。熱情能治病：全心全意地致力於某種行業，或獻身於某種事業，甚至是專注於心理與靈魂的副業或嗜好都算在內。神經精神學認爲無所事事正是魔鬼的遊樂場。大家都知道，閑散無事幹會增加各種精神與身體的症狀，甚至精神分裂症的病人也如此。精神病患常常報告說，當他們在工作的時候，就沒有聽見幻想的聲音了。工作的效果是顯而易見的，因此，有些學者把工作稱爲靈藥妙方。

幾乎任何一種工作，甚至包括我們不特別愛做的工作，都能夠使嘈雜的腦安靜下來。不過，如果是我們喜愛的工作就更有效了。同樣地，這也有生理機制的根據：對大多數人而言，工作會刺激尋找快樂的左腦，把我們從右腦緊張的困境解救出來。熱烈地獻身於一種活動或任何活動，都可以把腦機能推向健康、理智和幸福的方向。工作能夠安慰你的靈魂。

靈魂的保健與培育

既然本書所討論的大多是人格的生物學，那麼，在本書的結尾提出「靈魂」的問題是否合理呢？如果我們相信使我們易怒的，或憂鬱的，或清醒的，或發狂的，或社交不自在的，都是腦機制引起的，那麼，我們怎能說還有個「靈魂」是與「腦」分開的呢？

有些人會說，我們不能把腦與靈魂分開。克里克（Francis Crick）與他的同事寇奇（Christof Koch）也許是最先提倡「唯物論」的，他們認為心理是腦所做的：意識或知覺乃是生理機制的結果。靈魂與腦是分不開的；沒有身體，就沒有心靈。所以，有些人不說「心靈與身體」，而用「心靈身體」。

不過，事實上有許多神經科學家不相信心靈可以完全用生物學來解釋。這些人認為意識乃是獨立出現的特性：意識從生物機制而產生，但是，一旦出現以後，實在就變成有它自己的生命。這就是「黑爾電腦」（Hal-the-computer）心靈與自我的觀念：生物機制複雜到某一點之後，就產生了我行我素的心靈。（這些人中有的甚至相信有一天電腦也可以造出一個心靈。當然，這種想法與獨立出現的特性的假設沒有不相符之處。有個學者稱腦為「血肉做成的電腦」。）

最後，在這之外還有一小部分的學者是二元論的堅決擁護者，這些神經科學家認為心靈與身體是個別分開而各有特點的。他們的領導人就是諾貝爾獎得主艾可爾斯（John C. Eccles），他對這個題目的觀點完全是宗教性的：在霍根（John Hogan）寫的《科學的末日》（*The End of Science*）一書中，艾可爾斯告訴他說：「心靈的本質與生命的天性同樣是來自神的創造。」

艾可爾斯和仰慕他的史華茲認為我們實際上真的有自由意志：一個不由大腦灰質主宰的靈魂。在UCLA實驗的腦掃描顯示，病人能夠用認知行為的方法來改變腦的功能；史華茲認為，這就證實人是有自由意志的。

大多數時候，腦的生理機制主控我們的行為：有強迫症的病人完全受到直接來自他頭腦的衝動、感受和思想所控制。但是，在強迫思想與強迫行為分叉的那一瞬間，我們能夠找到病人的自由意志：

> 我認為你用來自你腦海裡的資訊來考慮你下一步要做什麼，當你做決定的那剎那間，是不能單純地由腦功能來主宰的。

這就是靈魂的領域了：做決定的那一剎那，也就是「自我」決定是否要照腦送來的衝動而執行的時候。擁有做決定能力的是「自我」或「靈魂」，而不是腦。這能力乃在決定是否要執行強迫思想，譬如喝酒、吃巧克力冰淇淋或對孩子們大聲喊叫等等。

這個自我的決定再反應回到生理機制。當我們決定不執行我們的生理機制送來的衝動時，可以稍微削弱送這信息的路線，而加強阻力的緊要線路。這就是以認知行爲治療法可以改變腦的過程。

這種看法很明顯地是基於道德觀點；對心／腦二元論者而言，人類負有喚不回的道義責任，不能盲目地執行由大腦灰質送來的負面或破壞性的衝動。不過，即使是二元論者也明白，能負責任的行爲往往是不容易的。神經精神的靈魂時時刻刻受到經常嘈雜的腦送來的大量信息所困擾。至少，這一點是大家都同意的。

爲寫這本書而訪問的人們中，有一位患有強迫症名叫黛安的女病人。她說她的腦海裡整天都充滿低程度的重複念頭，她不記得完全清靜沒有歌聲在腦中的時候是什麼樣子。多年來，每天晚上，當她拉上窗簾時，她馬上就聽見她童年女童子軍的歌聲，「打開一扇新窗，打開一道新門，」在她心中唱著。直到幾個月後，我們通話時，她說，她還是同樣聽見歌聲不斷。不過，兩天前，她在傍晚八點鐘就上床時，她自己思量太早上床了，應該從八點睡到四點就好了，突然間，「九點到五點」那首歌的歌詞貫入她的腦海中。從此，她的心中一直反覆這首歌詞，她不能使它停止不唱這首歌。

當我們告訴黛安，靈魂可能存在這些念頭交替（自然地流入腦海中）的剎那間（或者，像黛安的案例，就在兩首歌交替的剎那），她大笑說，「我的靈魂一定是很小很小的了。」

神經科學也許永遠不能解決人類靈魂的疑問。不過，神經科學確實告訴我們，如果要活得有意義，我們必須對靈魂的存在有信心。純粹的唯物論，假定我們完全沒有任何自由意志——我們一切的行為都由生理機制所主宰——這種主張只能用於天生幸運、血清張素高又有長久注意力的人。其餘的人，如果一切聽任腦的生物機制去操縱，生活可能一團糟。在漫長的生涯中，陰影徵候群，即使有它們的天賦的優點，也是太困難了。

我們希望這本書能幫助一些人了解他們所需要的，以便接受來自不同腦機制的長處，而能誠實地面對短處。我們更要明白地指出，如果有人讀了此書後，對他自己或他的親人說，「沒辦法，我天生如此，」這人就是誤解了我們的本意。

另一方面，我們也希望讀者不只是能更了解，而且對於生物機制對生命之力量與影響這個事實更能接受。在「接受」與「抗拒」之間，我們必須達到一種平衡。我們更期望能用我們這裡提供的知識，去除羞愧心和不必要的罪惡感。

羞愧是痛苦的。人們對自己感覺內在的、無力更改的性質感到羞恥，譬如說，我們可能對自己的失敗，或肥胖，或不聰明，沒有創造力等等感到羞恥。當然，許多人可能對自己正掙扎著的陰影徵候群感到羞愧。自古以來，烙印在精神病的恥辱真的是很有力的，人們對精神病的問題感到羞於啓齒，只提到精神病問題這個名詞，就有深切的負面涵意，我們希望能解除的，就是這種羞愧心。

更甚者，羞愧對成人常是痛苦的；對有陰影徵候群的孩子，受辱的經驗——被父母、師長或同伴譏笑或責罵的經歷——可能更慘痛了。尤其是，當這小孩的自我觀察能力比他的同齡兒童差時。天生社交缺失的孩子甚至全心全意地接受這種譏笑，把它變成自己的觀感。他對別人的批評完全沒有防禦力，因爲他沒有能力感覺出別人對他的看法可能是錯的。在他自己的心眼中，他變成別人譏笑的失敗而可恥的小孩。

罪惡感就不同了。我們會對自己所作所爲，或對自己認爲該做而沒做到的，感到有罪惡感。誠如莫里森（Andrew B. Morrison）在《羞愧的文化》（*The Culture of Shame*）書中寫的：

> 罪惡感的焦點在於……一種會使別人受苦的行爲。所以罪惡感會促成自白和尋求寬恕，而羞愧心則引起隱瞞與藏匿……

罪惡感乃是覺得有責任的情緒，是我們對自己的行爲負責的表現。如果罪惡感不是強烈到使人麻痺的程度，則可能眞的是社會最好的推動力。陰影徵候群通常本身不會痛苦到引起我們的注意，因此我們稱之爲輕微的。如果我們想脫離這些病徵的控制，就必須建立生活行爲成功的內在標準，來引導自己的選擇。眾所周知，「超我」（superego）就是經由罪惡感來維持及加強適應的標準。本書訪問過的人們中有許多是因爲罪惡感——而不是非常不快樂的情緒——使他們終於注意到自己的難題。本書的宗旨不在找尋更多的治療教育，也不想要領導人們整天沈溺於分析自己不幸的童年和不完善的生物機制。

相反地，我們希望經由增進對腦及其生理的知識，人們能夠開始接受他們本身生理的限制及其天份，同時對他們允許或不允許自己的生理機制引起的行爲負起責任。

知識就是力量。有一位在本書中接受訪問的焦慮症患者，兩年來一直追隨本書的進展，她說：

這些消息不但不使我憂鬱，反而令我更有力量。現在我可以對自己說，這只是我腦中化學機制的方式。可能是我天生如此，也可能由童年部分創傷造成的。不管它是怎麼來的，它在這裡已停留許久了。現在，我有能力趕走它。這些陰影徵候群是信天翁，它們就是在你背上的猴子。他們會破壞生命，使大多數人陷入無聲的絕望。如果我把每天花在憂傷不健康的思緒的時刻，或花在強迫性思索別人如何對不起我的時刻，都加起來，我猜至少每星期有十個鐘頭。那將會使其餘的時間染上不同的色彩。這十個鐘頭就好比有人踩了你一腳，即使他脚已移開了，過了一個鐘頭後你的脚還在疼著呢！我不願意以那種方式來過日子。

我們希望從這裡提供的人腦生理機制的知識，能夠幫助那些與陰影徵候群掙扎著的人們更接近他們的目標，接近那「不再過著他們所不願過的日子」的目標。我們希望在人腦及其種種問題的知識更進步時，人們不必再爲自己的毛病感到羞恥，使靈魂被解放出來，使自我從過去的經驗中掙脫出來。在生物機制的規範下，心智意志會茁壯成長。

我們希望人們讀了此書後，將會開始走出這些陰影，進入光明的人生旅途。

國家圖書館出版品預行編目（CIP）資料

人人有怪癖：告別陰影症候群的煩惱，預防心理失衡／
John J. Ratey & Catherine Johnson著；吳壽齡、林睦鳥、林春枝譯. -- 二版. -- 臺北市：遠流, 2012.03
面；　公分. --（大眾心理館；335）
譯自：Shadow Syndromes
ISBN 978-957-32-6939-7（平裝）

1.精神醫學 2.精神疾病

415.95　　101001774

大眾心理館 335
人人有怪癖
——告別陰影徵候群的煩惱，預防心理失衡

作者：John J. Ratey, M.D. & Catherine Johnson, Ph.D.
譯者：吳壽齡・林睦鳥・林春枝
策劃：吳靜吉博士
主編：林淑慎
責任編輯：黃東雯
發行人：王榮文
出版發行：遠流出版事業股份有限公司
100 臺北市南昌路二段 81 號 6 樓
郵撥／0189456-1
電話／2392-6899　　傳真／2392-6658
法律顧問：董安丹律師
著作權顧問：蕭雄淋律師
1999 年 5 月 1 日　初版一刷
2012 年 3 月 1 日　二版一刷
行政院新聞局局版臺業字第 1295 號
售價新台幣 380 元（缺頁或破損的書，請寄回更換）
有著作權・侵害必究　Printed in Taiwan
ISBN 978-957-32-6939-7　（英文版 ISBN 0-679-43968-4）
ylib 遠流博識網
http://www.ylib.com　E-mail: ylib@ylib.com